医用化学

付菜花　廖禹东　主编

清华大学出版社

北　京

内 容 简 介

本教材包括无机化学、有机化学和实验(实训)3 部分，共 12 章，每个章节后都有内容丰富的综合练习题。根据需要，在相应内容后面有课堂活动和知识链接，实验(实训)既有验证性实验，又有综合实训与实训考核，并附有实验(实训)报告及实验(实训)考核评分表。在内容安排上，充分体现服务于专业培养目标和职业技能培养，突出化学科学在医药领域中的重要性，满足学生在专业学习和职业技能中对医用化学知识的需求。

本教材适用于五年一贯制高职高专护理、助产、医学影像技术等医学相关专业。

图书在版编目(CIP)数据

医用化学 / 付菜花，廖禹东　主编. —北京：清华大学出版社，2014

ISBN 978-7-302-37376-6

Ⅰ. ①医… Ⅱ. ①付… ②廖… Ⅲ. ①医用化学—高等职业教育—教材　Ⅳ. ①R313

中国版本图书馆 CIP 数据核字(2014)第 163161 号

责任编辑：王　定
封面设计：周晓亮
版式设计：思创景点
责任校对：曹　阳
责任印制：刘海龙

出版发行：清华大学出版社
　　　　网　　址：http://www.tup.com.cn, http://www.wqbook.com
　　　　地　　址：北京清华大学学研大厦 A 座　　　　邮　　编：100084
　　　　社 总 机：010-62770175　　　　邮　　购：010-62786544
　　　　投稿与读者服务：010-62776969, c-service@tup.tsinghua.edu.cn
　　　　质 量 反 馈：010-62772015, zhiliang@tup.tsinghua.edu.cn
印 装 者：北京嘉实印刷有限公司
经　　销：全国新华书店
开　　本：185mm×260mm　印　张：16.75　插　页：1　字　数：387 千字
版　　次：2014 年 9 月第 1 版　　　　印　　次：2014 年 9 月第 1 次印刷
印　　数：1～3500
定　　价：38.00 元

产品编号：061006-01

本书编委会

主　编　付菜花　廖禹东

副主编　章洛汗

编　者　(以姓氏笔画为序)

　　　　王丽君(江西护理职业技术学院)

　　　　付菜花(江西护理职业技术学院)

　　　　刘　欢(江西护理职业技术学院)

　　　　陆晓雁(江西护理职业技术学院)

　　　　郭　忠(赣州卫生学校)

　　　　章洛汗(江西护理职业技术学院)

　　　　廖禹东(赣州卫生学校)

前　　言

　　《医用化学》是根据高等职业教育培养目标要求，按照《国家中长期教育改革和发展规划纲要(2010—2020 年)》及教育部、卫生部等 6 部委关于"技能型紧缺人才培养培训工程"的精神编写的。供五年一贯制高职高专护理、助产、医学影像技术等医学相关专业使用。"医用化学"既是一门自然科学课程，又是一门医学基础课程。

　　为了更好地服务于专业培养目标和职业技能培养，充分考虑高职高专"需用为准、够用为度、实用为先"和"学生好学，教师好教"的职业教育特点，紧紧围绕培养符合高职高专教育应用型卫生技术人才的目标，在认真分析其他同类教材情况信息反馈(包括学生信息反馈和教师信息反馈)的基础上，结合学生的学习基础编写而成。在编写时注重了实用性、医学性、够用以及相关知识的渗透，内容力求与后续专业基础课及专业课紧密联系，删减了一些理论性较强、实用性不大的纯化学知识，强化了化学与医学的联系和应用，将过去"化学靠近医学"改革为"医学所需化学"的教材模式，突出以"以能力为本位"培养人才的职教新理念，以适应护理学专业教育改革与发展的需要。教材内容较之其他教材有较大调整，如把一些教材中内容较多、知识较为分散的"物质结构和元素周期律"分成了内容比较独立又能前后联系的"原子结构和元素周期律"及"分子结构"，更好地体现教材内容的科学性和严谨性；把物质的量内容插入物质的量浓度中，使知识衔接更紧凑；把其他教材中理论性较强、化学内容较多的"醇酚醚""醛酮""羧酸和取代羧酸""酯和油脂"等章节合并成了"烃的含氧衍生物"，在"烃的含氧衍生物"一章中，既包含了醇酚醚、醛酮、羧酸和取代羧酸、酯和油脂的有关知识，又不对其所有内容进行系统和全面的阐述，而是各选择一种有代表性的物质进行分析，重点介绍在医药中常见的各类物质，充分体现同类有机化合物性质相似的特点，突出化学科学在医药领域中的重要性，使教材更加实用。

　　为了使学生在学习时，能抓住知识要点与关键内容，每章都有学习目标与小结，做到在学习时有的放矢。根据需要，在相应的知识中插入了课堂活动和知识链接，既能检验学生对知识的理解与应用，又能体现医学科学与日常生活中处处都有化学，充分说明了化学科学的应用性与科普性。为了满足学生对医用化学知识的需求，激发学生学习兴趣，促进学生积极主动思考，培养学生分析与解决问题能力，提高教学效果，每个章节后面都配有内容全面、系统性强、题型多的综合练习题，以便学生进行同步练习，加深学生对知识的全面理解和掌握。教材还安排了内容丰富的实验(实训)项目，既有验证性实验，又有化学与临床护理相关的综合实训及实训考核，以培养学生的动手操作和实践能力，并通过与工作实际相联系的既是化学又是专业需要的综合实训，使学生明确学好化学的必要性与实用性。每个实验(实训)项目还附有实验(实训)报告和评分表，以便教师更好地全面了解和掌握学生的学习情况，有针对性地进行教学改革，提高教学质量。

　　考虑到全国各地的差异，兼顾发达地区和欠发达地区的实际需要，教材按 120~150 学时编写。

　　限于编者水平，教材中难免有不当之处，敬请使用本教材的读者、同行专家们提出意见和建议，以便改正。

编　者

2014 年 6 月

目　录

第1章 绪 论

未来的白衣天使们：你们好！

欢迎大家进入一个全新的学习领域——护理学。我们在进入这个领域的学习中，首先想到的可能是学好护理学的基本理论、基本知识和基本技能，掌握治病救人、救死扶伤的本领。不过我们在学习护理专业知识之前，首先要学习的是与专业有关的基础知识，"医用化学"就是为后续课程提供必要的基础知识。护理学是生命科学的一部分，是自然科学、社会科学、人文科学等学科互相渗透的一门综合性应用学科，其任务是帮助病人恢复健康，帮助健康人促进健康。护理学的研究对象是人，而人类的一切生命活动都与化学变化有关，如人体各种组织都是糖类、蛋白质、脂肪、无机盐等物质组成的，食物的消化、吸收都是化学变化的过程，人类的生长发育、新陈代谢和其他一切生理、病理变化等都与体内物质的化学变化分不开，人体的生命过程包含极其复杂的物质变化，要研究人类的健康，就必须了解人体的物质组成和变化过程，这些都依赖于化学知识。因此，有生命的地方就有化学，所以在学习护理学专业课程之前，需要掌握必要的化学知识。化学是研究物质的组成、结构、性质、变化规律及其应用的一门科学，在"医用化学"课程中学到的知识是进一步学习其他医学基础课程和护理学专业课程的基础。在护理学教育中，"医用化学"是一门主干基础课程，它既是一门自然科学课程，又是一门应用科学课程，与医学科学的关系十分密切，在医学领域中起着非常重要的作用，通过图 1-1，就可以看出人类生命活动与化学之间的关系，它进一步说明医学离不开化学。

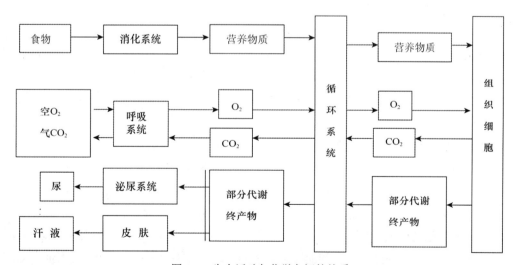

图 1-1 生命活动与化学之间的关系

通过"医用化学"课程的学习，获得从化学的角度发现问题、分析问题和解决的能力，这对于毕业后从事护理学及与护理学相关的专业工作是十分必要的。我们在实际工作中会遇到很多和化学知识相关的护理工作，如临床护理中各种消毒液的配制，各类针剂与输液药液的配制，有关药物治疗与化学性质之间的关系，有关病症(如癌症、重金属中毒)与化学之间的联系等等。再如临床生化检验是利用化学原理和方法对病人的血液、胃液、尿液、粪便等进行客观的检查分析来诊断疾病，糖尿病检测就是利用化学原理测量患者血液中葡萄糖浓度及尿液中酮体含量进行诊断，等等。掌握了一定的化学知识，就能正确地处理工作中遇到的与化学相关的专业问题，以便更好地为病人和患者服务。

我们的工作离不开化学，日常生活同样离不开化学。如血液中一种含 Fe^{2+} 的化合物把我们呼吸时吸入的 O_2 送往大脑和四肢，如果大脑 O_2 不足，使人容易疲劳，注意力不集中。冬天用炭火取暖时，若不注意通风，就会造成 CO 中毒，产生窒息，甚至死亡。由碳酸盐、可溶性磷酸盐和蛋白质构成的缓冲系统维持着血液的酸碱平衡，使血液的 pH 值固定在 7.35～7.45 之间，若过低或过高都会损害健康，甚至危及生命。牙齿和骨骼的主要无机酸成分都是难溶性磷酸钙盐，沉淀的溶解平衡影响着它们的质量。我们使用的牙膏有哪些成分，它们各有什么作用，怎样分辨广告中的虚假宣传？幼儿和中老年人为什么需要补钙，补钙过多为什么不好？井水、自来水、矿泉水、纯净水有什么区别？它们与我们的健康有什么关系？做饭炒菜时为什么常用铁锅而不用铝锅？菠菜与豆腐一块吃到底好不好？珍贵的印刷品用什么方式能够长期保存？诸如此类的问题还有许多。如果我们掌握了一些化学知识，就能提高生活品质。

化学与其他自然科学一样，我们在学习的过程中，会逐渐形成一种理性的思维方式，这种思维方式会深刻而持久地影响我们的生活与工作。学习音乐和美术会陶冶人们的情操，常做体育锻炼会增强人们的体质，类似的，在学习化学等自然科学的过程中，会使我们的科学素养得到提高，养成理性和科学的思维方式，培养热爱科学、尊重科学、相信科学、崇尚科学，严谨认真、实事求是的工作态度。

学好医用化学除了要培养浓厚的学习兴趣外，还要有良好的学习方法。学习医用化学不仅要学习化学的基本知识、基本技能，更重要的是通过医用化学的学习，学到分析问题、解决问题的能力。在学习过程中要善于总结归纳，抓关键，找联系，寻规律，会运用，做到"六多"，即"多看"，不仅看教科书、参考书进行课前预习和课后复习，还须大量阅读其他相关书籍，这样不仅能增长我们的知识，还能把各种知识有机地结合，做到融会贯通；"多听"，不仅上课认真听讲，更要带着问题去听，还需学会听有关知识讲座，这样不仅能够更便捷地学到知识，解决问题，还能开阔视野；"多记"，不但认真记课堂笔记，正确记录有关实验现象，逐步学会做读书笔记等，而且还要能准确记忆，这样不仅容易集中注意力，还能抓住要点；"多问"，不仅向老师、同学、还向周围的人多问几个为什么，并能提出自己的观点，与大家共同探讨，这样不仅能够激发思维、加深理解，还能学到与他人交流的方法与技巧，增进友谊；"多思"，要学会独立思考、科学地理解，这样才能有自己独到的见解，找到知识之间的联系与区别，做到触类旁通；"多练"，不但做习题，还要练操作，不能机械地做习题，而是要学会解题思路，做到举一反三，由此及彼。学习化学最好的方法是实验，因为化学是建立在观察和实验基础上的，不仅能够掌握实践技能，做到理论联系实际，还能增强团队精神和合作技巧。更重要的是，通过做实验，能够培养解决实际问题的能力，提高学习兴趣和效率。

这样学习，我们不仅能够获得满意的学习效果，还能在学习中获得快乐，树立终身学习的理念，真正做到健康地成长，快乐地学习，在知识的海洋中自由遨游，成为具有较高专业知识、实践技能、职业素养的白衣天使。

第2章 原子结构和元素同期律

学习目标

(1) 掌握原子结构的组成和核外电子的排布规律。

(2) 会用原子结构示意图和电子式表示原子核外电子的排布。

(3) 了解同位素在医学中的作用、宏量元素与微量元素在人体中的作用。

(4) 掌握元素周期律的概念、元素周期表的组成。

(5) 会判断氧化还原反应。

(6) 理解氧化剂与还原剂。

(7) 能进行同周期、同主族元素的性质实验，并根据实验现象解释其原因。

在初中化学的学习中，我们初步认识到构成宏观物质的微观粒子是分子、原子或离子。一般认为原子是组成物质的最小微粒，分子是由原子构成，离子是带电的原子或原子团。物质的性质由分子结构决定，而分子结构又取决于构成它的原子的种类、数目和连接方式。只有充分了解了原子结构，才能更好地认识分子结构，从而认识物质的性质。本章我们只需对近代原子结构学说所得出的结论有所认识，从而理解原子结构的一些基本概念，将重点讨论原子核外电子的排布规律，进而认识元素性质呈周期性变化的本质。

2.1　原　子　结　构

2.1.1　原子的组成和同位素

1. 原子的组成

现代原子结构理论认为，原子是由居于原子中心的原子核和核外电子构成的。原子很小，原子核更小。原子核带正电荷，核外电子带负电荷。原子核所带的正电荷数与核外电子所带的负电荷数相等。原子作为一个整体不显电性。原子核是由质子和中子组成的，质子带正电荷，中子不带电荷。原子核所带的正电荷数称为核电荷数，它是由核内的质子数决定的。按核电荷数由小到大的顺序给元素编号，所得序号称作该元素的原子序数，原子序数在后面学习元素性质之间的联系与变化规律时，使用十分方便。因此，在原子中存在着下列等式关系：

原子序数＝核电荷数＝核内质子数＝核外电子数

科学研究进一步发现，由于质子和中子的质量都很小，所以通常用它们的相对质量。每个质子和中子的相对质量取近似整数值为 1。而电子的质量更小，仅为质子质量的 1/1836，因此原子的质量主要集中在原子核上。如果忽略电子的质量，则原子的相对质量就是质子数(符号为 Z)和中子数(符号为 N)之和，为一整数，这个数值称为该原子的质量数(符号为 A)。

$$质量数(A) = 质子数(Z) + 中子数(N)$$

如果以 $_Z^A X$ 代表一个质量数为 A、质子数为 Z、中子数为 N、元素符号为 X 的原子，则构成原子的粒子之间的关系可以表示为：

$$原子(_Z^A X) \begin{cases} 原子核 \begin{cases} 质子 \quad Z个 \\ 中子 \quad (A-Z)个 \end{cases} \\ 核外电子 \quad Z个 \end{cases}$$

表 2-1 是几种原子或离子中质量数、质子数、中子数、核外电子数与原子序数的关系。

表 2-1　原子或离子中质量数、质子数、中子数、核外电子数与原子序数的关系

原子或离子	质量数 A	质子数 Z	中子数 N	核外电子数	核电荷数	原子序数
碳原子 $_6^{12}C$	12	6	6	6	6	6
钠原子 $_{11}^{23}Na$	23	11	12	11	11	11
钠离子 $_{11}^{23}Na^+$	23	11	12	10	11	11
氯原子 $_{17}^{35}Cl$	35	17	18	17	17	17
氯离子 $_{17}^{35}Cl^-$	35	17	18	18	17	17

从表 2-1 可以看出，同种元素的原子和离子的区别只是核外电子数不同。

课堂活动

"当钙原子失去 2 个电子后，成为像氩原子那样的稳定结构，就应该称为氩原子"这种说法对吗？为什么？

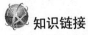 **知识链接**

原子的质量与相对原子质量：在原子中，一个质子的质量为 1.6726×10^{-27} kg，一个中子的质量为 1.6749×10^{-27} kg，而电子的质量更小，仅约为质子质量的 1/1836，例如一个氢原子的实际质量为 1.674×10^{-27} kg，一个氧原子的质量为 2.657×10^{-26} kg。由于原子的质量很小，使用很不方便，通常用它们的相对质量，即以 ^{12}C 质量(1.993×10^{-26} kg)的 $1/12(1.6606 \times 10^{-27}$ kg)为标准。质子与中子的质量与该标准相比较所得的数值为 1.007 和 1.008，称为质子和中子的相对质量，取近似整数值为 1。元素的相对原子质量是其各种同位素相对原子质量的加权平均值。元素周期表中元素最下面的数字为相对原子质量。

2. 同位素

把具有相同核电荷数(即质子数)的一类原子总称为元素。目前已发现了 100 多种元素，但原子的种类大约有 2000 多种，这是由于同种元素存在着中子数不同的原子。例如，氢元素有 $_1^1H$、$_1^2H$、$_1^3H$ 3 种原子，它们的质子数相同，但中子数不同。在研究原子核的组成时，人们发现了很多元素都有与氢元素相同的情况，即多种原子的质子数相同，但中子数不同。人们把这种质子数相同而中子数不同的同种元素的不同原子互称为同位素。由于元素的化学性质主要由核外电子决定，而核外电子数又取决于核电荷数即质子数，故同一元素的各种同位素的化学性质几乎完全相同，而物理性质有差异。据目前所知，几乎所有的元素都有同位素，少则几种，多则几十种。

按照同位素的物理性质不同，可将其分为稳定性同位素和放射性同位素。稳定性同位素没有放射性。放射性同位素能够自发地放出各种射线(如 α、β、γ 射线等)，这种性质称为放射性，放射性同位素分为天然放射性同位素与人造放射性同位素。

放射性同位素在能源、工业、农业、科研、国防等方面都有着广泛的应用。例如，$_1^3H$ 是制造氢弹的原料，^{235}U 是制造原子弹和核反应堆的原料，X 射线用于肺结核、骨折和牙科疾病的诊断。$_{27}^{60}Co$、^{226}Re 放出的射线能够深入组织，并对癌细胞有破坏作用，故用于肿瘤的治疗。利用 $_{53}^{131}I$ 被甲状腺吸收的量来确定甲状腺的功能。用 $_{15}^{32}P$ 鉴别乳腺肿瘤的良性和恶性等。如今放射性同位素扫描已成为诊断脑、肝、肾、肺等脏器病变的一种安全、简便的方法。

此外，放射性同位素对研究人类的文明与发展具有重大的历史意义。如考古学家根据测定 $_6^{14}C$ 的含量来确定植物或化石的年代。

知识链接

放射疗法：放射疗法是物理治疗方法。放射疗法是癌症三大治疗手段之一，用各种不同能量的射线照射肿瘤，以抑制和杀灭癌细胞。但是放疗会产生放射性皮炎、放射性食管炎以及食欲下降、恶心、呕吐、腹痛、腹泻或便秘等诸多毒副反应，利用中药与化疗进行配合治疗，不但可有效地消除这些毒副反应，而且还可以增加癌细胞的放射敏感性，帮助放射线彻底杀灭癌细胞。放疗与手术、化疗等配合，作为综合治疗的一部分，以提高癌症的治愈率。

目前，除了采用高能 X 线、γ 射线外，开始利用高能粒子线进行癌症的放射疗法。可以期待这种方法在放射疗法中起到更重要的作用。

2.1.2　原子核外电子的排布

原子是参加化学反应的最小粒子，化学反应一般只涉及原子的核外电子，起变化的只是核外的电子数，尤其是价层电子，而与原子核无关。因此研究原子核外电子的排布规律是很有必要的。

1. 电子层

电子是质量极轻、体积极小(直径约为 10^{-15} m)并带负电荷的粒子，它在直径约为 10^{-10} m 这样大小的原子核外的空间做高速运动。原子很小，半径约为 1×10^{-10} m，而原子核更小，它的体积只占原子体积的几千亿分之一。由于原子核和电子之间相对来说是十分敞空的，除氢原子、氦原子外，其他含多电子的原子中，电子的能量并不相同，电子绕原子核做高速运动的区域离核远近不同。能量低的电子通常在离核近的区域运动；能量高的电子，通常在离核远的区域运动。人们把核外电子运动的区域称为电子层。根据电子能量的差异和运动区域离核的远近，可以将核外分成不同的层次，把能量最低、离核最近的层称为第 1 层，能量稍高、离核稍远的层称为第 2 层，由里往外依此类推，分别称为第 3 层、第 4 层、第 5 层、第 6 层和第 7 层，电子层数用 n 表示，n 为 1、2、3、4、5、6、7，习惯上分别用字母 K、L、M、N、O、P、Q 等表示。

n	1	2	3	4	5	6	7
电子层	K	L	M	N	O	P	Q

n 是决定电子能量高低的主要因素，n 值越小，电子离核越近，能量越低；n 值越大，电子离核越远，能量越高。

2. 原子核外电子的排布规律

经科学研究证明，原子核外电子的排布是有一定规律的。首先，每个电子层最多容纳的电子数为 $2n^2$，各电子层最多能容纳的电子数见表 2-2。其次，最外层的电子数不超过 8 个(K 层是最外层为 2 个)。第三，次外层的电子数不超过 18 个(L 层是次外层为 8 个)。第四，核外电子总是先占据能量最低的电子层，当能量低的电子层被占满后，才依次进入能量较高的电子层，以使整个原子能量最低。核外电子的排布规律是互相联系的，不能孤立地理解。例如，N 层最多容纳 32 个电子，但它若为最外层时，则最多只能容纳 8 个电子，它若为次外层时，则最多只能容纳 18 个电子，只有当它既不是最外层，也不是次外层时，它才可能容纳 32 个电子。

表 2-2　各电子层最多能容纳的电子数

电 子 层	K	L	M	N
层电子数(n)	1	2	3	4
电子层最多容纳的电子数($2n^2$)	2	8	18	32

3. 核外电子排布的表示方法

为了更直观地反映原子核外电子的排布情况，通常用原子结构示意图式、电子排布式、原子轨道式与电子式表示原子核外电子的排布。这里我们只讨论原子结构示意图式与电子式。知道了原子的核电荷数并按照原子核外电子层的排布规律，就能画出其原子结构示意图与电子式。

(1) 原子结构示意图式。原子结构示意图式是以小圆圈表示原子核，圆圈中的+x 表示核电荷数，用弧线表示电子层，弧线上的数字表示该电子层上的电子数。原子结构示意图表示法如图 2-1 所示。

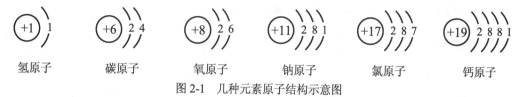

氢原子　　　　碳原子　　　　氧原子　　　　钠原子　　　　氯原子　　　　钙原子

图 2-1　几种元素原子结构示意图

(2) 电子式。电子式是用元素符号表示原子核和内层电子，在元素符号周围用·或×的数目表示原子最外层的电子数。例如：

$$Na· \quad ·Mg· \quad ·Al· \quad ·Si· \quad ·P· \quad ·S· \quad :Cl· \quad :Ar:$$

课堂活动

1. 我们在初中学习 1～20 号元素原子核外电子排布时，发现第 2 层、第 3 层上都只有 8 种元素。由于最外层最多只能有 8 个电子。那么，第 4 层及其后面的电子层是否也只能出现 8 种元素？

2. 写出 8、11、17、20 号元素的原子结构示意图和电子式。

本节综合习题

1. 名词解释

(1) 元素

(2) 同位素

(3) 原子序数

2. 填空题

(1) 原子是是由带正电荷的_____和带负电荷的_____构成的。

(2) 原子核是由_____质子和_____的中子组成的。

(3) 某二价阴离子，核外有 10 个电子，质量数为 18，则其原子核内质子数是_____，中子数是_____。

(4) 同位素中的各个原子_____数相同而_____数不同。

(5) n 是决定电子能量高低的主要因素，n 值越小，能量_____；n 值越大，能量_____。

(6) 每个电子层最多容纳的电子数为_____，最外层的电子数不超过_____，次外层的电子数不超_____。

3. 简答题

(1) 分别说出 $^{40}_{19}K$、$^{35}_{17}Cl$ 和 $^{56}_{26}Fe^{3+}$ 中的质子数、中子数、核外电子数和质量数。

(2) 写出 1~20 号元素的原子结构示意图和电子式。

4. 选择题

(1) 某元素的原子序数为 20，其原子的核外电子数是(　　)。

    A. 10   B. 40   C. 20   D. 无法确定

(2) 在 $^{23}_{11}Na^+$ 中，质子数、中子数、核外电子数依次为(　　)。

    A. 11、12、11   B. 12、11、10   C. 11、12、10   D. 12、23、11

(3) 某元素的质量数为 39，中子数为 20，该元素的核电荷数为(　　)。

    A. 39   B. 20   C. 19   D. 59

(4) 下列元素的电子式错误的是(　　)。

    A. $\cdot\overset{\cdot\cdot}{\underset{\cdot\cdot}{O}}\cdot$ B. $\cdot\overset{\cdot\cdot}{\underset{\cdot\cdot}{S}}\cdot$ C. $\overset{\cdot\cdot}{\underset{\cdot\cdot}{:F}}\cdot$ D. $\cdot\overset{\cdot\cdot}{C}\cdot$

(5) 对 $^{24}_{12}Mg$ 的表述不正确的是(　　)。

    A. 质子数为 12   B. 核外电子数为 12

    C. 中子数为 12   D. 质量数为 36

(6) 下列属于同位素的一组是(　　)。

    A. Na 与 Na+   B. ^2H 与 ^1H C. O_2 与 O   D. Cl 与 Cl⁻

(7) 已知某元素的核电荷数为 a，中子数为 b，则质量数为(　　)。

    A. a B. b C. $a+b$ D. $a-b$

(8) 下列粒子不带电的是(　　)。

    A. 离子   B. 中子   C. 质子   D. 电子

(9) 下列粒子带正电荷的是(　　)。

    A. 中子   B. 原子   C. 质子   D. 电子

(10) 下列叙述错误的是(　　)。

    A. 电子是绕着原子核做高速运动的

    B. 能量低的电子通常在离原子核近的区域运动

    C. n 代表电子层，n 值越大，能量越低

    D. n 代表电子层，n 值越小，能量越低

2.2 元素周期律和元素周期表

2.2.1 元素周期律

迄今为止，人类已经发现了 100 多种元素，研究发现，这些元素的性质有一定的变化规律。所谓元素的性质一般是指元素的金属性、非金属性或惰性。元素的金属性是指元素原子失去电子成为阳离子的能力，金属元素一般表现出金属性；元素的非金属性是指元素原子得到电子成为阴离子的能力，非金属元素一般表现出非金属性；元素的惰性即稳定性，一般是指元素原子不得失电子，不与其他物质发生化学反应的性质，元素原子最外层电子数目为 8 时(氦除外，它为 2)，通常表现出惰性，即稀有气体元素的性质，故稀有气体也称惰性气体。因此，元素的原子都有使其最外层成为 8 个电子(只有一个电子层为 2 个电子)稳定结构的趋势。可见元素的性质与原子的结构有着密切的因果关系。为了认识这一规律，我们以核电荷数为 3～18 的元素为例，将元素原子的最外层电子数、原子半径、化合价、金属性与非金属性列表 2-3 和表 2-4。

表 2-3　3～10 号元素的有关数据和元素性质

原子序数	元素名称	元素符号	最外层电子数	原子半径/pm	最高正、负化合价	金属性或非金属性
3	锂	Li	1	152	+1	活泼金属
4	铍	Be	2	89	+2	两性元素
5	硼	B	3	82	+3	不活泼非金属
6	碳	C	4	77	+4、−4	非金属
7	氮	N	5	75	+5、−3	活泼非金属
8	氧	O	6	74	−2	很活泼非金属
9	氟	F	7	71	−1	最活泼非金属
10	氖	Ne	8	—	0	稀有气体元素

表 2-4　11～18 号元素的有关数据和元素性质

原子序数	元素名称	元素符号	最外层电子数	原子半径/pm	最高正、负化合价	金属性或非金属性
11	钠	Na	1	186	+1	很活泼金属
12	镁	Mg	2	160	+2	活泼金属
13	铝	Al	3	143	+3	两性元素
14	硅	Si	4	117	+4、−4	不活泼非金属
15	磷	P	5	110	+5、−3	活泼非金属
16	硫	S	6	102	+6、−2	活泼非金属
17	氯	Cl	7	99	+7、−1	很活泼非金属
18	氩	Ar	8	—	0	稀有气体元素

说明：1 pm=10^{-12} m；测量稀有气体元素原子半径的依据与其他元素不同，所以这里空着，不作讨论。

从表 2-3 和表 2-4 可以看出，元素性质随着原子序数(核电荷数)的递增而呈现出周期性的变化规律，周期性是指周而复始的变化现象或规律。

(1) 原子最外层电子数的周期性变化

从表 2-3 和表 2-4 观察 3～18 号元素的核外电子排布可以发现，当原子最外层电子数从 1 个递增到 8 个，达到 8 个电子稳定结构后，这时若增加电子，就会增加一个电子层，这个电子层上的电子逐渐从 1 个递增到 8 个，又达到 8 个电子稳定结构，又会重复这种变化规律。核外电子排布的这种变化规律不是机械的，从第四层开始，增加的电子数不全是排在最外层，而是 1～2 个电子先排最外层，另外一些电子排在次外层，甚至次次外层，排在次外层、甚至次次外层的电子按照核外电子的排布规律进行排列后，再另外一些电子排在最外电子层上，直至最外层上的电子为 8 个。也就是说，随着电子层数的增加，内层电子的排布有些复杂，但最外层电子数的变化是有规律的。即随着原子序数的递增，元素的原子最外层电子数呈现从 1 个递增到 8 个的周期性变化。

(2) 原子半径的周期性变化

从表 2-3 和表 2-4 还可以发现，电子层数相同的原子，其原子半径随着核电荷数的递增，原子半径逐渐变小，且电子层数越多，原子半径越大。即随着原子序数的递增，原子半径亦呈周期性变化。

(3) 元素化合价的周期性变化

同样，从表 2-3 和表 2-4 还可以发现，元素的化合价都是从+1 价依次递增至+7 价(氧氟除外)，非金属元素的负化合价从-4 价依次递减到-1 价，且两者的绝对值之和为 8。即随着原子序数的递增，元素的化合价也同样呈周期性变化。对于稀有气体元素，由于它们的化学性质稳定，通常情况下不与其他物质发生反应，它们的化合价为零。

(4) 元素的金属性和非金属性的周期性变化

从表 2-3 和表 2-4 还可以发现，具有相同电子层的原子，随着原子序数的递增，总是从活泼金属开始，逐渐递变到活泼的非金属元素，最后是稀有气体元素。随着原子序数的递增，元素的金属性和非金属性呈周期性变化。

元素性质的周期性变化是元素原子核外电子排布的周期性变化的必然结果。即原子结构决定元素性质。元素性质随着核电荷数的递增而呈现周期性变化的规律，称为元素周期律。

2.2.2 元素周期表

把目前确认的 100 多种元素，根据元素周期律，把电子层数相同的各种元素，按照原子序数递增的顺序从左到右排成横行，再把不同横行中最外层电子数相同的元素，按照电子层数依次递增的顺序由上到下排成纵行。这样制成的一张表称为元素周期表(见书后附录四)。元素周期表是元素周期律的具体表现形式，它反映了元素性质之间的相互联系和变化规律。

元素周期表的结构如下：

(1) 周期

把具有相同的电子层数而又按照原子序数递增的顺序排列的一系列元素称为一个周期，同一周期的元素具有相同的电子层。元素周期表中共有 7 个横行，即有 7 个周期。周期的序数用 1、2、3、4、5、6、7 表示。周期的序数就是该周期元素原子具有的电子层数。

各周期里所含有的元素数目不完全相同。第 1 周期只有 2 种元素；第 2、3 周期各有 8 种元素，把含有较少元素的 1、2、3 周期称为短周期；第 4、5 周期各有 18 种元素；第 6 周期有 32 种元素，含有较多元素的 4、5、6 周期称为长周期；第 7 周期至今只发现有 20 多种元素，还未填满，故第 7 周期也称为不完全周期。

除第 1、7 周期外，其他每一周期的元素都是从活泼的金属元素开始，逐渐过渡到活泼的非金属元素，最后以稀有气体元素结束。第 6 周期从 57 号元素镧(La)到 71 号元素镥(Lu)，共有 15 种元素，它们的电子层结构和性质非常相似，总称为镧系元素。第 7 周期从 89 号元素锕(Ac)到 103 号元素铹(Lr)，共有 15 种元素，结构和性质与镧系类似，总称为锕系元素。为了不致使元素周期表太长，保持周期表结构的紧凑和美观，将镧系和锕系元素按原子序数递增的顺序分列两个横行，把它们放在表的下方。实际上它们每一种元素在周期表中还是各占一个位置。锕系元素中，铀后面的元素多数是人工核反应制得的元素，称为超铀元素。

(2) 族

元素周期表中的纵行称为族。元素周期表中共有 18 个纵行。从左到右，第 8、9、10 共 3 个纵行合称为第Ⅷ族，其余 15 个纵行，每个纵行表示一个族，即元素周期表中有 16 个族。

族分为主族和副簇。由短周期元素和长周期元素共同构成的族称为主族，共有 7 个主族，主族的序数用罗马数字及字母 A 表示，如ⅠA、ⅡA、ⅢA……主族的族序数等于该主族元素最外层的电子数，主族元素的电子层数和最外层电子数决定了主族元素在周期表中的位置。完全由长周期元素构成的族称为副族，副族的序数用罗马数字及字母 B 表示，如ⅠB、ⅡB、ⅢB……稀有气体元素化学性质非常不活泼，在通常情况下很难发生化学反应，把它们的化合价看作为零，因此称为 0 族。

在元素周期表中，有 7 个周期，其中 3 个短周期、3 个长周期、1 个不完全周期；16 个族，其中 7 个主族、7 个副族、1 个第Ⅷ族、1 个 0 族。

课堂活动

(1) 氢元素有 $_1^1H$、$_1^2H$、$_1^3H$ 3 种同位素，这 3 种同位素在元素周期表中应该占据 3 个位置。这种说法对吗？为什么？

(2) 某元素的原子结构示意图为 (+19) 2 8 8 1 。你能根据它的结构说出它在元素周期表中的位置吗？能否判断它是金属元素还是非金属元素？

2.2.3　元素周期表中元素性质的递变规律

一般来说，元素的金属性强弱，可从元素的单质和水或酸反应置换出氢气的难易程度、元素最高价氧化物对应的水化物(氢氧化物)的碱性强弱来判断，元素的金属性越强，其对应的水化物碱性就越强；元素的非金属性强弱，可从元素单质与氢气反应生成气态氢化物的难易程度，元素最高价氧化物对应的水化物酸性强弱来判断，元素的非金属性越强，其最高价氧化物对应的水化物酸性就越强。

(1) 同周期元素性质的递变规律

在同一周期中，各元素的原子核外电子层数相同，但从左到右，随着原子序数的递增，原子半径逐渐减小，原子核对核外电子的吸引力逐渐增大，原子失去电子的能力逐渐减弱，得到电子的能力逐渐增强。因此，同一周期元素，从左到右，元素的金属性逐渐减弱，非金属性逐渐增强。

(2) 同主族元素性质的递变规律

同一主族的元素中，各元素的原子最外层电子数相同，但从上到下，随着原子序数的递增，电子层数依次增多，原子半径逐渐增大，失去电子的能力逐渐增强，得到电子的能力逐渐减弱。因此，同一主族元素，从上到下，元素的金属性逐渐增强，非金属性逐渐减弱。

副族元素性质的变化规律比较复杂，这里不做讨论。

2.2.4　元素周期表的意义

元素周期表是元素周期律的具体表现形式，揭示了元素之间的内在联系，在哲学、自然科学、生产实践等各个方面都有重要的意义。在哲学方面，它揭示了元素核电荷数递增引起元素性质发生周期性变化的事实，有力地证明了由量变到质变的变化规律。在自然科学方面，元素周期表为物质结构理论的发展起到了一定的推动作用，为新元素的发现，预测它们的原子结构和性质提供了线索。在生产技术上，元素周期表可帮助人们选择良好的催化剂，寻找耐高温、耐腐蚀的特种合金材料，对探矿和研制新品种的农药也具有指导意义。

元素周期表是学习和研究化学的一种重要工具。元素周期表是元素周期律的具体表现形式，它反映了元素之间的内在联系，我们可以利用元素的性质、在周期表中的位置和其原子结构三者之间的密切关系，进行学习和研究。

2.2.5　人体中的宏量元素与微量元素

人体是由 50 多种元素所组成。根据元素在人体内的含量不同，可分为宏量元素(也称为常量元素)和微量元素两大类。占人体总质量的万分之一以上的元素，称为常量元素，其中碳、氢、氧、氮、磷、硫、钙、镁、钠、钾和氯等 11 种元素是必需宏量元素。凡是占人体总质量的万分之一以下的元素，称为微量元素，铁、铜、锌、锰、钴、钒、铬、钼、硒、碘等 10 余种元素是必需的微量元素(铁又称为半微量元素)。

常量元素占人体总质量的 99.95%，其中氧、碳、氢和氮 4 种元素就占人体总质量的 96%。常量元素在人体中的含量分别为氧 65.00%、钙 2.00%、钠 0.15%、碳 18.00%、磷 1.00%、氯 0.15%、氢 10.00%、硫 0.25%、镁 0.05%、氮 3.00%、钾 0.35%。

人体若缺乏某种主要元素，会引起人体机能失调，但这种情况很少发生，一般的饮食含有绰绰有余的宏量元素。组成人体的物质除水外，大多数是有机物，组成有机物的基本元素是碳、氢、氧、氮、硫、磷。它们是生物体内蛋白质、脂肪、糖类和核糖核酸的主要成分，也是组成地球上生命的基础。

氮是构成蛋白质的重要元素，占蛋白质分子质量的 16%～18%。蛋白质是构成细胞膜、细胞核、各种细胞器的主要成分。动植物体内的酶也是由蛋白质组成。此外，氮也是构成核酸、脑磷脂、卵磷脂、叶绿素、植物激素、维生素的重要成分。钠和氯在人体中是以氯化钠的形式出现的，起调节细胞内外的渗透压和维持体液平衡的作用。钙是一种生命必需元素，也是人体中含量最丰富的大量金属元素，钙是人体骨骼和牙齿的重要成分，它参与人体的许多酶反应、血液凝固，维持心肌的正常收缩，抑制神经肌肉的兴奋，巩固和保持细胞膜的完整性。缺钙会引起软骨病、神经松弛、抽搐、骨质疏松、凝血机制差、腰腿酸痛。磷是人体内重要化合物 ATP、DNA 等的组成元素，是生物合成与能量代谢必需的元素。钾对维持机体的正常功能非常重要。它主要存在于人体骨骼和肌肉中，与钠一起调节身体的电解质平衡。人体内的钾大约有 98%存在于细胞内，因而细胞外钾浓度的轻微变化就可能对心脏、神经和肌肉系统产生严重影响。镁存在人体细胞内，镁具有多种特殊的生理功能，它能激活体内多种酶，抑制神经异常兴奋性，维持核酸结构的稳定性，参与体内蛋白质的合成、肌肉收缩及体温调节。

微量元素在人体内的含量真是微乎其微，只占人体总质量的 0.05%。根据科学研究，到目前为止，已确认与人体健康和生命有关的必需微量元素有 18 种，即有铁、铜、锌、钴、锰、铬、硒、碘、镍、氟、钼、钒、锡、硅、锶、硼、铷、砷等。这每种微量元素都有其特殊的生理功能。尽管它们在人体内含量极小，但它们对维持人体中的一些决定性的新陈代谢却是十分必要的。人类正在努力寻找延年益寿的方法，研究衰老机理，以达到延缓衰老、对抗衰老的目的。机体细胞的活力与良好的新陈代谢，依赖于机体内环境及其生理平衡，而微量元素的摄取对机体内环境及其生理平衡起重要作用。有调查表明，疾病的发生、发展与某一元素的丰缺之间不存在唯一的因果关系，机体不仅从食物，而且还可通过饮水及生活环境摄取微量元素，但总的生活环境中微量元素的丰缺将造成人体微量元素摄入的多少及平衡与否。人体摄入微量元素不足或过量或元素间比例失调，都会对机体产生不利的影响，甚至导致某些疾病的发生，加速机体衰老；必需微量元素的缺乏，将导致机体中与该元素密切相关的生物活性物质的缺乏，造成生理功能障碍，人体就会出现疾病，甚至危及生命。比较明确的是约30%的疾病直接是微量元素缺乏或不平衡所致。微量元素在抗病、防癌、延年益寿等方面都起着非常重要的作用。一些必需微量元素对人体的重要作用及成年人每天的适宜摄入量见表2-5。

表 2-5　一些必需微量元素对人体的重要作用及成年人每天的适宜摄入量

元素	人体内含量	对人体的作用	适宜摄入量	摄入过多过低对健康的影响
铁	4～6 g	血红蛋白的重要组成部分,血液中输送氧与交换氧的重要元素	12～15 mg	缺铁可引起贫血、免疫力降低
锌	2.5 g	影响人体发育	10～15 mg	缺锌可引起食欲不振、生长迟缓、发育不良
硒	14～21 mg	防癌、抗癌、抗衰老作用	20～350 μg	缺硒可能引起表皮角质化和癌症
碘	25～50 mg	甲状腺素的重要成分	100～200 μg	缺碘会造成甲状腺肿大,幼儿缺碘会影响生长发育,造成思维迟钝;碘过量也会引起甲状腺肿大
氟	1.4 mg	预防龋齿	3.3～4.1 mg	缺氟易产生龋齿;过量会引起氟斑牙和氟骨病

1990 年 FAO、IAEA、WHO 三个国际组织的专家委员会重新界定必须微量元素的定义并按其生物学的作用将其分为 3 类:

第 1 类是人体必需微量元素,共 8 种,包括碘、锌、硒、铜、钼、铬、钴、铁。

第 2 类是人体可能必需的元素,共 5 种,包括锰、硅、硼、钒、镍。

第 3 类是具有潜在的毒性,但在低剂量时,可能具有人体必需功能的元素,共 7 种,包括氟、铅、镉、汞、砷、铝、锡。

本节综合习题

1. 名词解释

(1) 元素周期律

(2) 元素周期表

(3) 短周期和长周期

(4) 主族和副族

(5) 宏量元素与微量元素

2. 填空题

(1) 元素周期表中共有_____个周期,_____个族,其中_____个主族,_____个副族。

(2) 在同一周期中,从左到右,元素的金属性逐渐_____,非金属性逐渐_____。

(3) 由_____构成的族称为主族。同一主族中,从上到下,元素的金属性逐渐_____，非金属性逐渐_____。

(4) 在 1～20 号元素中，金属性最强的元素是_____，它在元素周期表中的位置为_____。

(5) 在 1～20 号元素中，非金属性最强的元素是_____，它在元素周期表中的位置为_____。

3. 简答题

A 元素与地壳中含量最丰富的元素处于同一主族，但比它多一个电子层；B 元素的核电荷数比 A 少 3，C 元素的质子数比 A 多 2。写出 A、B、C 三种元素的元素名称和元素符号，并指出它们在周期表中的位置。

4. 选择题

(1) 某元素位于元素周期表中第 3 周期，ⅡA 族，则该元素的核电荷数为( )。

    A. 3   B. 2   C. 12   D. 13

(2) 根据 Na、Mg、Al 在元素周期表中的位置，可知其金属性由强到弱的顺序排列是( )。

    A. Na、Al、Mg   B. Al、Na、Mg

    C. Mg、Al、Na   D. Na、Mg、Al

(3) 下列元素的非金属性由强至弱顺序排列正确的是( )。

    A. F、C、N、O   B. F、O、N、C

    C. O、N、F、C   D. O、N、C、F

(4) 质量数为 23、中子数为 12 的元素在元素周期表中所处的位置是( )。

    A. 第 2 周期，ⅢA 族   B. 第 3 周期，IA 族

    C. 第 3 周期，ⅡA 族   D. 第 2 周期，IA 族

(5) 下列元素中，非金属性最强是( )。

    A. O   B. Cl   C. F   D. N

(6) 下列元素中，金属性最强的是( )。

    A. Na   B. K   C. Mg   D. Al

(7) 决定元素在周期表中所处周期数的是( )。

    A. 电子数   B. 中子数   C. 质量数   D. 原子的电子层数

(8) 关于同周期元素从左到右元素性质变化的叙述，正确的是( )。

    A. 原子半径依次增大   B. 金属性逐渐增强

    C. 金属性逐渐减弱   D. 电子层数逐渐增多

(9) 元素的化学性质主要决定于( )。

    A. 最外层电子数   B. 中子数   C. 原子半径   D. 质量数

(10) 下列叙述中不正确的是( )。

    A. 人体中既有宏量元素又有微量元素

B. 人体中宏量元素的种类比微量元素的种类多

C. 人体中宏量元素占人体体重的 99.95%

D. 人体中微量元素仅占人体体重的 0.05%

2.3　氧化还原反应

在初中化学中我们学过一些化学反应。如果我们对这些化学反应进行分析，就会发现，在这些化学反应中，有的元素化合价在反应前后没有改变，有的元素化合价在反应前后有改变。我们把反应前后元素化合价没有发生改变的化学反应称为非氧化还原反应，把反应前后元素化合价发生改变的化学反应称为氧化还原反应。氧化还原反应不仅是化学的基本理论之一，也是一类与医学卫生、工农业生产、科学研究以及日常生活有着密切联系的重要化学反应。如维生素 C 的含量测定、临床医学中过氧化氢的消毒杀菌、干电池和蓄电池的生产、金属的腐蚀和防护、饮用水残留氯的测定等都涉及氧化还原反应。人体内的代谢过程也离不开氧化还原反应。

2.3.1　氧化还原反应的特征与实质

1. 氧化还原反应的特征

我们学过物质得到氧的反应称为氧化反应，物质失去氧的反应称为还原反应。例如，氢气与氧化铜的反应为：

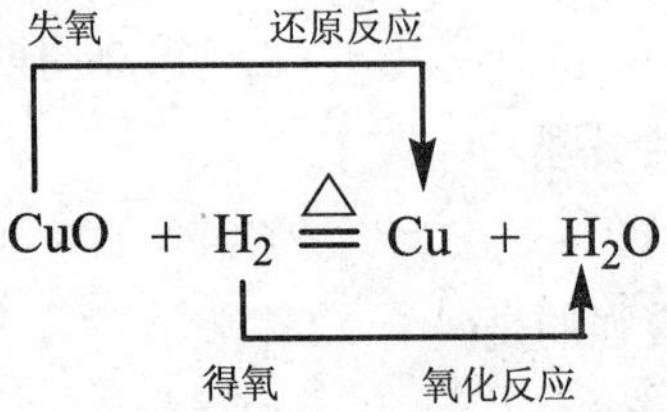

$$
\underset{\text{得氧}\qquad\qquad\text{氧化反应}}{\overset{\text{失氧}\qquad\qquad\text{还原反应}}{CuO + H_2 \xrightarrow{\triangle} Cu + H_2O}}
$$

在反应中氧化铜失去氧，生成单质铜，所以氧化铜发生还原反应，而氢气得到氧生成水，氢气发生氧化反应。以得失氧定义氧化还原反应的概念是 18 世纪末提出来的。随着化学的发展，化学家们发现这样定义氧化还原反应有很大的局限性，许多化学反应没有得氧或失氧的过程，但它们与经典定义上的氧化还原反应有类似特征，19 世纪提出化合价的概念后，化学科学家把化合价升高的一类反应并入氧化反应，化合价降低的一类反应并入还原反应。

如在上述化学反应中，铜元素由氧化铜中+2 价降低为单质铜中 0 价；氢元素从氢分子中 0 价升高为水中+1 价。把物质所含元素化合价升高的反应称为氧化反应，物质所含元素化合价降低的反应称为还原反应，故化学反应前后有元素化合价升降变化的反应称为氧化还原反应。

　　氧化还原反应的特征是反应前后元素化合价有升降变化，而且，元素化合价升高的总数与元素化合价降低的总数相等。若反应前后无化合价改变则称为非氧化还原反应。

 知识链接

　　无氧呼吸与有氧呼吸：无氧呼吸是指细胞生活在无氧或缺氧的条件下，通过酶的催化作用，把葡萄糖等有机物不彻底的氧化分解成酒精或乳酸等，同时释放出能量的过程。这个过程没有分子氧参与，其氧化后的不完全氧化产物主要是酒精或乳酸。

　　有氧呼吸是指细胞在氧气的参与下，通过酶的催化作用，把糖类等有机物彻底氧化分解，产生出二氧化碳和水，同时释放出大量的能量的过程。有氧呼吸是高等动、植物进行呼吸作用的主要形式。因为人体生命活动需要热量，这个热量正是由体内各种有机物与氧气发生的氧化还原反应提供的（所有氧化还原反应都是放热）。葡萄糖是人体的主要能源物质，葡萄糖与氧气在酶的催化下的反映是氧化还原反应，放出热量，供人用来正常的生命活动。

2. 氧化还原反应的实质

　　元素的化合价大多是由原子的最外层电子数决定的。化合价改变的本质是元素在反应过程中发生了电子的得失或偏移，即发生了电子转移。例如，金属钠与氯气的反应为：

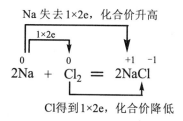

　　钠是容易失去电子的金属元素，氯是容易得到电子的非金属元素，因此，在反应过程中，钠原子失去最外层上的 1 个电子成为钠离子，钠原子的化合价从 0 价升高为+1 价；氯原子得到 1 个电子成为氯离子，氯原子的化合价从 0 价降低为-1 价。也就是说，这个氧化还原反应是通过电子得失实现的。

　　再如氢气和氯气的反应为：

电子偏离H，化合价升高

电子偏移1×2e

　　　0　　　0　　　+1 -1

$H_2 + Cl_2 = HCl$

电子偏向Cl，化合价降低

　　氢和氯都是非金属元素，它们在相互反应时，都不容易得失电子。氢气和氯气反应生成氯化氢时，没有得失电子，而是通过共用电子对的形式形成化合物。由于氯原子得电子能力比氢原子强，因此，共用电子对偏向氯原子，也使氯原子的化合价从 0 价降低为-1 价；共用电子对偏离氢原子，氢原子的化合价也从 0 价升高为+1 价，说明共用电子对的偏移也能引起元素化合价发生升降变化。

综上所述，氧化还原反应的实质是反应中发生了电子的得失或共用电子对的偏移，即反应中发生了电子的转移，得失电子可以理解成电子发生了全部转移，共用电子对的偏移可以理解成电子的部分转移。故也把发生了电子转移的反应称为氧化还原反应。物质失去电子的反应是氧化反应，物质得到电子的反应是还原反应。

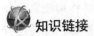

知识链接

人类的天然保护伞——臭氧层：臭氧(O_3)，是一种带有特殊臭味的物质。150 多年前由德国化学家先贝因博士首次由水电解及火花放电产生臭味的现象提出，因其气味类似于希腊文的 ozein，故命名为 ozone(臭氧)。

臭氧层在大气层的 10～50 km 高度的区域。其中的臭氧主要是由紫外线制造出来的。当大气中的氧气分子(约含有 21%)受到短波紫外线照射时，氧分子会分解成原子状态。氧原子极不稳定，容易与其他物质发生氧化还原反应。如与氢气反应生成水；与碳反应生成二氧化碳；同样的，与氧气反应形成臭氧。臭氧不稳定，再受到长波紫外线的照射时，再度还原为氧气。臭氧层就是保持了这种氧气与臭氧相互转换的动态平衡，形成了一道地球的天然屏障，保护地球上的生物免遭紫外线过量辐射作用，成为人类赖以生存的保护伞。

2.3.2 氧化剂和还原剂

(1) 氧化剂

在氧化还原反应中，把得到电子、元素化合价降低的物质称为氧化剂。氧化剂具有氧化性，发生还原反应也称被还原。例如：

$$\overset{\overset{\displaystyle 2e}{\big\downarrow}}{\underset{0}{Zn} + \underset{+2}{CuSO_4} = \underset{+2}{ZnSO_4} + \underset{0}{Cu}}$$

在该反应中，反应物硫酸铜中的铜原子得到电子，铜原子的化合价从+2 价降到 0 价，所以硫酸铜是氧化剂，发生还原反应，也称被还原。

(2) 还原剂

在氧化还原反应中，把失去电子、元素化合价升高的物质称为还原剂。还原剂具有还原性，发生氧化反应，也称被氧化。如上述反应中，反应物锌失去电子，锌原子的化合价从 0 价升高到+2 价，故锌是还原剂，发生氧化反应，也称被氧化。

2.3.3　医药中常用的氧化剂和还原剂

(1) 过氧化氢(H_2O_2)

纯净的过氧化氢是无色的黏稠状液体，可与水以任意比例混合，其水溶液俗称双氧水。它具有腐蚀性、漂白性和不稳定性，受热、遇光、接触尘埃等均易分解生成水和氧气，因此，应低温、避光密封保存。

$$2\,H_2O_2 = 2\,H_2O + O_2\uparrow$$

ω_B=0.03 的 H_2O_2 溶液常作为外用消毒剂，可直接清洗创口；ω_B=0.001 的 H_2O_2 溶液可用于口腔咽喉炎漱口用洗液；市售双氧水溶液(ω_B=0.3)有较强的氧化性，对皮肤有很强的刺激作用并引起疼痛。

(2) 高锰酸钾($KMnO_4$)

医药上俗称 PP 粉或灰锰氧，为深紫色有光泽的晶体，易溶于水，水溶液的颜色，根据高锰酸钾含量的多少可由暗红色到浅紫红色。深紫色的溶液(约 0.3%)可用于消毒浴具、痰盂；紫红色的溶液(约 0.05%)有止痒、消炎和防感染扩散作用，可用于洗涤伤口，涂擦溃疡和烧伤表面，或喷洒患处，还可用于浸洗足癣；玫瑰红色的溶液(约 0.01%)可用于浸洗水果、蔬菜、杯、盘、碗、碟；淡樱桃红色的溶液(约 0.005%)，可用于漱口，防止口腔发炎，有除臭消炎作用，还可用作有机物的解毒剂。

(3) 硫代硫酸钠($Na_2S_2O_3$)

常用的硫代硫酸钠含 5 个结晶水($Na_2S_2O_3·5H_2O$)，俗称海波大苏打。它是一种无色晶体，易溶于水，具有还原性。医药上可用于治疗慢性荨麻疹或解毒剂；还可用于照相术中作定影剂。

(4) 碘化钾(KI)

碘化钾是一种常用的化学试剂，具有还原性，生物碱、蛋白质等检验是利用它的还原性。KI 还是一种常用的药物，不但用于配制碘酊，还可以用于治疗甲状腺肿大，对慢性关节炎、动脉硬化等症也有疗效。

🜨 知识链接

商家在食品中添加双氧水的原因与危害：双氧水添加入食品中可分解放出氧，起漂白、防腐和除臭等作用。因此，部分商家在一些需要增白的食品，如水发食品牛百叶和海蜇、鱼翅、虾仁、带鱼、鱿鱼、水果罐头和面制品等的生产过程中违禁浸泡双氧水，以提高产品的外观。少数食品加工单位将发霉水产干品经浸泡双氧水处理漂白重新出售或为消除病死鸡、鸭或猪肉表面的发黑、淤血和霉斑，将这些原料浸泡高浓度双氧水漂白，再添加人工色素或亚硝酸盐发色出售。过氧化氢可通过与食品中的淀粉形成环氧化物而导致癌性，特别是消化道癌症。另外，工业双氧水含有砷、重金属等多种有毒有害物质更是严重危害食用者的健康。

本节综合习题

1. 名词解释

(1) 氧化反应

(2) 还原反应

(3) 氧化还原反应

(4) 氧化剂

(5) 还原剂

2. 填空题

(1) 在氧化还原反应中，氧化剂发生_____反应，还原剂发生_____反应。

(2) 过氧化氢是临床上常用的_____剂，分子式为_____，俗称_____。

(3) 氧化还原反应的实质是_____。

3. 选择题

(1) 下列反应中，是氧化还原反应的是(　　)。

A. $NaCl + AgNO_3 = NaNO_3 + AgCl \downarrow$　　　B. $CaCO_3 \xrightarrow{\text{高温}} CaO + CO_2 \uparrow$

C. $2NaBr + Cl_2 = 2NaCl + Br_2$　　　D. $CO_2 + H_2O = H_2CO_3$

(2) 下列关于氧化剂的叙述，正确的是(　　)。

A. 氧化剂发生氧化反应

B. 氧化剂发生还原反应

C. 氧化剂在反应中元素的化合价升高

D. 氧化剂在反应中元素的化合价没有变化

(3) 下列关于还原剂的叙述，正确的是(　　)。

A. 还原剂发生还原反应

B. 还原剂发生氧化反应

C. 还原剂在反应中元素的化合价降低

D. 还原剂在反应中元素的化合价没有变化

(4) 下列反应中，不是氧化还原反应的是(　　)。

A. $H_2 + CuO = H_2O + Cu$　　　B. $CaCO_3 \xrightarrow{\text{高温}} CaO + CO_2 \uparrow$

C. $2NaBr + Cl_2 = 2NaCl + Br_2$　　　D. $Cl_2 + H_2O = HCl + HClO$

(5) 对 $2KI + Cl_2 = 2KCl + I_2$ 反应，下列叙述错误的是(　　)。

A. 是氧化还原反应　　　B. KI 是还原剂，Cl_2 是氧化剂

C. Cl 的化合价降低，I 的化合价升高　　　D. 反应中没有氧参加，是非氧化还原反应

本 章 小 结

(1) 构成原子的粒子间的关系为：

$$原子(_{Z}^{A}X)\begin{cases}原子核\begin{cases}质子\quad Z个\\中子\quad (A-Z)个\end{cases}\\核外电子\ Z个\end{cases}$$

把具有相同质子数而中子数不同的同种元素的不同原子互称为同位素。原子核外电子的排布是分层的，核外电子的排布遵守能量最低原理。原子核外电子的排布，决定了元素的化学性质。原子核外电子的排布可用原子结构示意图和电子式表示。

(2) 元素性质随着核电荷数的递增而呈现周期性变化。在元素周期表中，有 7 个周期，即 3 个短周期、3 个长周期、1 个不完全周期；16 个族，即 7 个主族、7 个副族、1 个第Ⅷ族、1 个 0 族。

同一周期元素中，从左到右，元素的金属性逐渐减弱，非金属性逐渐增强。同一主族元素中，从上到下，元素的金属性逐渐增强，非金属性逐渐减弱。

(3) 根据元素在人体内的含量不同，可分为宏量元素(也称为常量元素)和微量元素两大类。占人体总质量的万分之一以上的元素，称为常量元素，凡是占人体总质量的万分之一以下的元素，称为微量元素。

(4) 有化合价升降变化(发生了电子转移)的反应称为氧化还原反应。得到电子、元素化合价降低的物质称为氧化剂，失去电子、元素化合价升高的物质称为还原剂。

第3章 分子结构

学习目标

(1) 掌握化学键、离子键、共价键和配位化合物的概念。

(2) 理解氢键的形成与配合物的组成。

(3) 能够用电子式表示比较简单的离子键与共价键的形成过程。

(4) 能够判断离子化合物与共价化合物，判断极性键与非极性键、极性分子与非极性分子。

(5) 能够进行配位化合物的命名。

通过前面的学习，我们已经知道，到目前为止发现了 100 多种元素，但自然界的物质种类繁多，化学变化异彩纷呈，新的物质层出不穷。虽然自然界或人工合成的化合物数目庞大，据有关材料显示，已有 6000 多万种，而且增长迅速，但都是由 90 余种稳定元素中的某些原子按一定种类、数目和连接方式组成。物质的性质由分子结构决定，而分子结构又取决于构成它的原子的种类、数目和连接方式。因此，我们在学习了原子结构的基础上，才能更好地认识分子结构，从而认识物质的性质。

3.1 化 学 键

分子是物质中能够独立存在的相对稳定并保持该物质物理、化学特性的最小单元。分子由原子组成，原子通过一定的作用力，以一定的次序和排列方式结合成分子。这种作用力不仅存在于直接相邻的原子之间，而且也存在于分子内的非直接相邻的原子之间。前一种作用比较强烈，破坏它要消耗比较大的能量，它是使原子互相作用而连接成分子的主要因素。化学上将分子中相邻原子(或离子)之间的强烈的相互作用称为化学键。

根据构成这种强烈的相互作用的方式和强度不同，化学键主要有离子键、共价键和金属键 3 种类型。这里仅讨论离子键和共价键。

3.1.1 离子键

我们已经知道，金属钠能够与氯气发生反应生成氯化钠，反应方程式为：

$$2Na + Cl_2 \xrightarrow{\text{点燃}} 2NaCl$$

　　钠是元素周期表中第 3 周期第 1 主族的元素，最外层只有 1 个电子，是典型的活泼金属元素。氯是元素周期表中第 3 周期第 7 主族的元素，最外层有 7 个电子，是典型的活泼非金属元素。当金属钠与氯气反应时，钠原子最外层上的 1 个电子转移到氯原子的最外电子层上，钠原子失去 1 个电子后，使钠原子的次外层变成了最外层，而成为 8 个电子的稳定结构，钠原子也由不带电的原子变成了带正电荷的钠离子(Na^+)；氯原子得到 1 个电子后，最外层上的电子数由 7 个变成了 8 个而成为稳定结构，氯原子也由不带电的原子变成了带负电荷的氯离子(Cl^-)。钠离子和氯离子之间通过静电引力作用相互吸引，与此同时，两原子的电子与电子之间，原子核与原子核之间存在着相互排斥作用。当两种离子接近到一定距离时，吸引力与排斥力达到平衡，于是阴、阳离子之间就形成了稳定的化学键。像氯化钠这样，由阴、阳离子之间通过静电作用所形成的化学键称为离子键。

　　离子键的形成过程，可以用电子式来表示。例如：

$$Na^{\times} + \cdot \overset{\cdot\cdot}{\underset{\cdot\cdot}{Cl}} : \longrightarrow Na^+ \left[: \overset{\cdot\cdot}{\underset{\cdot\cdot}{Cl}} : \right]^-$$

$$K^{\times} + \cdot \overset{\cdot\cdot}{\underset{\cdot\cdot}{O}} \cdot + {}^{\times}K \longrightarrow K^+ \left[: \overset{\cdot\cdot}{\underset{\cdot\cdot}{O}} {}_{\times}^{\times} \right]^{2-} K^+$$

　　活泼金属元素(K、Na、Ca、Mg 等)和活泼非金属元素(Cl、Br、O 等)之间相互作用时通过得失电子形成离子键。如 NaCl、K_2O、KBr、MgO 等都是由离子键形成的化合物。由离子键形成的化合物称为离子化合物。如 KCl、CaO、NaBr 等都是离子化合物。

3.1.2　共价键

1. 共价键的形成

　　我们知道氢分子是由两个氢原子形成的双原子分子，氢分子的形成过程可表示为：

$$H + H \longrightarrow H_2$$

　　两个氢原子在形成氢分子的过程中，由于氢原子得失电子的能力相同，电子不可能从一个氢原子转移到另一个氢原子，而是两个氢原子各自提供一个电子，这两个电子在两个氢原子核间共用，形成共用电子对，形成的共用电子对同时围绕着两个氢原子核运转，使每个氢原子都达到具有氦原子那样的稳定结构，两个氢原子通过共用电子对形成氢分子。像氢分子这样，原子间通过共用电子对所形成的化学键称为共价键。共价键中共用 1 对电子常用一根短线“—”表示，依此类推，共价键中共用 2 对电子和 3 对电子，分别用“=”、“≡”表示，分别称为单键、双键和三键，氢分子可表示为 H—H。

　　共价键的形成过程，也可以用电子式来表示，例如：

氢分子　　　$H\cdot + H\cdot \longrightarrow H:H$　　　　　（共用 1 对电子）H—H

氯分子　　　$:\overset{\cdot\cdot}{Cl}\cdot + \cdot\overset{\cdot\cdot}{Cl}: \longrightarrow :\overset{\cdot\cdot}{Cl}:\overset{\cdot\cdot}{Cl}:$　　　（共用 1 对电子）Cl—Cl

氮分子　　　$:N\cdot + \cdot N: \longrightarrow :N:::N:$　　　（共用 3 对电子）N≡N

氯化氢分子　H× + $:\ddot{\underset{..}{Cl}}:$ → H $\overset{..}{\underset{..}{\times}}$ $\ddot{\underset{..}{Cl}}:$　　(共用 1 对电子)H—Cl

当吸引电子能力相同或相差不大的非金属元素的原子间相互作用时，电子不能从一种元素的原子转移到另一种元素的原子上，而是通过共用电子对形成共价键。

非金属原子相互结合时，易形成共价键。例如 H_2、N_2、Cl_2、HCl、NH_3、H_2O 等都是由共价键形成的分子。

2. 共价键的类型

根据分子中形成共价键的原子是否相同，可以把共价键分为非极性共价键和极性共价键。键的极性是指一个共价键中电荷分布的不均匀性。如果电荷分布得不均匀，则称该键为极性；如果均匀，则称为非极性。

(1) 非极性共价键

如在氢分子中，由于两个氢原子吸引电子的能力相同，共用电子对不偏移两个氢原子中的任何一个原子，两个氢原子均不显电性，这就是非极性共价键。像氢分子这样，由同种元素的原子形成的共价键称为非极性共价键，简称非极性。如 H—H 键、Cl—Cl 键等是非极性键。

(2) 极性共价键

如在氯化氢分子中，氯原子与氢原子吸引电子的能力不同，氯原子吸引电子的能力比氢原子强，氯原子对共用电子对的吸引力比氢原子大，使得共用电子对偏向氯原子一端，偏离氢原子一端，氯原子一方显负电性，氢原子一方显正电性，这就是极性共价键。这种由不同种元素的原子形成的共价键称为极性共价键，简称极性键。如 H—Cl 键、H_2O 中的 O—H 键、NH_3 中的 N—H 键等是极性键。在极性键中，成键元素的非金属性差别越大，共价键的极性越明显(越强)；成键元素的非金属性差别越小，共价键的极性越不明显(越弱)。

全部以共价键(共用电子对)形成的化合物，称为共价化合物，如 HCl、H_2O、CO_2 等分子都是由共价键形成的共价化合物。

🌐 **知识链接**

共价键的键型：由于原子轨道的形状不同，在形成共价键的时候，可以有不同的重叠方式，根据重叠方式的不同，共价键可分为 σ 键和 π 键两种键型。

(1) σ 键。成键原子的原子轨道沿着键轴方向，以"头碰头"的方式重叠的共价键称为σ 键，如图 3-1 所示。

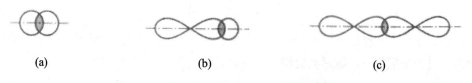

(a)　　　　　　　　　　(b)　　　　　　　　　　(c)

图 3-1　"头碰头"的重叠方式

(2) π 键。成键原子的原子轨道垂直于两核连线，以"肩并肩"的方式重叠所形成的共价键称为 π 键，如图 3-2 所示。

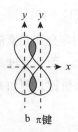

图 3-2　"肩并肩"的重叠方式

因为 σ 键比 π 键重叠的程度大，所以 σ 键稳定，π 键不稳定。

3. 配位键

在共价键中，共用电子对通常是由成键原子各提供一个或几个电子配对形成的。但是还有一类特殊的共价键，电子对是由一个原子单方面提供而和另一个原子共用，这种共价键称为配位键或称为配价键。配位键形成后，就与一般共价键无异。

如果我们把氨气与氯化氢气体混合在一起，会产生厚厚的白烟。白烟就是氨气与氯化氢气体反应生成的微小的氯化铵结晶。所谓的烟就是固体颗粒分散在空气中形成的。氨气与氯化氢反应的方程式为：

$$NH_3 + HCl \longrightarrow NH_4Cl$$

在反应过程中，氯化氢向氨分子传递了一个氢的原子核，称为质子，又称为氢离子(H^+)，氢原子的电子留在了氯原子上，并导致氯原子变为带负电荷的氯离子。氢离子是以配位键的形式依附在氨分子中氮原子的未共享电子对上，使氨分子变成了铵离子(NH_4^+)。氯化铵的形成过程也可以用电子式表示为：

$$\text{H:}\overset{\displaystyle H}{\underset{\displaystyle H}{\text{N:}}} + \text{H}\overset{\times}{\times}\overset{\cdot\cdot}{\underset{\cdot\cdot}{\text{Cl:}}} \longrightarrow \left[\text{H:}\overset{\displaystyle H}{\underset{\displaystyle H}{\text{N:}}}\text{H}\right]^+ \left[\overset{\cdot\cdot}{\underset{\cdot\cdot}{\times}}\overset{\cdot\cdot}{\underset{\cdot\cdot}{\text{Cl:}}}\right]^-$$

用"A→B"来表示配位键，其中 A 原子提供电子对，称为电子对的给予体；B 原子接受电子对，称为电子对的接受体。用"A－B"来表示共价键，则铵离子也可以表示为：

$$\left[\begin{array}{c} H \\ | \\ H-N\rightarrow H \\ | \\ H \end{array}\right]^+$$

在铵离子中，虽然有一个 N→H 跟其他 3 个 N－H 键的形成过程不同，但是成键以后，便分辨不出谁是配位键，谁是共价键了，因为它们之间没有任何区别。

形成配位键时，电子对的给予体必须要有孤对电子，电子对的接受体必须要有容纳电子运动的空间。

课堂活动

在氯化铵分子中有哪些化学键？它是共价化合物还是离子化合物？

3.1.3　分子的极性和氢键

1. 分子的极性

分子的极性是指一个共价分子中电荷分布的不均匀性。如果电荷分布得不均匀，则称该分子为极性；如果均匀，则称为非极性。或者说，正负电荷重心是否重合。分子内正负电荷重心重合，则为非极性分子；分子内正负电荷重心不重合，则为极性分子。在大多数情况下，极性分子中含有极性键，非极性分子中含有非极性键。然而，非极性分子也可以全部由极性键构成。只要分子高度对称，各个极性键的正负电荷重心就都集中在分子的几何重心上，这样便消去了分子的极性。这样的分子一般是直线形、三角形或四面体形。判断极性分子与非极性分子的简易方法：双原子分子的单质是非极性分子，化合物是极性分子。AB_n 型分子采用中心原子化合价法，看中心原子 A 的化合价的绝对值，若等于最外层电子数，则为非极性分子，反之，则为极性分子。

如 H_2、Cl_2、O_2、N_2 等双原子分子的单质都是非极性分子。这些分子都是以非极性键结合的，共用电子对不偏向任何一个原子，分子中电荷分布均匀，因此，它们都是非极性分子。

如 HCl、HBr、HI 等双原子分子的化合物都是极性分子。这些分子都是以极性键结合的，分子中电荷不均匀，因此，它们都是极性分子。

如 CH_4、SO_3、CO_2、BF_3、PCl_5 等都是非极性分子。在这些分子中，中心原子 C、S、C、B、P 等元素化合价的绝对值分别为 4、6、4、3、5，而这些原子最外层的电子数分别为 4、6、4、3、5，各中心原子化合价的绝对值等于它们最外层的电子数，因此，它们都为非极性分子。

如 H_2O、NH_3、H_2S 等分子都是极性分子。在这些分子中，中心原子 O、N、S 等元素化合价的绝对值分别为 2、3、2，而这些原子最外层的电子数分别为 6、5、6，各中心原子化合价的绝对值不等于它们最外层的电子数，因此，它们都是极性分子。

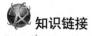 **知识链接**

相似相溶的规则：影响物质溶解性的因素很多，其中一个重要因素是和溶质、溶剂分子的极性有着密切的关系。一般非极性物质难溶于极性溶剂中，而极性物质易溶于极性溶剂中；反之，非极性物质易溶于非极性或弱极性溶剂中。例如，NH_3 是极性分子，H_2O 是极性分子，NH_3 分子易溶于极性溶剂 H_2O 中；I_2 是非极性分子，H_2O 是极性分子，CCl_4 是非极性分子，故 I_2 易溶于 CCl_4 中，而难溶于 H_2O 中。

"相似相溶"的规则是指溶质物质易溶于与溶质物质具有结构或极性相似的溶剂中，

反之则难溶。例如，乙醇 CH_3CH_2OH 和 H_2O 可任意比例混溶，一是由于 CH_3CH_2OH 和 H_2O 极性相似，都是极性分子；二是 CH_3CH_2OH 和 H_2O 结构中都有—OH，结构相似。但"相似相溶"的规则是大量实验中总结出来的一条规律，不能说明所有物质的溶解情况。

2. 氢键

氢键是指氢原子与电负性大、原子半径小的原子 X(氟、氧、氮等)以共价键结合，若与电负性大的原子 Y(与 X 相同的也可以)接近，在 X 与 Y 之间以氢为媒介，生成 X—H⋯Y 形式的一种特殊的分子间相互作用，称为氢键(X 与 Y 可以是同一种类原子，如水分子和 HF 之间的氢键)。图 3-3 所示为固态 HF 之间形成的氢键。

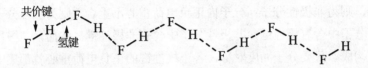

图 3-3　固态 HF 之间形成的氢键

HF 分子中的 F—H 键的极性很强，共用电子对强烈地被吸引到氟原子上，氢原子因无内层电子而成为一个"裸露"的带正电荷的氢核，这个带正电荷的氢原子就可以被另一个 HF 分子中带部分负电荷的氟原子吸引，使 HF 分子之间通过静电吸引而结合起来。

形成氢键的条件，第一是要有与电负性很大的原子 X 形成强极性键的氢原子，第二是要有较小半径、较大电负性、含孤对电子、带有部分负电荷的原子 Y(如 F、O、N)。氢键的本质是强极性键 X—H 上的氢核与电负性很大的、含孤电子对并带有部分负电荷的原子 Y 之间的静电引力。氢键通常用 X—H⋯Y 表示。式中 X 和 Y 代表 F、O、N 等电负性大而原子半径较小的非金属原子。X 和 Y 可以是两种相同的元素，也可以是两种不同的元素。X—H 表示共价键，H⋯Y 表示氢键。

事实上，氢键既存在于液体中，也存在于气体、晶体、溶液等各种状态中，且支配着化合物的性质。分子间形成氢键时，化合物的熔点、沸点显著升高。如 HF、H_2O 和 NH_3 等第 2 周期元素的氢化物，由于分子间氢键的存在，要使其固体熔化或液体气化，必须给予额外的能量破坏分子间的氢键，所以它们的熔点、沸点均高于各自同族的氢化物。

值得注意的是，能够形成分子内氢键的物质，其分子间氢键的形成将被削弱，因此，它们的熔点、沸点不如只能形成分子间氢键的物质高。硫酸、磷酸都是高沸点的无机强酸，但是硝酸由于可以生成分子内氢键的原因，却是挥发性的无机强酸。

液体分子间若形成氢键，有可能发生缔合现象。如液态的水中不仅有单个水分子，而且几个水分子还可以结合起来，形成 $(H_2O)_n$，但其化学性质并没有改变。

$$n\,H_2O \rightleftharpoons (H_2O)_n$$

其中 $n=2，3，4，\cdots$。这种由简单分子结合成较复杂分子，而又不引起化学性质改变的现象，称为分子的缔合，由分子的缔合而形成的复杂分子称为缔合分子。分子的缔合结果会影响液体的密度。水分子间的缔合现象如图 3-4 所示，其中实线表示原有水分子中的共价键，虚线表示所形成的氢键。

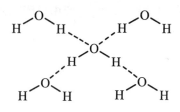

图 3-4　水分子间的缔合现象

课堂活动

　　非金属元素与氢原子形成的氢化物的沸点中，非金属元素同主族从上到下沸点依次升高，但第 5 主族、第 6 主族、第 7 主族中 N、O、F 的氢化物沸点比同主族任何一种元素的氢化物都高。你能解释这是为什么吗？

 知识链接

　　氢键在生命中的重要性：所有重要的生命物质都含有氢，并且通过形成氢键在各种生命进程里发生作用。生命的最基本遗传物质 DNA 通过氢键形成双螺旋结构，碱基之间分别通过两三个氢键互补配对，是形成 DNA 双螺旋的基础，可以说没有氢键就没有 DNA 双链，也就没有高等生物。生物体系中最普遍最基础的物质——蛋白质的结构和功能都与氢键密切相关。没有氢键，蛋白质就不能形成正确的空间结构，生命活动就无从进行；此外，蛋白质就算形成了正确的空间结构，要行使其生理功能，也离不开氢键。所以说，没有氢键，作为生命最重要表征的蛋白质就无法行使功能，也就不存在多姿多彩的生物了。其他生物大分子的生理结构，也都有氢键参与其中。生命体系是一个水溶液体系，所有的生化反应都是在水中进行，而这些反应一般都涉及与水分子之间的氢键。所有的生化反应都是酶反应，而所有的酶在空间结构上和催化功能上都有氢键的参与。所有重要的细胞进程都会涉及氢键，如 DNA 的复制、转录、翻译，蛋白质的折叠，信号转导，细胞凋亡通路，激素调节等。

本节综合习题

1. 名词解释

(1) 化学键
(2) 共价键
(3) 配位键
(4) 氢键

2. 填空题

(1) 离子键就是_____之间通过_____作用形成的化学键。

(2) 由离子键形成的化合物称为_____，例如_____、_____。

(3) 共价键分为_____键和_____键。

(4) 配位键用 A→B 来表示，A 是_____，B 是_____。

(5) 在 CO、CO_2、H_2O、HI、Br_2 和 NH_3 等分子中，是非极性共价键分子的是_____，是极性共价键分子的是_____。其中_____为非极性分子，_____为极性分子。

3. 选择题

(1) 下列叙述正确的是(   )。

    A. 共价化合物中只有共价键   B. 离子化合物中只有离子键

    C. 极性键的分子一定是极性分子   D. 非极性分子一定是非极性键

(2) 下列物质分子间能形成氢键的是(   )。

    A. HBr   B. H_2O C. H_2S D. CH_4

(3) 下列物质是离子化合物的(   )

    A. CO_2 B. H_2SO_4 C. $MgCl_2$ D. HI

(4) 下列物质是非极性分子的是(   )。

    A. H_2O B. CO_2 C. HCl   D. NH_3

(5) 下列物质中，存在非极性键的是(   )。

    A. H_2O B. HCl   C. N_2 D. HI

(6) 下列物质中，含有配位键的是(   )。

    A. H_2O B. HCl   C. NH_4Cl D. CO_2

(7) 下列物质中，是共价化合物的是(   )。

    A. H_2O B. H_2 C. N_2 D. NaCl

(8) 下列物质中，存在极性键的是(   )。

    A. H_2O B. H_2 C. Cl_2 D. N_2

(9) 下列共价键书写不正确的是(   )。

    A. H—Cl   B. H—Br   C. O=C=O   D. H_2=O

(10) 是分子间作用力，而不是化学键的是(   )。

    A. 离子键   B. 共价键   C. 配位键   D. 氢键

3.2 配位化合物

    配位化合物简称为配合物，早期也称为络合物，是一类组成复杂，用途极为广泛的化合物。例如，在植物生长中起光合作用的叶绿素，是含镁的配合物；人和动物血液中起着输送氧作用的血红素是含有亚铁的配合物；维生素 B_{12} 是含钴的配合物；人体内各种酶(生物催化剂)的分子几乎都含有配合状态存在的金属元素。

3.2.1 配合物的概念

如果在硫酸铜溶液中加入氢氧化钠溶液，就会生成浅蓝色的沉淀，继续加入氢氧化钠溶液，沉淀不会溶解；若在硫酸铜溶液中滴加氨水，同样会生成浅蓝色的沉淀，但继续滴加氨水，则沉淀逐渐溶解并最终得到深蓝色溶液，从溶液中还可结晶出深蓝色晶体。这种深蓝色的物质就是一种组成比较复杂的化合物，化学式为$[Cu(NH_3)_4]SO_4$，这类化合物称为配位化合物，其中$[Cu(NH_3)_4]^{2+}$称为配离子。所谓配离子是指由一个金属阳离子与一定数目的中性分子或阴离子以配位键结合而成的复杂离子，配离子与其他带相反电荷的离子结合成的化合物称为配合物。如 $[Ag(NH_3)_2]NO_3$、$[Co(NH_3)_6]Cl_3$ 等都是配合物。硫酸铜溶液与氨水的反应方程式为：

$$CuSO_4 + 4 NH_3 = [Cu(NH_3)_4]SO_4$$

3.2.2 配合物的组成

配合物由内界和外界组成。如硫酸四氨合铜(Ⅱ)的组成如图 3-5 所示。

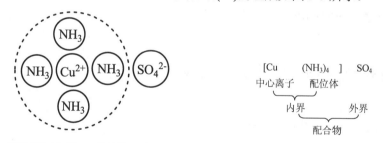

(a) 硫酸四氨合铜(Ⅱ)的结构示意图　　(b) 硫酸四氨合铜(Ⅱ)的组成示意图

图 3-5　硫酸四氨合铜(Ⅱ)的组成

(1) 内界和外界。内界是指配离子部分，由中心离子和配位体组成，写在方括号内。外界是指配离子以外的部分，写在方括号外。内界和外界通过离子键结合而成配合物。

(2) 中心离子。中心离子也称配合物的形成体，是配合物的核心部分，在$[Cu(NH_3)_4]SO_4$中，Cu^{2+}就是中心离子，常见的中心离子多为过渡元素金属离子，例如，Ag^+、Zn^{2+}、Fe^{2+}、Fe^{3+}等。

(3) 配位体。在配离子中，同中心离子以配位键相结合的阴离子或中性分子称为配位体。配位体是含有孤对电子的阴离子或中性分子，直接同中心离子结合的原子称为配位原子，配位原子的孤对电子与中心离子共用，以配位键结合成配离子。常见的配位体有 NH_3、H_2O、F^-、Cl^-、I^-、CN^-、SCN^-等。

(4) 配位数。一个中心离子所能结合的配位原子的数目，称为该中心离子的配位数，中心离子的配位数一般为 2、4、6、8，常见的中心离子及配位数见表 3-1。

表 3-1　常见的中心离子及对应的配位数

中心离子	配 位 数
Ag^+、Cu^+	2
Cu^{2+}、Zn^{2+}、Hg^{2+}、Co^{2+}	4
Fe^{2+}、Fe^{3+}、Co^{3+}	6

(5) 配离子的电荷数。配离子的电荷数等于中心离子的电荷数与配位体的电荷数的代数和。由于配合物是电中性的，所以也可以根据外界离子的电荷数来推算配离子的电荷数。如配合物 $K_4[Fe(CN)_6]$ 中配离子的电荷为 $(+2)+(-1)\times6=-4$，或根据外界 K^+：$(+1)\times4=+4$，所以配离子的电荷数为-4。配合物的组成见表 3-2。

表 3-2　配合物的组成

配合物	内界(配离子)	中心离子	配位体	配位数	外界
$[Ag(NH_3)_2]Cl$	$[Ag(NH_3)_2]^+$	Ag^+	NH_3	2	Cl^-
$[Zn(NH_3)_4]SO_4$	$[Zn(NH_3)_4]^{2+}$	Zn^{2+}	NH_3	4	SO_4^{2-}
$K_3[Fe(CN)_6]$	$[Fe(CN)_6]^{3-}$	Fe^{3+}	CN^-	6	K^+

课堂活动

你能说出在 $[Ag(NH_3)_2]Cl$ 中有哪些化学键吗？

3.2.3　配位化合物化学式的书写原则和命名

1. 配位化合物化学式的书写原则

配位化合物化学式的书写原则遵循内界与外界、配离子的书写原则。内界与外界的书写原则：遵循无机化合物的书写原则，即在配位化合物化学式中，阳离子写在前面，阴离子写在后面。配离子的书写原则：配离子是配合物的内界，用中括号把内界括起来，在中括号内先写中心离子的元素符号，再依次写出阴离子和中性分子配位体及配位数，如 $K_3[Fe(SCN)_6]$、$[CoCl_2(NH_3)_4]Cl$ 等。

2. 配位化合物的命名

(1) 配离子的命名。配离子的命名顺序为配位数(中文数字)→配位体的名称→合→中心离子的名称→化合价(罗马数字表示)，有的配离子可以用简称。例如：

$[Ag(NH_3)_2]^+$　　二氨合银(Ⅰ)离子(银氨配离子)

$[Cu(NH_3)_4]^{2+}$　　四氨合铜(Ⅱ)离子(铜氨配离子)

$[Fe(CN)_6]^{3-}$　　六氰合铁(Ⅲ)离子

$[Fe(CN)_6]^{4-}$　　六氰合铁(Ⅳ)离子

(2) 配合物的命名。配合物的命名与一般盐类的命名原则相同。命名时，阴离子的名称写在在前，阳离子的名称写在后面，称为"某化某"或"某酸某"。

配离子为阳离子时，配合物命名顺序为外界离子(或加"化"字)→配离子，例如：

$[Cu(NH_3)_4]SO_4$	硫酸四氨合铜(Ⅱ)
$[Ag(NH_3)_2]Cl$	氯化二氨合银(Ⅰ)
$[CoCl_2(NH_3)_4]Cl$	氯化四氨二氯合钴(Ⅲ)

配离子为阴离子时，配合物命名顺序为配离子→酸→外界离子，例如：

$K_3[Fe(CN)_6]$	六氰合铁(Ⅲ)酸钾
$K_3[Fe(SCN)_6]$	六硫氰合铁(Ⅲ)酸钾

课堂活动

完成下列表格：

配合物	内界(配离子)	中心离子	中心离子化合价	配位体	配位数	外界	配合物名称
$K_3[AF_6]$							
$[Cr(NH_3)_6]Cl_3$							
		Fe^{3+}	+3	SCN^-	6	K^+	
		Zn^{2+}	+2	NH_3	4	SO_4^{2-}	

知识链接

配合物药物：无机药物可依其来源分为两类：天然无机药物和合成无机药物。前者主要是矿物药物(如雄黄、砒石)和某些贵金属单质(如金、银)，特点是使用历史悠久，但作用机制不详；它们是传统中药宝库中亟待发掘的一部分。后者主要是近几十年来开发出的配合物药物，已经采用现代物理、化学和生物学方法较为系统地研究了其作用机制。如含铂药物，对睾丸癌、子宫癌和小叶肺癌等恶性肿瘤具有独特杀伤作用；含钒药物表现出类胰岛素效应，正被尝试用于治疗糖尿病。人们对金、银复杂化合物(主要是配合物)的药用价值的认识正越来越深入。金(Ⅰ)的巯基配合物用于治疗类风湿关节炎已 60 多年，近年来发现它们的代谢物之一$[Au(CN)_2]^-$，可抑制人体免疫缺陷病毒(艾滋病病毒 HIV)的复制，金(Ⅲ)配合物的作用及其在生物体内与金(Ⅰ)配合物之间的相互转变与其药性与毒性密切相关。人类对于银的抗微生物活性的认识可以追溯到有记载的历史早期。人体的 Cl^- 易使 Ag^+ 沉淀，为此人们合成出了一些配合物，对于银的抗微生物机理研究表明，银离子在体内与生物分子结合，包括 RNA、DNA 和蛋白，特别是细胞膜上的蛋白结合。临床上也常用乙二胺四乙酸的二钠盐除去进入人体的毒性金属或过量必要金属。

"管中窥豹、略见一斑。"以上事实表明，利用配体可以改变外源性金属离子配合物的生物学效应，也可以调节内源性金属离子的体内平衡，从这两条思路出发，可以研制出各种治疗和诊断试剂，诸如抗癌药、抗微生物药、抗病毒药、抗偏瘫药、抗风湿药、辐射敏化剂和金属调节的抗体等。配合物药物作为无机药物的重要组成部分，是一个十分活跃的研究领域。

本节综合习题

1. 填空题

(1) 在配合物中，中心离子和配位体是通过_____键结合成配离子。配离子与外界是通过_____相结合的。

(2) $K_3[Fe(SCN)_6]$ 的名称是_____，中心离子是_____，配位体是_____，配位数为_____。

(3) $K_4[CO(CN)_6]$ 的名称是_____，中心离子是_____，配位体是_____，配位数为_____，配合物中中心离子化合价是_____。

2. 选择题

(1) $K_4[Fe(CN)_6]$ 的中心离子是( )。

A. K^+ B. Fe^{2+} C. Fe^{3+} D. CN^-

(2) 下列化合物属于配位化合物的是( )。

A. $KAl(SO_4)_2$ B. $[Cu(NH_3)_4]SO_4$ C. $(NH_4)_2SO_4$ D. K_2SO_4

(3) $K_4[Fe(CN)_6]$ 的外界离子是( )。

A. K^+ B. Fe^{2+} C. Fe^{3+} D. CN^-

(4) 中心离子与配位体结合的化学键是( )。

A. 离子键 B. 配位键 C. 共价键 D. 氢键

(5) $[Fe(CN)_6]^{4-}$ 的名称是( )。

A. 六氰合铁离子 B. 六氰合铁亚离子

C. 六氰合铁(Ⅱ)离子 D. 六氰合(Ⅲ)铁离子

(6) 下列说法错误的是( )。

A. 中心离子一般是金属阳离子

B. 配位体是含有孤对电子的阴离子或中性分子

C. 配离子都是阳离子

D. 配离子可以是阳离子也以是阴离子

(7) $[CoCl_2(NH_3)_4]Cl$ 的配位数是( )。

A. 4 B. 2 C. 6 D. 3

(8) $[CoCl_2(NH_3)_4]Cl$ 的配位体是( )。

A. NH_3 B. Cl^- C. NH_3 和 Cl^- D. 不能确定

(9) $[Co(NH_3)_6]Cl_3$ 中的配离子是( )。

A. $[Co(NH_3)_6]^+$ B. $[Co(NH_3)_6]^{2+}$ C. $[Co(NH_3)_6]^{3+}$ D. $[Co(NH_3)_6]^{3-}$

(10) $K_4[Co(CN)_6]$配合物中心离子的化合价是( )。

  A. +6   B. +4   C. +2   D. +3

本 章 小 结

(1) 化学键的类型：

$$
\text{化学键}\begin{cases} \text{离子键} \\ \text{共价键}\begin{cases} \text{非极性键} \\ \text{极性键} \end{cases} \\ \text{金属键} \end{cases}
$$

离子键、共价键、配位键的区别和联系

键	成键微粒	成键方式
离子键	阳离子、阴离子	静电作用力
共价键	原子	双方提供电子共用电子对
配位键	原子	单方提供电子共用电子对

(2) 氢键不是化学键，而是分子间一种特殊的作用力。形成氢键必须具备的条件：一是有一个和非金属性很强的元素形成共价键的氢原子，二是有一个非金属性很强的原子，如 F、O、N。

(3) 配位化合物是由金属阳离子(中心离子)和一定数目的中性分子或阴离子所形成的复杂离子(配离子)，与其他带相反电荷离子结合成的化合物。

第4章　溶　　液

学习目标

(1) 掌握质量分数、体积分数、质量浓度、物质的量浓度的概念。

(2) 能够进行物质的量、各种浓度和溶液浓度的换算。

(3) 掌握渗透现象和渗透压的概念。

(4) 了解临床上对等渗溶液的规定，能够进行有关渗透浓度的计算。

(5) 了解分散系的分类，了解胶体溶液的性质。

(6) 了解渗透压在医学上的意义。

(7) 能够进行溶液的配制与稀释的操作。

溶液与人类的生产、生活、医学关系十分密切。如化工生产中大量使用的盐酸、硫酸和硝酸等是溶液；日常生活中使用的调味品醋、节假日和喜庆时朋友聚会饮用的各类酒、生活中绝对离不开的水(严格意义上的纯净水除外)等是溶液；医学上用到的各类消毒液、输液用的各种药液等等也都是溶液。溶液有不同种类，有气体溶液，如空气；有固体溶液，如各种合金及玻璃，通常所说的 12 开金是等量的金与银形成的固体溶液。化学工作者和医学工作者所考虑的溶液是气体(如 HCl)、液体(如 C_2H_5OH)或固体(如 NaCl)等溶于液体中形成的液体溶液。

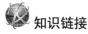 知识链接

机体含有大量的水分，这些水和溶解在水里的各种物质总称为体液，约占体重的 60%。体液分为两大部分，细胞内液和细胞外液。

人体内存在于细胞外的体液称为细胞外液，主要包括组织液(组织间隙液的简称)、血浆(血液的液体部分)和淋巴、脑脊液等，占体液总量的 3/8。人体内的细胞外液构成了体内细胞生活的液体环境，这个液体环境称为人体的内环境。细胞外液的成分有氧气、二氧化碳、一氧化氮、钠离子、氯离子、钾离子、钙离子、碳酸氢根离子、磷酸氢根离子、脂类、氨基酸、葡萄糖、核苷酸、维生素及调节生命活动的各种激素，如胰岛素，性激素等，此外，还有细胞代谢废物二氧化碳、尿素等。

人体中存在于细胞内其化学组成和含量直接影响细胞代谢与生理功能的体液，称为细胞内液，约占成人体内液体的 2/3(约占体重的 40%)。由于人体的细胞不能直接和外界环境接触，细胞直接接触的环境是细胞外液，即细胞内液通过细胞膜与细胞外液相互交流。细胞内液主要含有钾离子、磷酸氢根离子、葡萄糖、氨基酸和激素等。

4.1　分　散　系

4.1.1　分散系的概念

分散系是指把一种(或多种)物质分散在另一种(或多种)物质中所得到的体系。如把 NaCl 溶于水形成的溶液；把酒精溶于水形成的溶液；把牛奶溶于水形成的乳浊液；把泥土放入水中形成的悬浊液；水蒸气扩散到空气中形成的雾。这些混合物均称为分散系。

被分散的物质(可以是固体、液体、气体)称为分散质(或分散相)。如上述分散系中的 NaCl、酒精、牛奶、泥土、水蒸气都是分散质。起容纳分散质作用的物质(可以是气体、液体、固体)称为分散剂。水是常用的分散剂。

4.1.2　分散系的类型

分散系的某些性质常随分散相粒子的大小而改变。因此，按照分散相粒子大小不同，分散系可以分为分子或离子分散系(也称为真溶液，简称溶液)、胶体分散系和粗分散系。各种分散系的性质比较见表 4-1。

表 4-1　各种分散系的比较

分散系	分散质	分散质直径	主要特征	实例
溶　液	分子、离子	<1 nm(能透过滤纸、半透膜)	澄清，透明，均一稳定，无丁铎尔现象	NaCl 溶液、溴水、酒精溶液
胶　体	胶粒(分子集体或单个高分子)	1～100 nm(能透过滤纸，不能透过半透膜)	均一，较稳定，有丁铎尔现象，常透明	肥皂水、淀粉溶液、氢氧化铁溶胶、硫化砷溶胶
悬浊液	固体颗粒	>100 nm(不能透过滤纸、半透膜)	不均一，不稳定，不透明，能透光的浊液有丁铎尔现象	泥水、豆浆、牛奶、注射用普鲁卡因青霉素、松节油搽剂
乳浊液	小液滴			

(1) 分子或离子分散系

分散相粒子直径小于 1 nm 的分散系称为分子或离子分散系，也称真溶液，简称溶液，其中分散质也称溶质，分散剂也称溶剂，水是常用的溶剂。这类分散系的分散相粒子是单个分子或离子，均匀透明，能够透过滤纸和半透膜，非常稳定，长久放置，分散相不会从分散系中沉降分离。

(2) 胶体分散系

分散相粒子直径介于 1～100 nm 之间的分散系称为胶体分散系，简称胶体。这类分散系的分散相粒子是分子的聚集体，只能透过滤纸不能透过半透膜，稳定性比真溶液差，分散相粒子有聚集变大而沉淀下来的趋势。

固体物质分散于液体(如水)中所形成的胶体分散系称为胶体溶液，简称溶胶，其分散相粒子也称"胶粒"。

(3) 粗分散系

分散相粒子直径大于 100 nm 的分散系称为粗分散系。这类分散系的分散相粒子是很多分子或离子的聚集体，不能透过滤纸和半透膜，不稳定，易受重力作用而沉降，它包括悬浊液和乳浊液。悬浊液是指固体分散相分散在液体中所形成的粗分散系。乳浊液是指液体分散相分散在另一种互不相溶的液体中所形成的粗分散系。

粗分散系不稳定，必须加入使它们稳定的物质，这种物质称为乳化剂，乳化剂使粗分散系稳定的作用称为乳化作用。乳化剂是表面活性剂，日常生活中常用的乳化剂有肥皂、洗衣粉等。

 知识链接

食用乳化剂的作用：在食品、药品、化妆品、日常生活等各个方面都需要使用到乳化剂，它与我们的生活密切相关。这里仅介绍乳化剂在食品中的作用。在食品中添加乳化剂，能与淀粉结合，防止老化，改善产品质构。能与蛋白质相互作用，增进面团的网络结构，强化面筋网，增强韧性和抗力，使蛋白质具有弹性，增加体积。能在糖的晶体外形成一层保护膜，防止空气及水分侵入，提高制品的防潮性，防止制品变形，同时降低体系的黏度，防止糖果熔化。能增加淀粉与蛋白质的润滑作用，增加挤压淀粉产品流动性方便操作。能促进液体在液体中的分散，制备 W/O 乳化体系，改善产品稳定性。能降低液体和固体表面张力，使液体迅速扩散到全部表面，是有效的润滑剂。能改良脂肪晶体，对人造奶油、冰淇淋、巧克力等效果尤为显著。内含饱和脂肪酸的乳化剂，对水溶液中的泡沫有稳定作用，可使泡沫稳定，使产品形成坚固的气溶胶体，从而提高产品的多孔性，改善品质。在某些加工过程中需要破乳和消泡，而加入相反作用的乳化剂，以破坏乳液的平衡，含有不饱和脂肪酸的乳化剂，具有抑制泡沫的作用，可做消泡剂用于乳制品加工。乳化剂可有一定的抑菌作用，常以表面涂层的方法用于水果保鲜。

本节综合习题

1. 名词解释

(1) 分散系

(2) 分散相和分散剂

(3) 乳化剂和乳化作用

2. 填空题

(1) 分子或离子分散系的分散相粒子直径为_____，胶体分散系的分散相粒子直径为_____，粗分散系的分散相粒子直径为_____。

(2) 葡萄糖溶液的分散相是_____，分散剂是_____；泥水分散系的分散相是_____，分散剂是_____。

3. 选择题

(1) 下列分散系是真溶液的是(　　)。

    A. 牛奶　　　　B. 泥水　　　　　C. 消毒酒精　　　　　D. 水

(2) 下列叙述与溶液性质不符的是(　　)。

    A. 均匀透明　　　　　　　　B. 能透过滤纸和半透膜

    C. 不能透过滤纸和半透膜　　D. 稳定

(3) 下列叙述与胶体溶液性质不符的是(　　)。

    A. 比较稳定　　　　　　　　B. 透明

    C. 能透过滤纸和半透膜　　　D. 能透过滤纸，不能透过半透膜

(4) 下列叙述与粗分散系性质不符的是(　　)。

    A. 不稳定　　　　　　　　　B. 不透明

    C. 不能透过滤纸和半透膜　　D. 能透过滤纸和半透膜

4.2　溶液的浓度

溶液是由溶质和溶剂组成的、均匀、稳定、透明的体系。溶液的性质常常与溶液中溶质和溶剂的相对含量有关。

4.2.1　溶液浓度的表示法

一定量的溶液里所含溶质的量，称为这种溶液的浓度。溶液的浓度是表达溶液中溶质跟溶剂相对存在量的数量标记。人们根据不同的需要和使用方便规定不同的标准，就有不同的溶液浓度。因此，同一种溶液，使用不同的标准，它的浓度就有不同的表示方法。表示溶液的浓度有多种方法，可归纳成两大类：一类是质量浓度，表示一定质量的溶液里溶质和溶剂的相对量，如质量分数；另一类是体积浓度，表示一定量体积溶液中所含溶质的量，如物质的量浓度、体积分数、质量浓度等。

医学上常用的溶液浓度的表示方法有质量分数、体积分数、质量浓度和物质的量浓度等。

1. 质量分数

质量分数是指溶液中溶质 B 的质量 m_B 除以溶液的质量 m。用符号 ω_B 或 $\omega(B)$ 表示，计算公式为：

$$\omega_B = \frac{m_B}{m}$$

质量分数无单位，其值可以是小数也可以是百分数。当值很小时也可以允许溶质 B 和溶液的质量单位不一致。如我国食品卫生标准 GB 2761－2011 规定，豆类食品中黄曲霉毒素和酵食品的 $w_B \leqslant 5$ μg/kg。

【例 1】 已知 $w_{H_2SO_4} = 0.98$，密度 $\rho = 1834$ g/L，求 0.5 L 浓硫酸溶液中含纯硫酸的质量是多少？

解：根据 $w_B = \dfrac{m_B}{m}$ 得

$$
\begin{aligned}
m_{H_2SO_4} &= w_{H_2SO_4} \, m \\
&= w_{H_2SO_4} \rho \, V \\
&= 0.98 \times 1834 \text{ g/L} \times 0.5 \text{ L} \\
&= 898.7 \text{ g}
\end{aligned}
$$

答：含有纯硫酸的质量 898.7 g。

课堂活动

(1) 医学上常用双氧水来清洗创口和局部消毒。小明为了测定医用双氧水的质量分数，取双氧水 68 g 放入烧杯中，然后加入 2 g 二氧化锰。完全反应后，称得烧杯内剩余物质的总质量为 69.04 g，求双氧水的质量分数。

(2) 在农业生产中，常需要用质量分数为 0.16 的氯化钠溶液选种。现要配制 15 kg 这种溶液，需要氯化钠和水的质量各多少？

2. 体积分数

体积分数是指溶液中溶质 B 的体积 V_B 除以溶液的体积 V。用符号 φ_B 或 $\varphi(B)$ 表示，计算公式为：

$$\varphi_B = \frac{V_B}{V}$$

体积分数无单位，其值可以是小数也可以是百分数。如消毒用的酒精溶液的体积分数为 0.75 或 75%。当量值很小时也可以像 1.2 mL/m^3 这样表示。

【例 2】 欲配制 250 mL 体积分数为 0.30 的甘油溶液，需要纯甘油多少毫升？

解：根据 $\varphi_B = \dfrac{V_B}{V}$ 得

$$V_{甘油} = \varphi_{甘油} \times V = 0.30 \times 250 \text{ mL} = 75 \text{ mL}$$

答：需纯甘油 75 mL。

课堂活动

在临床医学中常用 $\varphi_B=0.75$ 的酒精溶液消毒杀菌。王医师用 $\varphi_B=0.95$ 的酒精溶液和用 $\varphi_B=0.50$ 的酒精溶液配制成 $\varphi_B=0.75$ 的消毒酒精。若配制这种消毒酒精 1000 mL，需要这两种酒精多少 mL？

3. 质量浓度

质量浓度是指溶液中溶质 B 的质量 m_B 除以溶液的体积 V。用符号 ρ_B 或 $\rho(B)$ 表示，计算公式为：

$$\rho_B = \frac{m_B}{V}$$

质量浓度的国际单位(SI)为 kg/m^3。化学和医学上质量浓度的常用单位为 g/L、mg/L、μg/L 等。$1 \text{ g/L} = 10^3 \text{ mg/L} = 10^6 \text{ } \mu\text{g/L}$。

课堂活动

你能说出质量浓度 ρ_B 和密度 ρ 的联系与区别吗？

【例3】 按照《中华人世共和国药典》规定，注射用生理盐水的规格是 0.5 L 生理盐水中含 NaCl 4.5 g，问生理盐水的质量浓度是多少？

解：根据

$$\rho(B) = \frac{m(B)}{V}$$

得

$$\rho(NaCl) = \frac{4.5 \text{ g}}{0.5 \text{ L}} = 9 \text{ g/L}$$

答：生理盐水的质量浓度是 9 g/L。

课堂活动

输液用葡萄糖溶液的浓度为 $\rho_B=50$ g/L，配制此溶液 500 mL，需要葡萄糖多少克？在治疗低钾血症时 500 mL 的葡萄糖注射液里加入了 $\rho_B=100$ g/L 的氯化钾注射液 15 mL，问此时氯化钾溶液的质量浓度是多少？

4. 物质的量浓度

物质的量浓度涉及一个新的知识点——物质的量。物质的量是把宏观物质与组成物质的微观粒子(原子、分子和离子等)联系起来的物理量。

(1) 物质的量及其单位

物质的量是国际单位制中 7 个基本物理量之一，物质的量的符号为 n，1971 年第 14 届国际计量大会决议通过了摩尔作为物质的量的单位，符号为 mol。摩尔是 7 个基本单位之一。物质的量是度量物质中含有的微观粒子(简称为微粒)数目的集体，微粒为原子、分子、离子等。使用物质的量时要说明粒子的类别，粒子的类别通常用化学式标在括号内或以右下角标的形式在物质的量符号中予以注明。如水的物质的量写成 n_{H_2O} 或 $n(H_2O)$，它表示水是水分子这种微观粒子的集体。$n_{H_2O}=1$ mol，表示水的物质的量为 1 摩尔。那么 1 mol 水中究竟有多少个水分子呢？

国际纯粹和应用化学联合会规定 1 mol 任何物质所含有的粒子数与 0.012 kg ^{12}C 的原子数目相等。研究发现，0.012 kg ^{12}C 中含有 $6.02×10^{23}$ 个碳原子，这个数值称为阿伏伽德罗常数，用符号 N_A 表示，即 1 mol 任何物质都含阿伏伽德罗常数个微粒。例如：1 mol C 含有 $6.02×10^{23}$ 个碳原子，1 mol H_2O 含有 $6.02×10^{23}$ 个水分子，1 mol H^+ 含有 $6.02×10^{23}$ 个氢离子。

用符号 N 表示物质中所含有的粒子数，则物质的量 n_B 和粒子数 N 及阿伏伽德罗常数 N_A 三者之间的关系为：

$$n_B=\frac{N}{N_A} \quad 或 \quad N=n_B N_A$$

课堂活动

① $1.204×10^{24}$ 个氢分子的物质的量是多少摩尔？

② 2.5 mol 水含有多少个水分子？

知识链接

国际单位制是 1960 年第 11 届国际计量大会通过的一种单位制，是世界上最先进、科学和实用的单位制。其国际代号 SI 取自法文 Le Systeme International d unites 中的前两字的字头。国际单位制由 7 个基本单位、2 个辅助单位和 19 个具有专门名称的导出单位所组成。所有单位都各有一个主单位，利用 10 进倍数和分数的 16 个词头组成 SI 单位的 10 进倍数单位和分数单位。7 个基本单位分别是长度单位米(m)、质量单位千克(kg)、时间单位秒(s)、电流强度单位安培(A)、热力学温度单位开尔文(K)、物质的量单位摩尔(mol)、发光强度单位坎德拉(cd)。它们彼此独立，并有严格的定义。

国际单位制体现单位的一贯性，即在国际单位制中所有的导出单位，当按一定的定义方程式从基本单位或辅助单位导出时，它们的系数都是 1，而且所有的 SI 单位在运算过程中的系数也都是 1，从而使运算简化。国际单位制把科研、生产、文教、贸易及人民生活各个方面所应用的计量单位统一在一个单位制中，有利于促进国际上科学技术、文化教育与经济的交流。同时还有简明、实用的突出优点，因而被许多国家所采用。中国制订有以国际单位制为基础的法定计算单位。

(2) 物质的量与质量之间的关系

物质的量反映的是物质中所含有的粒子数；质量是可以称量，使用很方便的物理量。联系两者之间的桥梁——摩尔质量。摩尔质量就是物质的质量除以物质的量。摩尔质量的符号为 M，计算公式为：

$$M = \frac{m}{n}$$

摩尔质量的 SI 单位是 kg/mol，化学上常用的单位是 g/mol(或 g · mol^{-1})。在表示摩尔质量时，同物质的量的表示类似，要用括号或右下角标的形式指明粒子的类别。如氢原子的摩尔质量写成 M_H 或 $M(H)$，水的摩尔质量写成 M_{H_2O} 或 $M(H_2O)$，氯化钠的摩尔质量写成 M_{NaCl} 或 $M(NaCl)$ 等。

课堂活动

你能根据 6.02×10^{23} 这个数值的来源，知道 1 mol C 的质量是多少吗？并能由此推知 1 mol 其他原子的质量是多少吗？并根据摩尔质量的计算公式推测物质的摩尔质量吗？

科学研究表明，任何物质的摩尔质量，如果以 g/mol 为单位，其数值就等于这种物质的化学式量。因此，只要已知物质的化学式，即可求出它的摩尔质量。如氧的相对原子质量是 16，氧原子的摩尔质量可表示为 $M(O)=16$ g/mol，HCl 的相对分子质量是 36.5，HCl 的摩尔质量可表示为 $M(HCl)=36.5$ g/mol，OH$^-$ 的式量是 17，OH$^-$ 的摩尔质量可表示为 $M(OH^-)=17$ g/mol 等。

通过物质的量 n_B 和摩尔质量 M_B，把肉眼看不见的粒子数 N 与可称量的物质的质量 m_B 联系起来了，它们之间的关系为：

$$\text{物质的质量} \xrightarrow[\times \text{摩尔质量}]{\div \text{摩尔质量}} \text{物质的量} \xrightarrow[\div 6.02 \times 10^{23}]{\times 6.02 \times 10^{23}} \text{微粒数}$$

课堂活动

① 1.5 mol NaOH 的质量是多少？
② 22 g CO_2 的物质的量是多少？含有多少个 CO_2 分子？多少个氧原子？
③ 150 g H_2O 的物质的量是多少？

(3) 物质的量浓度

我们在学习了有关物质的量知识后，学习物质的量浓度就简单了。物质的量浓度是指溶液中溶质 B 的物质的量 n_B 除以溶液的体积 V。用符号 c_B 或 $c(B)$ 表示，计算公式为：

$$c_B = \frac{n_B}{V}$$

物质的量浓度的国际单位(SI)为 mol/m^3。化学和医学上物质的量浓度的常用单位为 mol/L、mmol/L 和 μmol/L 等，$1\ mol/L=10^3\ mmol/L=10^6\ μmol/L$。

在使用物质的量浓度时，与物质的量类似，必须指明粒子的类别。例如，$c(HCl)=0.1\ mol/L$，是指 1 L HCl 溶液中含 0.1 mol HCl。浓度未加说明时，通常指的是物质的量浓度。

物质 B 的物质的量 n_B、质量 m_B、摩尔质量 M_B 之间的关系为：

$$n_B = \frac{m_B}{M_B}$$

【例4】 正常人血清中每 100 mL 含 100 mg 葡萄糖，计算正常人血清中葡萄糖的物质的量浓度(用 mmol/L 表示)。

解：已知 $V=100\ mL=0.1\ L$，$m(葡萄糖)=100\ mg$，$M(葡萄糖)=180\ g/mol=180\ mg/mmol$，根据 $c(B)=\dfrac{n(B)}{V}$ 及 $n(B)=\dfrac{m(B)}{M(B)}$，得

$$c(葡萄糖) = \frac{m(葡萄糖)}{M(葡萄糖)V} = \frac{100\ mg}{180\ mg/mmol \times 0.1\ L} = 5.56\ mmol/L$$

答：正常人血液中葡萄糖的浓度为 5.56 mmol/L。

课堂活动

正常人每 100 mL 血清中含 10.0 mg Ca^{2+}、100.0 mg 葡萄糖($C_6H_{12}O_6$)、165.2 mg HCO_3^-，计算正常人血清中 Ca^{2+}、葡萄糖、HCO_3^- 的物质的量浓度。

知识链接

临床医学中溶液浓度的表示：世界卫生组织(WHO)提议，在注射液或输液的标签上要同时注明溶液的质量浓度和物质的量浓度。如 $\rho_{NaCl}=9\ g/L$，$c_{NaCl}=0.15\ mol/L$；$\rho_{葡萄糖}=50\ g/L$，$c_{葡萄糖}=0.278\ mol/L$。世界卫生组织规定，凡是相对分子质量已知的物质在人体内的含量，都应当用物质的量浓度表示。如正常人血液中，葡萄糖的浓度应表示为 $c(C_6H_{12}O_6)=3.9\sim6.1\ mmol/L$，正常人血清中 Fe^{3+} 的浓度应表示为 $c(Fe^{3+})=11\sim27\ μmol/L$。

4.2.2 浓度的换算

浓度的换算是把一种浓度换算成另一种浓度。根据溶质的状态及实际工作的需要，可选择不同的方法来表示同一种溶液的组成，在具体工作中常常涉及浓度的互换问题，常见的浓度换算有两种类型。

(1) c_B 与 ρ_B 之间的换算

关系式推导：根据 $c_B = \dfrac{n_B}{V}$，$\rho_B = \dfrac{m_B}{V}$，则

$$\rho_B = \frac{m_B}{V} = \frac{n_B M_B}{V} = \frac{n_B}{V} M_B = c_B M_B$$

得到

$$\rho_B = c_B M_B$$

或

$$c_B = \frac{\rho_B}{M_B}$$

【例5】 已知生理盐水 NaCl 的质量浓度为 9 g/L，求生理盐水的物质的量浓度是多少？

解：已知 M_{NaCl}=58.44 g/mol，ρ_{NaCl}=9 g/L 得：

$$c_{NaCl} = \frac{\rho_{NaCl}}{M_{NaCl}} = \frac{9 \text{ g/L}}{58.44 \text{ g/mol}} = 0.154 \text{ mol/L}$$

答：生理盐水的物质的量浓度为 0.154 mol/L。

课堂活动

① 计算 50 g/L 葡萄糖溶液的物质的量浓度。

② 治疗胃酸缺乏症可服用 90 g/L HCl 溶液，问此盐酸溶液的物质的量浓度是多少？

(2) c_B 与 w_B 之间的换算

关系式推导：已知 $m_B = n_B M_B$，$\rho = \dfrac{m}{V}$

$$w_B = \frac{m_B}{m} = \frac{n_B M_B}{\rho V} = \frac{n_B M_B}{V \rho} = \frac{c_B M_B}{\rho}$$

即

$$w_B = \frac{c_B M_B}{\rho}$$

或

$$c_B = \frac{w_B \rho}{M_B}$$

【例6】 w_B=0.074 的 NaOH 溶液的密度 ρ=1.08 kg/L，求该溶液的物质的量浓度是多少？

解：已知 w_{NaOH}=0.074，ρ=1.08 kg/L =1.08×10³ g/L，M_{NaOH}=40 g/mol，根据 $c_B = \dfrac{w_B \times \rho}{M_B}$

得

$$c_{NaOH} = \frac{0.074 \times 1.08 \times 10^3 \text{ g/L}}{40 \text{ g/mol}}$$

$$= 2 \text{ mol/L}$$

答：NaOH 溶液的物质的量浓度为 2 mol/L。

課堂活动

独立应用密度 ρ 时，它的单位可以是 g/L、g/mL 或 kg/L 等，在 $c_B = \dfrac{w_B\rho}{M_B}$ 的计算公式中，ρ 的单位必须用 g/L，你知道这是为什么吗？你能求出 $w_B=0.98$，密度 ρ 为 1.834 kg/L 的浓硫酸溶液的物质的量浓度是多少吗？

4.2.3　溶液的配制和稀释

1. 溶液的配制

溶液的配制是把固体试剂、液体试剂或浓溶液按照一定的步骤与要求配制成一定浓度与一定体积溶液的过程。溶液的配制一般有两种方法，一是一般溶液的配制，二是标准滴定溶液的配制。一般溶液是指非标准滴定溶液，配制一般溶液精度要求不高，试剂的质量由托盘天平称量，体积用量筒量取即可。无机化学与有机化学实验中的常用试剂大都属于这类溶液，临床医学中常用的各类消毒杀菌剂也基本上属于这类溶液。标准滴定溶液是指准确浓度的溶液，由于要求浓度准确，配制方法、使用仪器、量具和试剂方面都有严格的要求。分析化学中的滴定分析常常需要使用这类试剂。我们主要讨论一般溶液的配制。溶液的配制一般有下面几个步骤：

(1) 计算。根据溶液的浓度与体积，计算配制溶液所需固体溶质的质量或液体试剂或浓溶液的体积。

(2) 称量。用托盘天平称量固体试剂的质量或用量筒量取液体试剂的体积。

(3) 溶解。在烧杯中溶解或稀释溶质，恢复至室温(如不能完全溶解可适当加热)。

(4) 转移。将烧杯内冷却后的溶液沿玻璃棒小心转入一定体积的量筒或量杯中(玻璃棒下端应靠在量筒或量杯刻度线以下)。

(5) 洗涤。用蒸馏水洗涤烧杯和玻璃棒 2～3 次，并将洗涤液转入容器中，振荡，使溶液混合均匀。

(6) 定容。向量筒或量杯中加水至刻度线以下 1～2 cm 处时，改用胶头滴管加水，使溶液凹面恰好与刻度线相切。

(7) 摇匀。用洁净玻璃棒搅拌，使溶液混合均匀。

最后将配制好的溶液倒入洁净试剂瓶中，贴好标签。

质量分数溶液的配制：由固体试剂配制质量分数溶液的配制方法和步骤是先算出配制一定质量溶液所需要的固体试剂的质量，然后，用台秤称取所需固体物质的质量，放在烧杯中，再用量筒量取所需的蒸馏水注入烧杯中，搅拌，使固体完全溶解，即得所需溶液，然后将溶液倒入试剂瓶中，贴上标签，备用。例如，配制 200 g $w_B=0.1$ 的 NaCl 溶液就是将 20 g 干燥的 NaCl 和 180 g 水混合均匀即可。

課堂活動

浓硫酸配制稀硫酸时，应注意一些什么问题？

2. 溶液的稀释

在溶液中加入溶剂或在浓溶液中加入稀溶液，使溶液的体积增大而浓度变小的过程，称为溶液的稀释。

(1) 溶液中加入溶剂的稀释

稀释前后，溶质的量不变，即稀释前溶质的量 = 稀释后溶质的量。根据溶液浓度的表示方法不同，可得稀释公式为：

$$c_{B1}V_1 = c_{B2}V_2$$

$$\rho_{B1}V_1 = \rho_{B2}V_2$$

$$\varphi_{B1}V_1 = \varphi_{B2}V_2$$

$$w_{B1}m_1 = w_{B2}m_2$$

上式中"1"表示稀释前的浓溶液，"2"表示稀释后的稀溶液。应用以上公式时，要注意稀释前后溶液的浓度必须一致，浓度的单位必须一致，体积或质量的单位必须一致。

【例7】 要配制 1900 mL φ_B=0.75 的消毒酒精，需要多少毫升 φ_B=0.95 的酒精？

解：根据稀释公式 $\varphi_{B1}V_1 = \varphi_{B2}V_2$ 得：

$$V_1 = \frac{0.75 \times 1900 \text{ mL}}{0.95} = 1500 \text{ mL}$$

答：需要 φ_B=0.95 的酒精 1500 mL。

(2) 浓溶液中加入稀溶液的稀释

混合前后，溶质的量不变，即混合前，稀溶液中溶质的量+混合前浓溶液中溶质的量=混合后溶液中溶质的量。根据溶液浓度的表示方法不同，可得稀释公式为：

$$c_{B1}V_1 + c_{B2}V_2 = c_B V$$

$$\rho_{B1}V_1 + \rho_{B2}V_2 = \rho_B V$$

$$\varphi_{B1}V_1 + \varphi_{B1}V_1 = \varphi_B V$$

$$w_{B1}m_1 + w_{B2}m_2 = w_B m$$

上式中"1"表示混合前的浓溶液，"2"表示混合前的稀溶液，等式右边表示混合后溶液的浓度与体积或溶液的质量，$V = V_1 + V_2$，$m = m_1 + m_2$。

【例8】 要配制 ρ_B=80 g/L 的葡萄糖溶液 1000 mL，需要 ρ_B=50 g/L 的葡萄糖溶液和 ρ_B=100 g/L 的葡萄糖溶液各多少毫升？

解：设需要 ρ_B=50 g/L 的葡萄糖溶液 V_1 毫升，根据稀释公式 $\rho_{B1}V_1 + \rho_{B2}V_2 = \rho_B V$ 得：

$$50V_1 + 100 \times (1000 - V_1) = 80 \times 1000$$

解得 $\qquad$ V_1=400 mL

ρ_B=100 g/L 的葡萄糖溶液的体积

$$V_2=(1000-400) \text{ mL}=600 \text{ mL}$$

答：需要 ρ_B=50 g/L 的葡萄糖溶液 400 mL，ρ_B=100 g/L 的葡萄糖溶液 600 mL。

课堂活动

① 给高烧病人擦浴用的酒精一般是 φ_B=0.50 的酒精溶液，配制此溶液 50 mL，需要 φ_B=0.75 的酒精溶液和 φ_B=0.10 的酒精溶液各多少毫升？

② 配制 360 mL $\dfrac{1}{6}$ mol/L 的乳酸钠溶液，需要 112 g/L 的乳酸钠(20 mL/支)多少支？

本节综合习题

1. 名词解释

(1) 溶液的浓度

(2) 质量分数、体积分数、质量浓度和物质的量浓度

2. 填空题

(1) 医学上溶液浓度常用的表示方法有_____、_____、_____和_____。计算公式分别为_____、_____、_____和_____。

(2) 用物质的量浓度表示时，稀释公式为_____。

(3) 用质量浓度表示时，稀释公式为_____。

(4) 用质量分数表示时，稀释公式为_____。

(5) 用体积分数表示时，稀释公式为_____。

(6) 物质的量浓度与质量浓度之间的换算关系为_____。

(7) 物质的量浓度与质量分数之间的换算关系为_____。

3. 计算题

(1) 临床上使用乳酸钠($NaC_3H_5O_3$)注射液来纠正酸中毒，它的规格是每支 20 mL 注射液中含有乳酸钠 2.24 g，问乳酸钠的浓度是多少？

(2) 有 φ_B=0.95 酒精溶液 750 mL，能配制消毒酒精多少毫升？

(3) 临床上使用的氯化钾注射液(ρ_B=100 g/L)，其物质的量浓度为多少？

(4) 临床消毒用的高锰酸钾溶液浓度为 ρ_B=0.2 g/L，计算配制 1500 mL 消毒用高锰酸钾溶液，需要高锰酸钾多少克？

4. 选择题

(1) 生理盐水是指 NaCl 溶液的浓度为(　　)。

　　A. 9 g/L　　　　　　B. 0.9 g/L　　　　　　C. 9 mol/L　　　　　　D. 0.9 mol/L

(2) 0.75 的酒精称为消毒酒精，指的酒精浓度是(　　)。

　　A. c_B　　　　　　B. ρ_B　　　　　　C. w_B　　　　　　D. φ_B

(3) 物质的量符号是(　　)。

　　A. n　　　　　　B. m　　　　　　C. N　　　　　　D. M

(4) 下列说法正确的是(　　)。

　　A. 摩尔是表示物质的量的单位　　　　　　B. 摩尔是表示质量的单位

　　C. 摩尔是表示物质数量的单位　　　　　　D. 摩尔是表示体积的单位

(5) 1 mol 任何物质中含有的粒子数是(　　)。

　　A. 6.02×10^{22}　　　　B. 6.02×10^{23}　　　　C. 6.02×10^{24}　　　　D. 6.02×10^{25}

(6) 摩尔质量的符号是(　　)。

　　A. n　　　　　　B. m　　　　　　C. N　　　　　　D. M

(7) 摩尔质量的单位是(　　)。

　　A. mol　　　　　　B. g　　　　　　C. mol/g　　　　　　D. g/mol

(8) 物质的量 n_B、摩尔质量 M_B 与质量 m_B 之间的换算关系是(　　)。

　　A. $n_B = \dfrac{m_B}{M_B}$　　　B. $n_B = m_B \times M_B$　　　C. $n_B = m_B = M_B$　　　D. $n_B = M_B / m_B$

(9) 物质的量浓度单位是(　　)。

　　A. g/L　　　　　　　　　　　　　　B. mol/L

　　C. g/mol　　　　　　　　　　　　　D. 物质的量浓度没有单位

(10) 浓溶液稀释成稀溶液时保持不变的是(　　)。

　　A. 溶剂的量　　　B. 溶质的量　　　C. 溶液的量　　　D. 溶液的浓度

(11) 正常人血液中葡萄糖含量为 3.9～6.1 mmol/L，它表示的葡萄糖浓度是(　　)。

　　A. c_B　　　　　　B. ρ_B　　　　　　C. φ_B　　　　　　D. w_B

(12) 物质的量浓度 c_B 与质量浓度 ρ_B 之间的换算关系是(　　)。

　　A. $c_B = \rho_B \times M_B$　　　B. $c_B = M_B / \rho_B$　　　C. $c_B = \dfrac{\rho_B}{M_B}$　　　D. $c_B = \rho_B$

4.3　溶液的渗透压

　　在自然界中普遍存在渗透作用。如在人体内，渗透作用对维持人体的正常生理功能、正常的物质代谢，稳定体液浓度有着十分重要的意义。

4.3.1 渗透现象和渗透压

把一杯清水沿着烧杯内壁缓慢地加到浓蔗糖溶液上面，这时我们喝到的水没有甜味，若过一会儿再喝，就有甜味，最后得到浓度均匀的蔗糖溶液，这种现象是由于溶剂分子和溶质粒子相互扩散的结果。因为水分子能够从上层渗入下层，蔗糖分子也可以由下层涌入上层，直到蔗糖溶液的浓度均匀。一种物质的粒子自发地分布于另一种物质中的现象称为扩散。当两种浓度不同的溶液相互接触时，也会发生扩散现象，最后形成浓度均匀的溶液。

如果用半透膜将蔗糖溶液和水隔开，并使半透膜两侧的液面高度一致，如图 4-1(a)所示。静置一段时间观察，看到纯水的液面会慢慢下降，蔗糖的液面会慢慢上升，如图 4-1(b)所示。这种现象说明水分子通过半透膜进入到了蔗糖溶液中，从而使蔗糖溶液的体积增大。溶剂透过半透膜进入溶液的自发过程称为渗透现象。不同浓度的两种溶液被半透膜隔开时也有渗透现象发生。

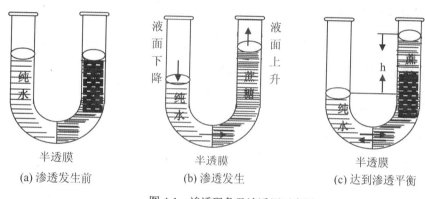

| (a) 渗透发生前 | (b) 渗透发生 | (c) 达到渗透平衡 |

图 4-1　渗透现象及渗透压示意图

半透膜是只允许溶剂分子，如水分子自由透过，而溶质粒子难以透过的薄膜。常见的半透膜有动物的膀胱膜、动植物细胞膜、毛细血管壁、鸡蛋衣、肠衣、火棉胶膜、玻璃纸等。上述渗透现象产生的原因是蔗糖分子不能透过半透膜，而水分子却可以自由通过半透膜。由于膜两侧单位体积内水分子数目不相等，水分子在单位时间内从纯水(或稀溶液)进入蔗糖溶液的数目，要比蔗糖溶液中水分子在同一时间内进入纯水(或稀溶液)的数目多，因而产生了渗透现象。渗透现象的产生必须具备两个条件，一是有半透膜存在，二是半透膜两侧必须是两种不同浓度的溶液。

渗透现象的方向总是溶剂到溶液或稀溶液到浓溶液。

继续观察渗透现象，发现当液面上升到一定高度时，液面就会停止上升，如图 4-1(c)所示，说明渗透现象不会无止境地发生，即单位时间内半透膜两侧进出的水分子数一样多，体系建立渗透平衡。这种恰能阻止渗透现象继续发生而达到动态平衡的压力，称为溶液的渗透压。换言之，当用半透膜将溶液和溶剂隔开时，为阻止渗透发生而在溶液一侧液面上施加的额外压力，称为该溶液的渗透压。

课堂活动

人在淡水中游泳，眼睛会感觉胀痛；人在海水中游泳，眼睛会感觉干涩；淡水中的生物与海水中的生物不能互换生存环境，你能解释这是为什么吗？

知识链接

半透膜在医学上的应用：临床上用聚甲基丙烯酸酯薄膜做半透膜。利用渗析和超过滤(在减压或加压下，使胶粒分散介质、低分子杂质分开的方法)原理，制成了人工肾，能帮助肾功能衰竭的患者清除血液中的毒素，使血液净化。例如，对尿毒症患者进行的"血透"疗法，就是将患者的血液引出体外，使血液和透析液在透析器(人工肾)内半透膜两侧接触，通过透析使血液中代谢的废物透过半透膜进入透析液中，同时也可从透析液中吸收所需的营养物，达到清除有害物质的作用。如果将透析液一侧的负压升高，进行超滤，还可达到排除体内过多水分的目的。

4.3.2　渗透压与温度、浓度的关系

荷兰化学家范特荷甫通过实验发现，稀溶液渗透压的大小与单位体积溶液中所含溶质的粒子数(分子数或离子数)及热力学温度成正比，而与粒子的性质和大小无关。这个规律称为范特荷甫定律或渗透压定律，其数学表达式为：

$$\pi = ic_B RT$$

式中：π 为渗透压，单位为 kPa；c_B 为溶质 B 的物质的量浓度，单位为 mol/L；R 为气体常数，$R = 8.31$ kPa·L/(mol·K)；T 为热力学温度，单位为 K，$T = 273 + t\ ℃$；i 为校正系数，非电解质溶液 $i = 1$，如葡萄糖溶液、蔗糖溶液、酒精溶液等，强电解质溶液，i 是指一个电解质分子在溶液中电离出的离子数目，如电解质 NaCl 的 $i = 2$，Na_2SO_4 的 $i = 3$ 等。

课堂活动

在温度一定时，浓度相同的 0.1 mol/L 的葡萄糖溶液、0.1 mol/L NaCl 溶液、0.1 mol/L Na_2SO_4 溶液、0.1 mol/L Na_3PO_4 溶液的渗透压大小一样吗？为什么？

4.3.3　渗透压在医学上的意义

1. 等渗、低渗、高渗溶液

化学上规定，在相同温度下，渗透压相等的溶液称为等渗溶液。对于渗透压不相等的溶液，相对而言，渗透压高的称为高渗溶液，渗透压低的称为低渗溶液。

在医学上把溶液中产生渗透作用的各种溶质粒子，称为渗透活性物质。而渗透活性物

质的物质的量浓度，称为渗透浓度，常用单位为 mmol/L，也可用毫渗量/升，符号为 mOsmol/L，1 mmol/L≈1 mOsmol/L，渗透浓度的计算公式为 $c_渗=ic_B\times10^3$。在温度一定时，渗透压与渗透浓度成正比，在医学上往往用渗透浓度来表示溶液渗透压的大小。

在医疗实践中，溶液的等渗、低渗或高渗是以血浆总渗透压为标准。临床上规定血浆渗透浓度的正常范围为 280～320 mmol/L，对应的血浆渗透压的正常范围为 720～800 kPa。凡是渗透浓度在 280～320 mmol/L 范围之间(或接近此范围)的溶液称为等渗溶液；凡是渗透浓度低于 280 mmol/L 的溶液称为低渗溶液；凡是渗透浓度高于 320 mmol/L 的溶液称为高渗溶液。临床上常用的等渗溶液有 0.154 mol/L(9 g/L)NaCl 溶液(生理盐水)、0.278 mol/L(50 g/L)葡萄糖注射液、0.149 mol/L(12.5 g/L)NaHCO$_3$ 溶液、$\frac{1}{6}$ mol/L 乳酸钠(18.7 g/L NaC$_3$H$_5$O$_3$)溶液。

课堂活动

你能计算出 9 g/L NaCl 溶液(生理盐水)和 50 g/L 葡萄糖溶液的渗透浓度是多少吗？

知识链接

正常人血浆的渗透浓度：血浆中含有多种成分，每种成分的含量不同，正常人血浆中的各种成分及浓度见表4-2。

表4-2　正常人血浆中的各种成分及浓度

阳离子	Na$^+$	K$^+$	Ca$^+$	Mg^{2+}
渗透浓度/(mmol/L)	142	5	2.5	1.5
阴离子	Cl$^-$	HCO$_3^-$	HPO$_4^{2-}$	SO$_4^{2-}$
渗透浓度/(mmol/L)	103	27	1	0.5
有机酸				
渗透浓度/(mmol/L)	6			
蛋白质				
渗透浓度/(mmol/L)	2			
渗透总浓度/(mmol/L)	290.5			

考虑到地区、性别和个体的差异，临床上规定血浆渗透浓度的正常范围为 280～320 mmol/L。

2. 渗透压在医学上的应用

输液是临床治疗中最常用的方法之一。输液必须遵循一个根本原则，即不因输入液体而影响血浆渗透压，所以大量输液时应使用等渗溶液。由于红细胞膜是半透膜，细胞内液和细胞外液是等渗的。若输入低渗溶液，细胞外液浓度下降，细胞外液中的水分子向细胞内渗透，导致红细胞膨胀，甚至破裂出现溶血现象；若输入高渗溶液，细胞外液浓度增大，细胞内的水分子向细胞外液渗透，导致红细胞皱缩，出现浆膜分离现象；若输入等渗溶液，细胞外液与细胞内液红细胞保持渗透平衡，红细胞维持原状。红细胞在不同渗透浓度的溶液中的形态，如图 4-2 所示。只有输入等渗溶液才能维持红细胞正常的生理功能。所以在临床上，需要给病人大量输液时，一定要输入等渗溶液。为了治疗的需要，有时也使用高渗溶液。如 100 g/L 的葡萄糖，但要严格控制滴入速度和每次用量，以便使溶液在体内被体液稀释，不致造成危险。此外，给病人清洗伤口时，也必须使用生理盐水等等渗溶液，若用高渗或纯水则导致伤口疼痛；配制眼药水也必须与眼黏膜细胞的渗透压相同，否则会刺激眼睛引起疼痛。

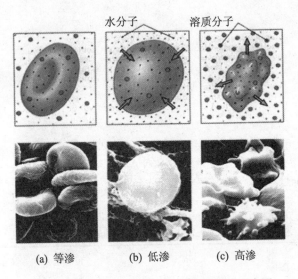

图 4-2 不同浓度 NaCl 溶液对红细胞影响示意图

3. 晶体渗透压和胶体渗透压

血浆中含有低分子的晶体物质(如氯化钠、葡萄糖和碳酸氢钠等)和高分子的胶体物质(如蛋白质)。血浆中的渗透压是这两类物质所产生渗透压的总和。其中由低分子晶体物质产生的渗透压称为晶体渗透压，由高分子胶体物质产生的渗透压称为胶体渗透压。

血浆中低分子晶体物质的含量约为 0.7%，高分子胶体物质的含量约为 7%。虽然高分子胶体物质的百分含量高，相对分子质量却很大，因此，粒子数很少；低分子晶体物质在血浆中含量虽然很低，但由于相对分子质量很小，多数又可电离成离子，因此，粒子数较多，所以，血浆总渗透压绝大部分是由低分子的晶体物质产生的。在 37℃时,血浆总渗透压约为 769.9 kPa，其中胶体渗透压仅为 2.9～4.0 kPa。

人体内半透膜的通透性不同，晶体渗透压和胶体渗透压在维持体内水盐平衡功能上也不相同。胶体渗透压虽然很小，但在体内起着重要的调节作用。

细胞膜是体内的一种半透膜，它将细胞内液和细胞外液隔开，并只让水分子自由透过膜内外，而 K^+、Na^+等离子则不易自由通过。因此，水在细胞内外的流通，就要受到盐所产生的晶体渗透压的影响。晶体渗透压对维持细胞内外水分的相对平衡起着重要作用。临床上常用晶体物质的溶液来纠正某些疾病所引起的水盐失调。例如，人体由于某种原因而缺水时，细胞外液中盐的浓度将相对升高，晶体渗透压增大，于是使细胞内液的水分通过细胞膜向细胞外液渗透，造成细胞内液失水。如果大量饮水或者输入过多的葡萄糖溶液，则使细胞外液盐浓度降低，晶体渗透压减小，细胞外液中的水分向细胞内液中渗透，严重时可产生水中毒。高温作业之所以饮用盐汽水，就是为了保持细胞外液晶体渗透压的恒定。

毛细血管壁也是体内的一种半透膜，它与细胞膜不同，它间隔着血浆和组织间液，可以让低分子，如水、葡萄糖、尿素、氨基酸及各种离子自由透过，而不允许高分子蛋白质通过。所以，晶体渗透压对维持血液与组织间液之间的水盐平衡不起作用。如果由于某种原因造成血浆中蛋白质减少，血浆的胶体渗透压就会降低，血浆中的水就通过毛细血管壁进入组织间液，致使血容量降低而组织液增多，这是形成水肿的原因之一。临床上对大面积烧伤，或者由于失血而造成血容量降低的患者进行补液时，除补以生理盐水外，同时还需要输入血浆或右旋糖酐等代血浆，以恢复血浆的胶体渗透压和增加血容量。

课堂活动

① 将等体积的生理盐水和 50 g/L 葡萄糖溶液混合，通过计算说明此混合液是等渗溶液，还是高渗或低渗溶液？

② 临床上常用的人工肾透析液为每 10 000 mL 中含葡萄糖 0.11 mol、NaCl 0.95 mol、NaAc(醋酸钠)0.35 mol、 KCl 0.01 mol、$MgCl_2$ 0.01 mol、$CaCl_2$ 1.7 g，问此透析液是等渗、低渗还是高渗溶液？

本节综合习题

1. 名词解释

(1) 半透膜

(2) 渗透现象

(3) 渗透压

(4) 等渗、低渗和高渗溶液

2. 填空题

(1) 产生渗透现象的条件一是要有_____存在，二是_____。

(2) 临床上规定血浆渗透压的正常范围为_____，血浆渗透浓度的正常范围为_____。

(3) 在临床医学上，_____称为等渗溶液，_____称为低渗溶液，_____称为高渗溶液。

(4) 将红细胞置于高渗溶液中，红细胞将出现_____，若红细胞在低渗溶液中则将出现_____。

3. 选择题

(1) 对渗透压大小没有影响的是(　　)。

　　A. 溶质的性质和大小　B. 温度　　　　C. 浓度　　　　　D. 无法确定

(2) 临床上大量输液时应输入(　　)。

　　A. 等渗溶液　　　　　B. 高渗溶液　　　C. 低渗溶液　　　D. 任意浓度溶液

(3) 与血浆相比属于等渗溶液的是(　　)。

　　A. 0.9 g/L NaCl　　　　　　　　　　　B. 9 g/L NaCl

　　C. 5 g/L 葡萄糖溶液　　　　　　　　　D. 50 mol/L 葡萄糖

(4) 下列各组溶液是等渗溶液的为(　　)。

　　A. 0.1 mol/L NaCl 与 0.1 mol/L $CaCl_2$

　　B. 50 g/L 葡萄糖溶液与 50 g/L 的 NaCl

　　C. 50 g/L 葡萄糖溶液与 50 g/L 蔗糖溶液

　　D. 0.15 mol/L NaCl、0.1 mol/L $CaCl_2$

(5) 下列溶液中间用半透膜隔开，会产生渗透现象的是(　　)。

　　A. 0.1 mol/L NaCl 与 0.1 mol/L KCl

　　B. 0.1 mol/L NaCl 与 0.1mol/L $CaCl_2$

　　C. 0.1 mol/L 蔗糖 与 0.1 mol/L 葡萄糖

　　D. 0.2 mol/L 葡萄糖 与 0.1 mol/L NaCl

(6) 血浆渗透浓度的正常范围为(　　)。

　　A. 280～320 mol/L　　　　　　　　　B. 280～320 mmol/L

　　C. 280～320 g/L　　　　　　　　　　D. 280～320 mg/L

4.4　胶 体 溶 液

胶体溶液的种类很多，根据分散剂的不同分为 3 类，即液溶胶(简称溶胶)、气溶胶、固溶胶。分散剂为液体的称为液溶胶，如硅酸溶胶、氢氧化铁溶胶、硫化砷溶胶等；分散剂为气体的是气溶胶，如空气、烟、雾等；分散剂为固体的是固溶胶，如有色玻璃、合金等。其中溶胶是最常见的典型代表。

胶体溶液从外观上看与真溶液没有什么区别，但由于胶体溶液中的胶粒(胶体溶液中的分散相又称胶粒)比真溶液的颗粒大得多，所以胶体溶液具有其特殊性质。

4.4.1 胶体溶液的性质

1. 丁达尔现象

在暗室中用一束光照射溶胶，从与入射光线垂直方向观察，可见一条明亮的光柱，这种现象是 1869 年由美国物理学家丁达尔发现的，所以称为丁达尔现象，如图 4-3 所示。丁达尔现象的实质是胶粒对光的散射造成的。真溶液中的分散相粒子太小，大部分光可以直接透射过去，无明显散射，故真溶液没有丁达尔现象，用丁达尔现象可以区别真溶液和胶体溶液。在日常生活中也能观察到丁达尔现象，如探照灯照射夜空或太阳光透过窗户上的小孔射入屋里，可以看到一条光亮的"通路"，这是空气中的灰尘(气溶胶)散射光线(也有部分反射)的结果。

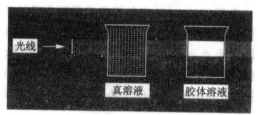

图 4-3 丁达尔现象

2. 布朗运动

在超显微镜下观察胶体溶液，可以看到胶体颗粒不断地做无规则的运动。这一种运动称为布朗运动，如图 4-4 所示。布朗运动是由分散剂的分子无规则地从各个方向撞击分散相的颗粒而引起的。

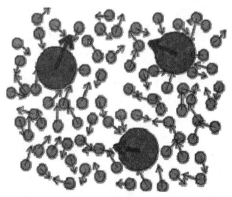

图 4-4 布朗运动示意图

3. 电泳现象

在外电场的使用下，胶体粒子向阳极或阴极定向移动的现象，称为电泳现象。例如，把棕红色的氢氧化铁溶胶置于 U 型管中，从管口插入电极，通以直流电，如图 4-5 所示，可以发现阴极附近溶液颜色逐渐变深，而阳极附近颜色逐渐变浅，这表明氢氧化铁胶体粒子带正电荷，向阴极迁移。

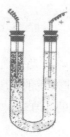

图 4-5　氢氧化铁溶胶电泳现象

为什么胶体粒子会带有电荷呢？这是由于胶粒表面有吸附作用，能选择性地吸附与其组成类似的离子，从而成为带电粒子。如氢氧化铁胶粒优先吸附与它组成类似的 FeO^+，而带正电荷，故在电场作用下向阴极移动。而黄色的硫化砷胶体溶液中，硫化砷胶粒吸附了与其组成类似的 HS^-，在电场作用下向阳极移动，故而阳极附近颜色加深。

一般来说，金属氧化物和金属氢氧化物的胶粒带正电荷，非金属氧化物和金属硫化物的胶粒带负电荷。

4. 吸附作用

气体或溶液里的物质被吸附在固体表面的现象，称为吸附现象。任何固体表面都具有吸附作用。吸附作用和固体表面积有关，表面积越大，吸附能力越强。把固体粉碎，其表面积大大增加，吸附能力也大大加强。

胶体溶液中，胶体粒子较小，总的胶体颗粒表面积很大，故具有强烈的吸附作用。

5. 稳定性和聚沉

胶体粒子具有一定的稳定性，主要原因是胶粒带电和水化膜作用，布朗运动也是胶体稳定的原因之一。由于同种胶粒带同种电荷，彼此排斥，因而胶粒难以互相接近而聚集成较大颗粒沉降下来。另外，吸附在胶粒表面的离子对水分子有吸引力，从而在胶粒表面形成一层水化膜，这种作用称为水化作用。水化膜的存在，阻止了胶粒的相互聚集，使得溶胶有一定的稳定性。

如果消除或减弱溶胶的稳定性因素，胶粒就会相互聚集成较大的颗粒而发生沉积。胶粒由小变大的过程称为聚集。由聚集而沉淀的过程称为聚沉。促使溶胶聚沉的主要方法有：

(1) 加热。加热能加快胶粒运动，使胶粒更易相互碰撞而发生聚沉。

(2) 加入少量电解质。电解质使胶粒发生聚沉的原因，是电解质电离出的阴、阳离子，使溶胶中的离子大大增加，与胶粒带相反电荷的离子就进入吸附层，胶粒原来所带的电荷就会被部分或全部中和，水化膜也随之被破坏，从而使胶粒"裸露"出来，易聚集成大颗粒而发生聚沉。

(3) 加入带相反电荷的溶胶。带相反电荷的溶胶之间可发生电荷中和，溶胶的溶剂化作用也随之消失，使胶粒相互碰撞形成较大的颗粒，受重力影响而聚沉。这种现象又称互沉现象。

此外,加入亲水性较强的有机溶剂也能使胶粒聚沉。这是由于溶胶中加入亲水性较强的有机溶剂(如乙醇),可破坏溶胶表面的溶剂化膜,从而降低溶胶的稳定性,使溶胶发生聚沉。

4.4.2 胶体溶液在医学中的应用

1. 高分子化合物溶液的保护作用

高分子化合物是由几千甚至几万个原子组成的,相对分子质量在 1 万以上的大分子化合物。高分子化合物溶液是指高分子溶解在适当的溶剂中所形成的溶液。高分子化合物溶液属胶体分散系,所以高分子化合物溶液具有胶体溶液的某些性质,如不能透过半透膜,具有丁达尔现象等;但由于其分散相粒子是单个分子,因而又有一些特殊性质,如稳定性较一般溶胶的更大,这是由于高分子化合物具有许多亲水基团(如 $-OH$、$-COOH$、$-NH_2$ 等),当其溶解在水中时,其亲水基团与水分子结合,在高分子化合物表面形成一层很厚的水化膜,使分散质粒子不易靠近,增加了体系的稳定性。黏度要比一般溶胶和真溶液大。液体的一部分流过其他一部分所受到的阻力称为黏度。这是由于高分子化合物常形成线形、枝状或网状结构,这种伸展着的大分子在溶剂中的行动困难,枝状、网状结构牵制溶剂,使部分液体失去流动性,自由液体量减少,故表现为高黏度。在溶胶中加入一定量的高分子化合物溶液,能显著地增强溶胶的稳定性,当受到外部因素的影响时,不易发生聚沉,这种现象称为高分子化合物对溶胶的保护作用,简称保护作用。

高分子化合物溶液的保护作用在人体生理过程中有重要的意义。例如,血液中存在着微溶性的无机盐(如碳酸钙、磷酸钙等),由于血液中的蛋白质高分子化合物对这些盐类起到保护作用,因而它们在血液中能稳定存在,并随着血液的流动运输到各组织被摄取利用。若发生某些疾病使血液中蛋白质含量减少,削弱了这些盐类溶胶的保护作用,微溶性的盐类就有可能沉积在肾、胆囊及其他器官中形成结石。

医用防腐剂胶体银(蛋白银)和一些乳剂等都加有蛋白质或阿拉伯胶、琼脂等可溶性高分子化合物,目的在于利用保护作用,提高这些药物的稳定性。此外,临床检验上利用溶胶的电泳原理来分离血清中的蛋白质,这是研究一些生理和病理现象的方法之一。

2. 凝胶

凝胶是指高分子化合物和某些胶体溶液,在一定条件下,黏度增大到一定程度时,整个体系形成的一种不能流动的弹性固体,又称为冻胶。形成凝胶的过程称为胶凝。各种凝胶在冻态时的性质大致相同,但干燥后就显出很大区别,有些凝胶,如各种蛋白质、动物胶等,经烘干后体积虽然缩小很多,但仍然保持弹性,这种凝胶称为弹性凝胶;另一些凝胶如硅胶烘干后,体积缩小不多,但失去弹性,并易研碎,该种凝胶称为脆性凝胶。

干燥的弹性凝胶能吸收适当的液体而膨胀,这个过程称为膨润。有些弹性凝胶的膨润只能达到一定程度，这种膨润称为有限膨润；而有些凝胶却能无限地吸收溶剂，最后形成溶液，这种膨润称为无限膨润。例如，木材在水中的膨润是有限膨润，而阿拉伯树胶在水中的膨润是无限度的。在生理过程中膨润起着重要的作用，有机体愈年青，膨润能力愈强，随着有机体逐渐衰老，膨润能力也逐渐减弱，老年人的特殊标志——皱纹，就是有机体失去膨润能力的表征，血管硬化也是由于构成血管壁的凝胶失去膨润能力。

凝胶在有机体的组成中占有重要的地位，肌肉、细胞膜、脑髓等都有凝胶。人体中占体重 2/3 的水，基本上都是在凝胶中保存的。

本节综合习题

1. 名词解释

(1) 聚沉

(2) 电泳现象

(3) 高分子化合物

2. 填空题

(1) 促使溶胶聚沉的方法主要有_____、_____、_____。

(2) 在溶胶中加入一定量的_____，能显著地增强_____，当受到外部因素的影响时，不易发生_____，这种现象称为对溶胶的保护作用。

(3) 高分子化合物溶液与溶胶相比，其_____性更强，且_____大。

3. 简答题

(1) 如何区别真溶液与胶体溶液?

(2) 以 $Fe(OH)_3$ 溶胶为例，解释胶体溶液产生电泳现象的原因。

(3) 血液中有微溶性盐，如碳酸钙、磷酸钙等，但它们并不形成沉淀，原因是什么?

4. 选择题

(1) 胶体溶液不具备的性质是(　　)。

    A. 较稳定　　　　　　　　B. 能透过滤纸

    C. 能透过半透膜　　　　　D. 电泳现象

(2) 下列方法不能使溶胶聚沉的是(　　)。

    A. 加热　　　　　　　　　B. 加入少量电解质

    C. 加入带相反电荷的溶胶　D. 加入高分子化合物

(3) 高分子化合物溶液不具备的性质是(　　)。

    A. 稳定　　　　　　　　　B. 黏度大

    C. 能透过滤纸和透过半透膜　D. 对溶胶具有保护作用

(4) 溶胶和高分子化合物溶液都具备的性质是(　　)。

A. 能透过滤纸和透过半透膜　　B. 都具有布朗运动

C. 都很稳定　　D. 黏度都大

本 章 小 结

(1) 由一种或几种物质分散在另一种物质中所形成的体系称为分散系。根据分散相粒子的大小不同，分散系分为分子或离子分散系、胶体分散系和粗分散系。

(2) 溶液浓度的表示方法有质量分数、体积分数、质量浓度和物质的量浓度。公式分别为：

$$c_B = \frac{n_B}{V} , \quad \rho_B = \frac{m_B}{V} , \quad w_B = \frac{m_B}{m} , \quad \varphi_B = \frac{V_B}{V}$$

物质的量的符号为 n，单位为 mol。1 mol 任何物质都含有阿伏伽德罗常数(N_A=6.02×10²³)个粒子。

物质的量 n_B 和粒子数 N 及阿伏伽德罗常数 N_A 三者之间的关系为 $N = n_B N_A$。

摩尔质量的符号为 M，单位是 g/mol。物质的量与质量的关系为 $M = \frac{m}{n}$，c_B 与 ρ_B 之间的换算公式为 $c_B = \frac{\rho_B}{M_B}$，c_B 与 w_B 之间的换算公式为 $c_B = \frac{\omega_B \rho}{M_B}$。

溶液浓度的配制分为一般溶液的配制和标准滴定溶液的配制。溶液在稀释前后溶质的量不变，即 $c_1 V_1 = c_2 V_2$。

(3) 渗透现象是指稀溶液进入浓溶液的现象。恰能阻止渗透现象继续产生的额外压力称为渗透压。渗透压的计算公式为 $\pi = i c_B RT$。血浆渗透浓度正常范围为 280～320 mmol/L。临床上给病人输液时要输等渗溶液。

(4) 溶胶具有丁达尔现象、布朗运动、电泳现象。胶体稳定的原因是胶粒带电、水化膜及布朗运动。使胶体聚沉的方法是加入少量电解质、加入带相反电荷的溶胶以及加热。

第5章 化学反应速率和化学平衡

学习目标

(1) 掌握化学反应速率的表示方法。

(2) 掌握影响化学反应速率的主要因素及影响结果。

(3) 理解可逆反应与化学平衡。

(4) 掌握影响化学平衡移动的因素，会判断移动方向。

(5) 会进行影响化学反应速率和影响化学平衡移动的实验操作。

化学反应是指分子破裂成原子，原子重新排列组合生成新物质的过程。任何一个化学反应都会涉及几个方面的问题，一是反应能否自发地进行，二是反应过程中的热效应，三是有多少反应物能够转化为生成物，四是反应物需要多少时间才能变成生成物。在这里我们将主要讨论后两个问题，即化学反应速率与化学平衡问题。弄清楚这两个问题，使化学反应朝着我们所需要的方向进行。

5.1 化学反应速率

节日的烟花美丽绽放，五彩缤纷，但稍纵即逝；古老的青铜器历经数百乃至数千年，虽然锈迹斑斑，却依然保留着它们的原貌，并有研究价值；几十年前的铁制品，若不加以保护，则可能踪迹全无；尸体在短时间内就会腐烂，木头腐蚀则需要较长时间，等等，这些现象说明化学反应是有快慢之分的。人们常用化学反应速率来衡量化学反应的快慢。

5.1.1 化学反应速率的定义

化学反应速率是定量描述化学反应进行快慢程度的量，用符号 v 表示。

化学反应速率用单位时间内反应物浓度的减少或生成物浓度的增加来表示。其数学表达式为：

$$v = \frac{\Delta c}{\Delta t}$$

式中，c 表示物质的量浓度，$\Delta c = |c_2 - c_1|$；t 表示反应时间，$\Delta t = t_2 - t_1$。浓度的单位常用 mol/L 表示，化学反应速率的常用单位为 $mol/(L \cdot s)$、$mol/(L \cdot min)$ 或 $mol/(L \cdot h)$。

化学反应并非以均匀速率进行。反应速率分为平均速率(一定时间间隔里平均反应速率)

和瞬时速率(给定某时刻的反应速率)。用上述公式计算出来的速率为平均速率，瞬时速率可通过实验测定。例如，在某一反应中，某一反应物的起始浓度为 3 mol/L，经过 6 min 后该反应物的浓度变为 1.2 mol/L，则该反应的速率为 0.3 mol/(L·min)。

课堂活动

在一定条件下氮气能够与氢气作用生成氨气，反应方程式为：

$$N_2 + 3H_2 \rightleftharpoons 2NH_3$$

起始浓度：　　　1.2 mol/L　　　3.6 mol/L　　　0

2 s 后的浓度：　0.8 mol/L　　　2.2 mol/L　　　0.8 mol/L

分别计算氮气、氢气的消耗速率与氨气的生成速率。你能找出反应方程式中各种物质速率之间的关系吗？

5.1.2　影响化学反应速率的因素

不同的化学反应，反应速率不同，有的速率很快，瞬间就能完成；有的速率很慢，需要较长时间甚至很长时间才能完成。造成化学反应速率不同的根本原因是反应物的性质，反应物的性质主要是指分子中的化学键与分子结构，这是内因，人类是不能改变这种因素的。同一化学反应，在不同的条件下，反应速率也有明显的差异。如硫在空气中燃烧比在纯氧中慢，发出的蓝色火焰，前者也比后者弱和暗，这是由于氧气的浓度不同造成的。食品在夏天比在冬天容易变质，这是由于温度的高低不同造成的。这些现象说明化学反应是可以通过改变外界条件来改变化学反应的速率。影响化学反应速率的外界因素主要有浓度、温度、压强、催化剂等，此外，搅拌、光、激光、X 射线、γ 射线、反应物颗粒大小、反应物之间的接触面积、固体物质的表面积和反应物的状态等对化学反应速率也有影响。

1. 浓度对化学反应速率的影响

浓度对化学反应速率的影响很大。如木炭、单质硫在纯氧中燃烧比在空气中燃烧要快得多，就是因为纯氧和空气中氧气浓度相差很大的缘故。又如高锰酸钾与草酸钠在酸性条件下反应的化学方程式为：

$$2KMnO_4 + 5Na_2C_2O_4 + 8H_2SO_4 \rlap{=}{=} 2MnSO_4 + K_2SO_4 + 5Na_2SO_4 + 8H_2O + 10CO_2 \uparrow$$

用不同浓度的草酸钠溶液与高锰酸钾溶液反应时，溶液中高锰酸钾褪色需要的时间不同，草酸钠浓度大的使高锰酸钾褪色所需时间比草酸钠浓度小的使高锰酸钾褪色所需时间短。

许多实验证明，当其他条件不变时，增大反应物的浓度，化学反应速率会加快；减小反应物的浓度，化学反应速率会减慢。

2. 压强对化学反应速率的影响

压强仅对有气体(也称气态)物质参加的化学反应速率有影响。在一定温度下，一定量气体的体积与所受的压强成反比，因此改变压强，就会使气体体积发生变化，从而引起气体物质的浓度发生改变。

增大压强，气体体积缩小，使气体反应物的浓度增大，化学反应速率也就增大；减小压强，气体体积增大，使气体反应物的浓度减小，化学反应速率也就减小。压强对气体体积的影响如图 5-1 所示。

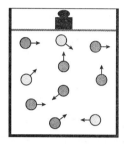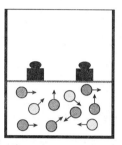

图 5-1　压强对气体体积的影响

因此，压强对化学反应速率的影响本质上与浓度对化学反应速率的影响相同。当其他条件不变时，增大压强，化学反应速率会加快；减小压强，化学反应速率会减慢。压强的改变对固态物质和液态物质体积的影响很小，因此，可认为压强对固态物质和液态物质的化学反应速率没有影响。

 知识链接

物质的状态：物质有 3 种存在状态，即固态、液体和气态，也称为固体、液体和气体。固态、液体和气态可以分别用符号 s、l 和 g 表示。如固态 $C(s)$、液态 $H_2O(l)$、气态 $H_2(g)$ 等。

3. 温度对化学反应速率的影响

将食物在室温下放置，容易变质，但在冰箱中放置，可保存较长时间。许多化学反应都是在加热情况下发生的。例如，煤在空气中甚至在纯氧气中都不能燃烧，只有加热到一定温度时才能燃烧。用高锰酸钾制氧气时，在常温下几乎没有氧气产生，但在加热条件下，产生氧气的速率特别明显地加快。这些现象都说明温度对化学反应速率的影响特别显著。

如硫代硫酸钠与硫酸反应的化学方程式为：

$$Na_2S_2O_3 + H_2SO_4 = Na_2SO_4 + SO_2\uparrow + S\downarrow + H_2O$$

用相同浓度的硫代硫酸钠溶液分别与冷、热硫酸反应，溶液中出现浑浊的时间不同，热硫酸比冷硫酸早出现浑浊。

大量实验证明，当其他条件不变时，升高温度，可以增大化学反应速率；降低温度，可以减小化学反应速率。当其他条件不变时，温度每升高 10℃，化学反应速率约增大到原来的 2～4 倍，当温度降低时，反应速率以相同的比例减小。

4. 催化剂对化学反应速率的影响

催化剂是能显著改变化学反应速率，而本身的化学组成和质量在反应前后都不发生变化的物质。如我们已经知道加热氯酸钾制备氧气时，如果不加入二氧化锰，几乎观察不到氧气的生成，但加入少量二氧化锰生成氧气的速率大大加快：

$$2KClO_3 \xrightarrow{MnO_2} 2KCl + 3O_2 \uparrow$$

催化剂可以使缓慢的化学反应迅速进行(催化作用)，称为正催化剂；也可以使剧烈的化学反应趋于缓和(阻化作用)，称为负催化剂。有催化剂参加的反应称为催化反应。

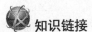 知识链接

生物体内的催化剂——酶：酶是活细胞内产生的具有高度专一性和催化效率的蛋白质，又称为生物催化剂。生物体在新陈代谢过程中，几乎所有的化学反应都是在酶的催化下进行的。细胞内合成的酶主要是在细胞内起催化作用，也有些酶合成后释入血液或消化道，并在那里发挥其催化作用，人工提取的酶在合适的条件下也可在试管中对其特殊底物起催化作用。酶是生物催化剂，具有两方面的特性，既有与一般催化剂相同的催化性质，又具有一般催化剂所没有的生物大分子的特征。

酶具有高度的催化效率，酶对化学反应加速 1×10^5 倍是很常见的，这种巨大效应使生命过程得以存在。

酶具有高度的专一性，有的酶只作用于一种物质，称为绝对专一性，如脲酶，只能催化尿素水解成 NH_3 和 CO_2，而不能催化甲基尿素水解。一种酶可作用于一类化合物或一种化学键，这种不太严格的专一性称为相对专一性。如脂肪酶不仅水解脂肪，也能水解简单的酯类；磷酸酶对一般的磷酸酯都有作用，无论是甘油的还是一元醇或酚的磷酸酯均可被其水解。酶对物质的立体构型的特异要求，称为立体异构专一性或特异性。如 α-淀粉酶只能水解淀粉中 α-1、4-糖苷键，不能水解纤维素中的 β-1、4-糖苷键。

本节综合习题

1. 填空题

(1) 反应速率常用单位为_____、_____或_____。

(2) 化学反应速率常用_____来表示，化学反应速率数学表达式为_____。

(3) 影响化学反应速率的主要因素有_____、_____、_____和_____。

(4) 在其他条件不变时，升高温度，化学反应速率_____；降低温度，化学反应速率_____。

(5) 使化学反应速率加快的催化剂称为_____；使化学反应速率减慢的催化剂称为_____。

(6) 在其他条件不变时，增大反应物的浓度，化学反应速率_____；减小反应物的浓度，化学反应速率_____。

2. 选择题

(1) $Na_2S_2O_3+H_2SO_4=Na_2SO_4+S\downarrow+SO_2\uparrow+H_2O$ 在室温下反应，以下 4 组溶液最先出现浑浊的是(　　)。

    A. 0.1 mol/L $Na_2S_2O_3$ 溶液和 0.1 mol/L H_2SO_4 溶液等体积混合

    B. 0.5 mol/L $Na_2S_2O_3$ 溶液和 0.5 mol/L H_2SO_4 溶液等体积混合

    C. 1 mol/L $Na_2S_2O_3$ 溶液和 1 mol/L H_2SO_4 溶液等体积混合

    D. 5 mol/L $Na_2S_2O_3$ 溶液和 1 mol/L H_2SO_4 溶液等体积混合

(2) 只有液体参加的反应，对速率几乎没有影响的是(　　)。

    A. 浓度　　　　　　B. 温度　　　　　C. 催化剂　　　　　　D. 压强

(3) 关于化学反应速率的叙述，不正确的是(　　)。

    A. 降低温度可以使反应速率加快

    B. 只有液体参加的反应压强对速率没有影响

    C. 升高温度可使反应速率加快

    D. 增大反应物的浓度可使反应速率加快

(4) 不能用来表示化学反应速率单位的是(　　)。

    A. mol/(L·S)　　　　B. mol/L　　　　C. mol/(L·min)　　　D. mol/(L·h)

5.2　化 学 平 衡

在生产实践和日常生活中，可以通过控制化学反应的条件，尽可能地使化学反应速率符合人们的需要。但只考虑化学反应速率是不够的，还需要考虑化学反应所能达到的最大限度，使反应物尽可能多地转化成生成物，这就涉及化学反应进行的程度问题——化学平衡。

5.2.1　可逆反应和化学平衡

1. 可逆反应与不可逆反应

(1) 不可逆反应

有些化学反应一旦发生几乎就能进行到底，反应物几乎能全部转变成生成物。例如，在二氧化锰的催化作用下，用氯酸钾制备氧气，反应物几乎能够全部转变成生成物。该反应的化学方程式为：

$$2KClO_3 \xrightarrow{MnO_2} 2KCl + 3O_2 \uparrow$$

像这样几乎能够进行到底的反应称为不可逆反应，即在一定条件只能向一个方向进行的反应称为不可逆反应。不可逆反应用"="或"→"符号把反应物与生成物联系起来。

(2) 可逆反应

在化学反应过程中，实际上，大多数反应不能进行到底，只有一部分反应物能够转变成生成物，如氯气与水的反应、二氧化硫与氧气的反应、氮气与氢气的反应等。这些不能进行到底的反应称为可逆反应，即在同一条件下，能同时向两个相反方向双向进行的反应称为可逆反应。可逆反应用"⇌"(可逆符号)把反应物与生成物联系起来，例如，氮气和氢气化合成氨气的反应方程式为：

$$N_2 + 3H_2 \rightleftharpoons 2NH_3$$

绝大部分的反应都存在可逆性，在学习可逆反应之前我们所接触的许多反应都是可逆的，只不过可逆程度小而将其忽略了而已。在可逆反应中，通常把从左向右进行的反应称为正反应，其速率称为正反应速率；从右向左进行的反应称为逆反应，其速率称为逆反应速率。

$$N_2 + 3H_2 \rightarrow 2NH_3 \text{ (正反应)}$$

$$2NH_3 \rightarrow N_2 + 3H_2 \text{ (逆反应)}$$

可逆反应的特点是在密闭容器中反应不能进行到底。例如，在合成氨的反应中，反应开始时，容器中只有反应物而没有生成物，H_2 和 N_2 的浓度最大，NH_3 的浓度为零，所以正反应速率最大，逆反应速率为零。随着反应的进行，H_2 和 N_2 的浓度逐渐减小，NH_3 的浓度逐渐增大，因而正反应速率逐渐减小，逆反应逐渐增大。当反应进行到一定程度时，正反应速率必然和逆反应速率相等，此时在单位时间内因正反应减少的 H_2 和 N_2 分子数，恰好等于因逆反应生成的 H_2 和 N_2 分子数，所以，化学反应虽然没有停止，但各反应物与生成物的浓度均不再随时间而变化，这时可逆反应处于一种特定的状态，即化学平衡状态。可逆反应不能进行到底的原因，我们可以用反应中正反应速率与逆反应速率的变化过程来说明，这种变化过程如图5-2所示。

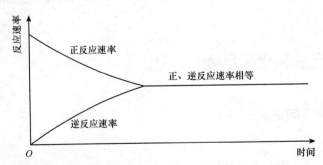

图 5-2　可逆反应中正反应速率与逆反应速率随时间变化的示意图

2. 化学平衡

在一定条件下，可逆反应的正反应速率和逆反应速率相等，反应物和生成物的浓度不再随时间而改变的状态，称为化学平衡。

化学平衡的特点是化学平衡是一种动态平衡，可逆反应仍在进行，只是正反应速率和逆反应速率相等，反应物和生成物的浓度保持恒定，不再随时间而变化。化学平衡是在一定条件下存在的平衡，外界条件改变后，已经建立起来的平衡可能被破坏——化学平衡的移动。

5.2.2　化学平衡的移动

化学平衡是在一定条件下建立的相对的暂时的平衡。如果反应条件(浓度、压强、温度等)发生改变，就会使可逆反应的正、逆反应速率不再相等，原有的化学平衡就被破坏，反应体系中反应物和生成物的浓度发生变化。经过一段时间的反应后，又可以建立新的化学平衡，但在新的平衡条件下，各反应物和生成物的浓度已不再是原来平衡时的浓度。

因反应条件的改变，使可逆反应从一种平衡状态向另一种平衡状态转变的过程，称为化学平衡的移动。

在新的平衡状态下，如果生成物的浓度比原来平衡时的浓度大了，就称平衡向正反应方向移动(或向右移动)；如果反应物的浓度比原来平衡时的浓度大了，就称平衡向逆反应方向移动(或向左移动)。

影响化学平衡移动的主要因素有浓度、压强和温度。

1. 浓度对化学平衡的影响

三氯化铁和硫氰酸钾的反应是可逆反应，反应方程式为：

$$FeCl_3 + 6KSCN \rightleftharpoons K_3[Fe(SCN)_6] + 3KCl$$

血红色

在一只烧杯中加入 20 ml 水，加入 0.1 mol/L $FeCl_3$ 溶液和 0.1 mol/L KSCN 溶液各 5 滴，溶液立即变成红色。取 4 支试管，各加入 5 ml 上述溶液，在第 1 支试管中加入 0.1 mol/L $FeCl_3$ 溶液 2 滴，在第 2 支试管中加入 0.1 mol/L KSCN 溶液 2 滴，在第 3 支试管中加入固体 KCl 少许，第 4 支试管作为对照，观察这 4 支试管中溶液的颜色，结果发现加了 $FeCl_3$、KSCN 和 KCl 的试管，溶液的颜色都发生了变化。

加入 $FeCl_3$ 溶液和 KSCN 溶液的试管，溶液的红色变深，说明生成物 $K_3[Fe(SCN)_6]$的浓度增大了；而加入 KCl 的试管，溶液的红色变浅，说明生成物 $K_3[Fe(SCN)_6]$的浓度减小了。可见增大任何一种反应物的浓度，都会使平衡向正反应方向移动；增大生成物的浓度，平衡向逆反应方向移动。

浓度对化学平衡的影响为，在其他条件不变时，增大反应物的浓度或减小生成物的浓度，化学平衡向正反应方向移动；增大生成物的浓度或减小反应物的浓度，化学平衡向逆反应方向移动。

这是一条很重要的规律，在化工生产中常采用增大容易获得或成本较低的反应物浓度，减小生成物浓度的方法，使成本较高的原料得到充分利用，以降低成本，提高生产效率。如在合成氨工业中，常用过量的氮气使氢气充分反应，以生产更多的氨气。

 知识链接

可逆反应与输氧：临床输氧抢救危重病人，就是基于可逆反应反应物浓度对化学平衡影响的原理。血红蛋白(Hb)输送氧是可逆过程，可以表示为：

$$Hb + O_2 \rightleftharpoons HbO_2$$

输氧不但可抢救危重病人，此外，高压氧舱对治疗一氧化碳中毒、脑梗塞、脑血管意外、气性坏疽、神经衰弱、老年痴呆、血管痉挛或血栓形成引起的突发性耳聋等疾病有显著疗效。婴儿高压氧舱适用于新生儿窒息、新生儿肺透明膜病、新生儿溶血病、新生儿缺氧缺血性脑病、颅内出血(非活动期)、脑性瘫痪、核黄疸、一氧化碳中毒、病毒性脑炎、化脓性脑膜炎、中毒性脑病及上述疾病后遗症、神经疾病康复期、严重感染性疾病，如败血症、新生儿破伤风、重症肺炎等。

2. 压强对化学平衡的影响

对于有气体物质(无论是反应物还是生成物)参加的可逆反应，如果反应前后气体物质的分子数不相等，改变平衡体系的压强，则平衡会发生移动，移动的方向与反应前后气体物质的分子数变化有关。例如，氮气与氢气在一定条件下合成氨气的反应是可逆反应，反应方程式为：

$$N_2(g) + 3H_2(g) \rightleftharpoons 2NH_3(g)$$

反应物 N_2、H_2 都是气体，生成物 NH_3 也是气体，1 分子的 N_2 可以和 3 分子 H_2 作用，生成 2 分子的 NH_3，反应物的气体分子总数是 4，生成物的气体分子总数是 2，即反应前后气体物质的分子总数不相等。

大量实验说明压强对化学平衡的影响为，在其他条件不变时，增大压强，化学平衡向气体分子总数少的方向移动；减小压强，化学平衡向气体分子总数多的方向移动。

有些可逆反应，反应前后气体分子总数相等，在这种情况下，改变压强，不会使化学平衡移动。压强对液体物质和固体物质体积的影响很小，在研究压强对平衡移动的影响时，只需考虑气体物质，而不需考虑固体和液体物质。例如：

$$C(s) + CO_2 \rightleftharpoons 2CO$$

在达到化学平衡时，增大压强，化学平衡向左移动；减小压强，化学平衡向右移动。

3. 温度对化学平衡的影响

化学反应常伴随着放热和吸热现象的发生，一般在化学方程式右端用符号"Q"表示热量变化。放出热量的反应称为放热反应，用"+ Q"表示，吸收热量的反应称为吸热反应，用"– Q"表示。例如：

$$2NO_2(g) \rightleftharpoons N_2O_4(g) + Q \text{（放热反应）}$$

$$2HI \rightleftharpoons H_2 + I_2(g) - Q \text{（吸热反应）}$$

在可逆反应中，如果正向反应是吸热反应，那么逆向反应就是放热反应，而且放出的热量和吸收的热量相等。

一个化学反应是放热反应还是吸热反应，与反应物的总能量和生成物的总能量有关。反应物的总能量、生成物的总能量与放热反应、吸热反应的关系如图 5-3 所示。

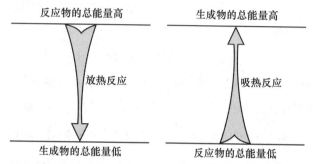

图 5-3　反应物的总能量、生成物的总能量与放热反应、吸热反应的关系示意图

NO_2 生成 N_2O_4 的反应是可逆反应，反应方程式为：

$$2NO_2(g) \rightleftharpoons N_2O_4(g) + Q$$

红棕色　　　　　无色

将 NO_2 和 N_2O_4 混合气体装在两个连通的烧瓶中，将一个烧瓶放入盛有热水的烧杯中，另一个烧瓶放入盛有冰水的烧杯中，结果两个烧瓶中气体颜色变得不同，放入热水中的烧瓶，气体的红棕色变深；放入冰水中的烧瓶，气体的红棕色变浅，如图 5-4 所示。

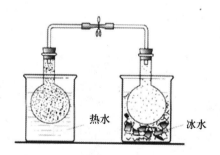

图 5-4　温度对化学平衡的影响

升高温度，红棕色变深，说明 NO_2 的浓度增加，即平衡向逆反应(吸热方向)方向移动；温度降低，红棕色变浅，说明 N_2O_4 的浓度增加，即平衡向正反应(放热方向)方向移动。

温度对化学平衡的影响为，在其他条件不变时，升高温度，化学平衡向吸热反应方向移动；降低温度，化学平衡向放热反应方向移动。

浓度、压强、温度对化学平衡的影响被化学家勒夏特列概括为一个普遍规律，如果改变影响化学平衡的任一条件(浓度、压强、温度)，平衡就向着能够减弱或消除这种改变的方向移动，这个规律称为勒夏特列原理，又称平衡移动原理。

催化剂不仅能够影响可逆反应中正反应速率，而且能同等程度地影响逆反应速率，因此，催化剂对化学平衡没有影响。但是，使用催化剂可以缩短可逆反应达到平衡所需的时间。

课堂活动

① 当人体吸入较多量的一氧化碳时，就会引起一氧化碳中毒，这是由于一氧化碳跟血液里的血红蛋白结合，使血红蛋白不能很好地跟氧气结合，人因缺少氧气而窒息，甚至死亡。这个反应可表示为：

$$\text{血红蛋白}-O_2 + CO \rightleftharpoons \text{血红蛋白}-CO + O_2$$

运用化学平衡理论，简述抢救一氧化碳中毒患者时应采取哪些措施。

② 牙齿的损坏实际是牙釉质[$Ca_5(PO_4)_3OH$]溶解的结果。在口腔中存在着如下平衡：

$$Ca_5(PO_4)_3OH \rightleftharpoons 5Ca^{2+}(aq) + 3PO_4^{3-}(aq) + OH^-(aq)$$

当糖附着在牙齿上发酵时，会产生 H^+，试运用化学平衡理论说明经常吃甜食对牙齿的影响。

本节综合习题

1. 名词解释

(1) 不可逆反应

(2) 可逆反应

(3) 化学平衡

(4) 勒夏特列原理

2. 填空题

(1) 影响化学平衡移动的主要因素有_____、_____和_____。

(2) 在可逆反应中，通常把从左向右进行的反应称为_____，从右向左进行的反应称为_____。

(3) 可逆反应的特点是_____。

(4) 在平衡状态下，_____相等，_____不再随时间的改变而变化。

(5) _____对化学平衡没有影响。

(6) 温度对化学平衡的影响为，在其他条件不变时，升高温度，平衡向_____反应方向移动；降低温度，平衡向_____反应方向移动。

(7) 可逆反应 $A+B \rightleftharpoons 2C$ 在一定条件下达到平衡时，若升高温度，平衡向左移动，则正反应为_____反应。若 B 为气体，增大压强，平衡向右移动，则 C 一定不是 _____。

(8) $N_2+3H_2 \rightleftharpoons 2NH_3+Q$ 的反应达到平衡状态时，降低温度，平衡_____移动；增加 N_2 的浓度，平衡_____移动。

(9) 在 $mA(气)+nB(气) \rightleftharpoons pC(气)+qD(气)$ 平衡体系中，升高温度，平衡向右移动，则正反应是_____反应；若减小压强，平衡向右移动，则 m、n、p、q 之间的关系为_____；若增大压强，平衡不移动，则 m、n、p、q 之间的关系为_____。

3. 选择题

(1) 在 $FeCl_3+3KSCN \rightleftharpoons Fe(SCN)_3+3KCl$ 的平衡体系中，加入少量 KCl 固体，下列说法正确的是(　　)。

　　A. 颜色加深　　　B. 颜色变浅　　　C. 颜色不改变　　　D. 无法判断

(2) 400℃时，$H_2+I_2 \rightleftharpoons 2HI+Q$ 的反应处于平衡状态时，若升高温度，下列说法正确的是(　　)。

　　A. 平衡向左移动　　B. 平衡向右移动　　C. 平衡不移动　　　D. 无法判断

(3) 改变体系的压强，对下列处于平衡状态的反应没有影响的是(　　)。

　　A. $3H_2+N_2 \rightleftharpoons 2NH_3$　　　　　　　　B. $2NO+O_2 \rightleftharpoons 2NO_2$

　　C. $CaCO_3(固) \rightleftharpoons CaO+CO_2$　　　　　D. $CO+NO_2 \rightleftharpoons CO_2+NO$

(4) 下列说法正确的是(　　)。

　　A. 影响化学反应速率的因素一定影响化学平衡的移动

　　B. 催化剂对化学平衡没有影响，对反应速率也没有影响

　　C. 升高温度，平衡向吸热反应方向移动，是因为升高温度吸热反应速率加快，放热反应速率减慢

　　D. 在平衡状态下，正反应速率与逆反应速率相等

(5) 在 $CO+H_2O(气) \rightleftharpoons CO_2+H_2+Q$ 平衡体系中，要使平衡向右移动，应采取的措施是(　　)。

　　A. 增大压强　　　　　　　　　　B. 增加 $H_2O(气)$ 的浓度

　　C. 升高温度　　　　　　　　　　D. 加入催化剂

(6) 在 $aA(气)+bB(气) \rightleftharpoons cC(气)+dD(气)$ 平衡体系中，增大压强平衡不移动，a、b、c、d 之间的关系正确的是(　　)。

　　A. $a+b=c+d$　　　　　　　　　B. $a+b>c+d$

　　C. $a+b<c+d$　　　　　　　　　D. a、b、c、d 之间的关系无法确定

(7) 对于 $2NO_2$ (红棕色) $\rightleftharpoons N_2O_4$(无色)的平衡体系，升高温度，颜色加深，说明(　　)。

　　A. 逆反应为吸热反应　　　　　　B. 逆反应为放热反应

　　C. 无法判断　　　　　　　　　　D. 反应过程中没有热量改变

(8) 对化学平衡没有影响的是(　　)。

　　A. 浓度　　　　　B. 压强　　　　　C. 温度　　　　　D. 催化剂

(9) 升高温度，下列平衡向右移动的是(　　)。

A. $2NO_2 \rightleftharpoons N_2O_4 + Q$　　　　　　　　B. $N_2 + 3H_2 \rightleftharpoons 2NH_3 + Q$

C. $2HI \rightleftharpoons H_2 + I_2 - Q$　　　　　　　　D. $2SO_2 + O_2 \rightleftharpoons 2SO_3 + Q$

(10) 增大压强，下列平衡向左移动的是(　　)。

A. $N_2 + O_2 \rightleftharpoons 2NO$　　　　　　　　B. $2NO + O_2 \rightleftharpoons 2NO_2$

C. $C(固) + CO_2 \rightleftharpoons 2CO$　　　　　　　D. $2CO + O_2 \rightleftharpoons 2CO_2$

(11) 有关催化剂的叙述正确的是(　　)。

A. 催化剂能同等程度地改变正、逆反应速率

B. 催化剂都是能使化学反应速率加快的物质

C. 催化剂影响化学平衡的移动

D. 催化剂在反应前后质量和化学性质会发生改变

(12) 在 $2SO_2 + O_2 \rightleftharpoons 2SO_3 + Q$ 的平衡体系中，使平衡向右移动应采取的措施是(　　)。

A. 升高温度　　　　　　　　　　　B. 增大 O_2 的浓度

C. 减小 O_2 的浓度　　　　　　　　D. 使用催化剂

本 章 小 结

(1) 化学反应速率是定量描述化学反应进行快慢程度的量，用符号 v 表示。化学反应速率用单位时间内反应物浓度的减少或生成物浓度的增加来表示。影响化学反应速率的主要因素有浓度、压强、温度和催化剂等。

(2) 在同一条件下，能同时向两个相反方向双向进行的反应称为可逆反应。可逆反应的特点是在密闭容器中反应不能进行到底。在一定条件下，可逆反应的正反应速率和逆反应速率相等，反应物和生成物的浓度不再随时间而改变的状态，称为化学平衡。化学平衡是一种动态平衡。影响化学反应平衡移动的主要因素有浓度、压强和温度。如果改变影响化学平衡的任一条件(浓度、压强、温度)，平衡就向着能够减弱或消除这种改变的方向移动，这个规律称为勒夏特列原理，又称平衡移动原理。

第6章　电解质溶液

学习目标

(1) 掌握电解质、强电解质和弱电解质的概念，溶液酸碱性与 pH 值的关系。

(2) 掌握缓冲溶液的组成。

(3) 理解弱电解质的电离平衡和盐类的水解。

(4) 了解电离平衡的移动、同离子效应和缓冲作用原理。

(5) 会写强、弱电解质的电离方程式。

(6) 会判断盐类的水解与盐的酸碱性。

(7) 能进行有关电解质溶液的实验操作。

电解质是指在水溶液中或在熔融状态下能够导电的化合物；在水溶液中和熔融状态下都不能导电的化合物，称为非电解质。如 HCl、NaOH、NaCl 的水溶液能够导电，是电解质，葡萄糖和蔗糖的水溶液不能够导电，是非电解质。

电解质在化学和生产上经常遇到，与人体亦关系密切，它常以一定浓度的离子形式广泛存在于人的体液和组织液中，其含量关系到人体的生理功能。因此，研究电解质溶液的有关性质，对医科学生来说很有必要。

 知识链接

组织液：存在于组织间隙中的体液，是细胞生活的内环境。为血液与组织细胞间进行物质交换的媒介。绝大部分组织液呈凝胶状态，不能自由流动，因此不会因重力作用流到身体的低垂部位；将注射针头插入组织间隙，也不能抽出组织液。但凝胶中的水及溶解于水和各种溶质分子的弥散运动并不受凝胶的阻碍，仍可与血液和细胞内液进行物质交换。组织液是血浆从毛细血管壁滤过而形成的，除不含大分子蛋白质外，其他成分基本与血浆相同。

6.1　弱电解质的电离平衡

6.1.1　强电解质和弱电解质

电解质在水溶液中能够导电，是由于电解质溶液中存在着能够自由移动的阴离子和阳离子，电解质在水溶液或熔融状态下能够自发地电离出阴离子和阳离子的过程称为电离。不同电解质的导电能力是否相同？我们用相同浓度和体积的盐酸、醋酸、氢氧化钠溶液、氨水和氯化钠溶液做导电性实验，观察灯泡的明亮程度，结果发现氢氧化钠溶液、盐酸、氯化钠溶液的灯泡明亮，氨水、醋酸的灯泡较暗，说明不同电解质溶液在条件相同的情况下导电能力不同。盐酸、醋酸、氢氧化钠溶液、氨水和氯化钠溶液的导电情况如图 6-1 所示。

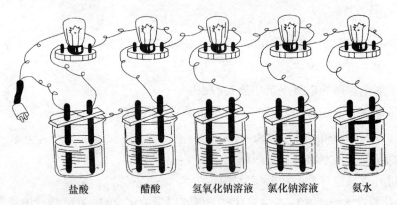

盐酸　　　　　　醋酸　　　　氢氧化钠溶液　　氯化钠溶液　　　　氨水

图 6-1　几种电解质溶液的导电能力比较

为什么不同电解质在条件相同的情况下导电能力不相同呢？因为电解质导电能力的大小是由单位体积中离子的数目决定的，单位体积中离子数目越多，其导电能力越强，反之则越弱。同样条件下，氢氧化钠溶液、盐酸、氯化钠溶液的灯泡明亮，氨水、醋酸的灯泡较暗，说明氢氧化钠溶液、盐酸、氯化钠溶液中的离子数目比氨水、醋酸中的离子数目多。单位体积中离子数目的多少是由电解质的电离程度决定的。因此，根据电解质电离程度的不同，把电解质分为强电解质和弱电解质。

课堂活动

　　金属铜、铝、银等都能导电，能说它们是电解质吗？为什么？氯化钠溶液和盐酸都能导电，但固体氯化钠与液态氯化氢都不能导电，你能解释这是为什么吗？

1. 强电解质

强电解质是指在水溶液中能完全电离的电解质。表示电解质电离过程的式子，称为电离方程式。在强电解质的电离方程式中，通常用"＝＝"或"→"来表示完全电离，强电解质在水溶液中完全以离子形式存在，没有电解质分子。例如：

$$HCl \!=\! H^+ + Cl^- \text{ 或 } HCl \!\rightarrow\! H^+ + Cl^-$$

$$NaOH \!=\! Na^+ + OH^- \text{ 或 } NaOH \!\rightarrow\! Na^+ + OH^-$$

$$NaCl \!=\! Na^+ + Cl^- \text{ 或 } NaCl \!\rightarrow\! Na^+ + Cl^-$$

常见的强电解质有强酸、强碱和绝大多数盐，强酸如 H_2SO_4、HCl、HNO_3，强碱如 $NaOH$、KOH、$Ba(OH)_2$，盐如 $NaCl$、Na_2SO_4、Na_2CO_3 等。

2. 弱电解质

弱电解质是指在水溶液中只有部分电离的电解质。弱电解质在溶液中只有很少部分电离成离子，大部分仍以分子形式存在。在弱电解质的电离方程式中，一般用"$\rightleftharpoons$"表示可逆过程和部分电离。弱电解质在水溶液既有离子，又有分子。如氨水、醋酸(CH_3COOH，可以简写成 HAc)的电离方程式为：

$$NH_3 \cdot H_2O \rightleftharpoons NH_4^+ + OH^-$$

$$CH_3COOH \rightleftharpoons H^+ + CH_3COO^-$$

常见的弱电解质有弱酸、弱碱和极少数的盐。

多元弱酸、多元弱碱的电离是分步进行的，如碳酸的电离过程为：

第一步电离　　　　　　$H_2CO_3 \rightleftharpoons H^+ + HCO_3^-$

第二步电离　　　　　　$HCO_3^- \rightleftharpoons H^+ + CO_3^{2-}$

由于第二步电离程度更小，一般只考虑第一步电离。

课堂活动

醋酸和氨水的导电能力都较弱，若把 0.1 mol/L 醋酸和 0.1 mol/L 氨水的两种溶液等体积混合，其导电能力会大大增强。你能解释这是为什么吗？

知识链接

人体体液中的电解质的生理作用：人体体液中的电解质主要有 Na^+、K^+、Ca^{2+}、Mg^{2+}、Cl^-、HCO_3^-、HPO_4^{2-}、$H_2PO_4^-$ 等，虽然含量不多，却有重要的生理作用，也是人体不可缺少的营养素。电解质参与体内许多重要的功能和代谢活动，并且电解质对正常生命活动的维持起着非常重要的作用。具有维持体液渗透压和水平衡，维持体液的酸碱平衡，维持神经、肌肉的应激性，维持细胞正常的物质代谢等作用。

6.1.2　弱电解质的电离平衡

1. 电离平衡

弱电解质的电离过程是可逆的，在一定条件下，当弱电解质分子电离成离子的速率和离子重新结合成弱电解质分子的速率相等时的状态，称为弱电解质的电离平衡状态，简称电离平衡。这是一种动态平衡，达到电离平衡时，两种过程仍在继续进行，溶液中的离子浓度和分子浓度保持不变。当外界条件改变时，电离平衡会发生移动。

2. 电离平衡的移动

电离平衡是化学平衡的一种形式，电离平衡是暂时的、相对的动态平衡。当外界条件改变时，电离平衡也会发生移动，移动同样遵循勒夏特列原理。

如醋酸的电离方程式为：

$$CH_3COOH \rightleftharpoons H^+ + CH_3COO^-$$

在平衡状态下，溶液中 CH_3COOH、H^+ 和 CH_3COO^- 的浓度保持一定。如果改变其中任一浓度，电离平衡就会发生移动，平衡移动的方向可根据勒夏特列原理进行判断。例如，在 CH_3COOH 溶液中加入 NaOH 溶液，NaOH 电离出的 OH^- 能够与溶液中的 H^+ 结合生成 H_2O，使 H^+ 浓度减小，电离平衡向右移动；加入 HCl 溶液，能够增大 H^+ 浓度，使电离平衡向左移动；加入冰醋酸，增大了 CH_3COOH 的浓度，使电离平衡向右移动。

由此可见，当弱电解质达到电离平衡时，如果改变电解质分子或离子浓度，都可破坏原来的电离平衡，直到建立新的平衡。这种由于条件(如浓度)的改变，弱电解质由原来的电离平衡达到新的电离平衡的过程，称为电离平衡的移动。

3. 电离度

不同的弱电解质在溶液中的电离程度是不同的。弱电解质电离程度的大小可用电离度来表示。电离度是指弱电解质在溶液中达到电离平衡时，已电离的弱电解质分子数占弱电解质分子总数(包括已电离和未电离)的百分比。电离度通常用符号 α 来表示，计算公式为：

$$\alpha = \frac{已电离的电解质分子数}{电解质分子总数} \times 100\%$$

例如，25℃时，在 0.1 mol/L 醋酸溶液中，每 10 000 个醋酸分子中有 133 个醋酸分子电离成离子，其电离度为：

$$\alpha = \frac{133}{10\ 000} \times 100\% = 1.33\%$$

4. 影响电离度大小的因素

(1) 电解质的性质。电解质的分子结构是决定其电离度大小的主要原因，离子化合物和强极性共价化合物在水溶液中，水分子对它的作用力较大，因此能完全电离，故电离度较大。弱极性共价化合物分子中原子间结合牢固，水分子对它的作用力较小，因此只能部分电离，故电离度较小。极性越小的化合物电离度越小。

(2) 溶液的浓度。电解质溶液的浓度与电离度密切相关。溶液浓度越稀，电解质的电离度越大。因为溶液的浓度越稀，单位体积内离子数越少，离子相互碰撞重新结合成分子的机会就越少，电离度就越大；反之，浓度增大，电离度减小。

(3) 温度。电离过程是吸热反应，因此温度越高，电离度越大。在讨论电解质的电离度时，必须指明溶液的浓度和温度。

(4) 溶剂。溶剂的性质也是影响电离度的一个重要因素，同一种电解质在不同溶剂中的电离度不同。溶剂的极性越大，电解质的电离度越大。如盐酸在水中电离度很大，但在苯中几乎不电离，因为水是极性溶剂，苯是非极性溶剂。

6.1.3　同离子效应

在小烧杯里加适量氨水，滴加一滴酚酞试液振摇后，溶液因呈碱性而显红色。把此溶液分别倒入两支试管中。在其中一只试管中加入少量氯化铵固体，振摇使之溶解，观察这支试管中溶液的颜色是否发生变化。结果显示加入氯化铵后，红色变浅，说明溶液的碱性减弱，即 OH^- 浓度减小。这是因为在氨水中加入氯化铵后，由于氯化铵是强电解质，在溶液里完全电离，溶液中 NH_4^+ 浓度增大，破坏了原来的电离平衡，使氨水的电离平衡向左移动，从而降低了氨水的电离度，溶液中的 OH^- 浓度减小。氯化铵对氨水的电离影响可表示为：

$$NH_3 \cdot H_2O \rightleftharpoons OH^- + NH_4^+$$
$$NH_4Cl = Cl^- + NH_4^+$$

这种在弱电解质溶液中加入与该电解质具有相同离子的强电解质，使弱电解质电离度降低的现象，称为同离子效应。

课堂活动

在氨水中加入氢氧化钠溶液，氢氧化钠对氨水也会产生同离子效应，但却能使加有酚酞的氨水溶液颜色变深。你能解释这是为什么吗？

知识链接

电解质饮料：用水将一组化合物按照合理的比例配方溶解，制成电解质饮料，以补充人体新陈代谢的消耗。其电解质成分有钠离子、钾离子、镁离子、氯离子、硫酸根离子、磷酸根离子、柠檬酸盐、蔗糖、葡萄糖、维生素 C 及维生素 B_6。为了使饮料无异味、无咸味，可往饮料中加入柠檬风味剂，还可添加其他风味剂、甜味剂和防腐剂。电解质饮料可以迅速补充人体水分的消耗、解除疲劳。由于饮料中富含碳水化合物，如葡萄糖、蔗糖和柠檬酸盐，这些都是有用的能源，在人体内可迅速转化为糖原贮藏于肝脏内或肌肉内。糖原可保护肝脏，可降低胆固醇的形成。饮料中维生素 C 和维生素 B_6 可促进肝脏的新陈代谢，有利于排除有害物质，如酒精、氨等废物。饮料中的钾离子可降低或消除人体新陈代谢的碱中毒。饮料中的磷酸盐缓冲剂和柠檬酸缓冲剂，使饮料的 pH 值保持在允许的范围内，最好是 6.8～7.4，缓冲剂可提高糖原的利用率。

本节综合习题

1. 名词解释

(1) 电解质

(2) 强电解质

(3) 弱电解质

(4) 电离平衡

(5) 同离子效应

2. 填空题

(1) 氨水的电离方程式为＿＿＿＿＿＿＿＿＿＿，在氨水溶液中加入少量氯化铵固体，平衡向＿＿＿＿＿＿移动，电离度＿＿＿＿＿ (增大或减小)。在氨水溶液中加水稀释，电离度＿＿＿＿＿ (增大或减小)。

(2) 电离度的大小不仅与电解质的本性有关，还与＿＿＿＿＿、＿＿＿＿＿＿、＿＿＿＿有关，升高温度，电离度＿＿＿＿＿。

(3) 有氯化钠固体、熔融氯化钠、液态氯化氢、0.2 mol/L 氯化钠溶液、冰醋酸、0.2 mol/L 盐酸溶液、0.2 mol/L 醋酸溶液、葡萄糖溶液等 8 种物质，其中能够导电的有＿＿＿＿＿＿＿＿＿＿＿＿＿＿＿＿＿＿＿＿＿＿＿，不能导电的有＿＿＿＿＿＿＿＿＿＿＿＿＿＿＿＿＿＿＿。

3. 简答题

(1) 写出下列溶液的电离方程式，并指出哪些是强电解质，哪些是弱电解质。

① KOH　　　② HNO_3　　　③ HCl　　　　④ HAc　　　⑤ $NH_3 \cdot H_2O$

⑥ NaCl　　　⑦ $CaCl_2$　　　⑧ Na_2SO_4　　　⑨ H_2CO_3　　　⑩ Na_2CO_3

(2) 为什么物质的量浓度相同的 HCl 溶液和 HAc 溶液的导电能力不同？

(3) 什么是电离度？影响电离度大小的因素有哪些？

4. 选择题

(1) 下列物质是强电解质的是(　　)。

　　A. H_3PO_4　　　　　B. $NH_3 \cdot H_2O$　　　　　C. H_2O　　　　　D. $(NH_4)_2CO_3$

(2) 下列电离方程式中，正确的是(　　)。

　　A. $H_2CO_3 \rightleftharpoons H^+ + HCO_3^-$　　　　　　　　　B. $H_2CO_3 \rightleftharpoons 2H^+ + CO_3^{2-}$

　　C. $H_2CO_3 = H^+ + HCO_3^-$　　　　　　　　　D. $H_2CO_3 = 2H^+ + CO_3^{2-}$

(3) 下列物质中，不是电解质的是(　　)。

　　A. NaCl　　　　　B. NaOH　　　　　C. HCl　　　　　D. 葡萄糖

(4) 下列物质中能导电的是(　　)。

　　A. NaCl 固体　　　　　B. 液氨　　　　　　　C. 液态氯化氢　　　D. NaCl 溶液

(5) 在下列物质的水溶液中，存在电离平衡的是(　　)。

　　A. NaCl　　　　　　　B. HCl　　　　　　　　C. NaOH　　　　　　D. HAc

(6) 下列物质的水溶液是弱电解质的是(　　)。

　　A. HNO₃　　　　　　　B. H₂S　　　　　　　　C. NaOH　　　　　　D. NaNO₃

(7) 下列物质能对醋酸溶液产生同离子效应的是(　　)。

　　A. NaAc　　　　　　　B. NaOH　　　　　　　C. NaCl　　　　　　D. H₂O

6.2　水的电离和溶液的 pH 值

6.2.1　水的电离和离子积

水作为一种分布极为广泛的化合物，实际上也是一种极弱的电解质。

尽管在日常生活中纯水看似是不导电的，但是用灵敏度极高的电流计仍然能够检测到极其微弱的电流，这表明纯水中存在导电的粒子。这些粒子是水电离出的极少量的 H^+ 和 OH^-，水的电离方程式为：

$$H_2O \rightleftharpoons H^+ + OH^-$$

实验测得在 25℃时，1 L 纯水中[H^+]=[OH^-]=1.0×10^{-7} mol/L。二者的乘积是一个常数，用 K_w 表示。

$$K_w=[H^+] \times [OH^-]=1.0 \times 10^{-7} \times 1.0 \times 10^{-7}=1.0 \times 10^{-14}$$

K_w 称为水的离子积常数，简称为水的离子积。在室温下，任何以水为溶剂的稀溶液中，都存在着水的电离，也就是任何水溶液中，氢离子与氢氧根离子是共存的，存在着 K_w=[H^+]×[OH^-]=1.0×10^{-14}，但两者的浓度可以相等，也可以不相等。

水的离子积常数受温度影响，因为水的电离是吸热过程，所以水的离子积随温度升高而增大，随温度的降低而减小。例如，25℃时，K_w 为 1.0×10^{-14}；100℃时，K_w 约为 1.0×10^{-12}，两者相差约 100 倍。

知识链接

水对人体的作用：水是生命的源泉，人对水的需要仅次于氧气。人如果不摄入某一种维生素或矿物质，也许还能继续活几周或带病活上若干年，但人如果没有水，却只能活几天。

人体细胞的重要成分是水，水占成人体重的 60%～70%，占儿童体重的 80%以上。人的各种生理活动都需要水，如水可溶解各种营养物质，脂肪和蛋白质等要成为悬浮于水中的胶体状态才能被吸收；水在血管、细胞之间川流不息，把氧气和营养物质运送到组织细胞，再把代谢废物排出体外，总之，人的各种代谢和生理活动都离不开水。大面积烧伤以及发生剧烈呕吐和腹泻等症状，体内大量流失水分时，都需要及时补充液体，以防止严重脱水，加重病情。

水在体温调节上有一定的作用。水还是体内的润滑剂，它能滋润皮肤。皮肤缺水，就会变得干燥失去弹性，显得面容苍老。水是世界上最廉价最有治疗力量的奇药。矿泉水和电解质水的保健和防病作用主要是水中含有对人体有益的成分。当感冒、发热时，多喝开水能帮助发汗、退热，冲淡血液里细菌所产生的毒素，同时，小便增多，有利于加速毒素的排出。

6.2.2　溶液的酸碱性和 pH 值

1. 溶液的酸碱性

在常温时，纯水中的[H$^+$]=[OH$^-$]=1.0×10^{-7} mol/L，所以纯水既不显酸性也不显碱性，而是显中性。

如果在纯水中加入酸(如盐酸)，由于 H$^+$浓度增大，使水的电离平衡向左移动，达到新的平衡时，[H$^+$]＞[OH$^-$]，溶液显酸性。

如果向纯水中加入碱(如氢氧化钠)，由于[OH$^-$]增大，水的电离平衡向左移动，达到新的平衡时，[H$^+$]＜[OH$^-$]，溶液显碱性。

由此可见，溶液的酸碱性与[H$^+$]、[OH$^-$]浓度的关系可表示为：

中性溶液[H$^+$]=[OH$^-$]=1.0×10^{-7} mol/L。

酸性溶液[H$^+$]＞[OH$^-$]，[H$^+$]＞1.0×10^{-7} mol/L，H$^+$浓度越大，OH$^-$浓度越小，溶液的酸性越强。

碱性溶液[H$^+$]＜[OH$^-$]，[H$^+$]＜1.0×10^{-7} mol/L，H$^+$浓度越小，OH$^-$浓度越大，溶液的碱性越强。

综上所述，溶液中由于存在水的电离平衡，无论是在中性、酸性还是碱性溶液中，都同时含有 H$^+$和 OH$^-$，只不过是两种离子浓度的相对大小不同，并且[H$^+$]和[OH$^-$]的乘积在室温下始终保持为 1.0×10^{-14}。

2. 溶液的 pH 值

溶液的酸碱性可用 H$^+$浓度或 OH$^-$浓度来表示，习惯上常用 H$^+$浓度来表示。但当溶液中 H$^+$浓度很小时，用 H$^+$浓度表示溶液的酸碱性就很不方便，在化学上也常用 pH 值来表示溶液的酸碱性。所谓 pH 值就是氢离子浓度的负对数(常用对数)，pH = −lg[H$^+$]。例如：

$$[H^+]=1.0×10^{-7} mol/L，则 pH= -lg(1.0×10^{-7})=7$$

$$[H^+]=1.0\times10^{-2}\text{mol/L，则 pH}=-\lg(1.0\times10^{-2})=2$$

$$[OH^-]=1.0\times10^{-4}\ \text{mol/L，}[H^+]=\frac{K_w}{[OH^-]}=\frac{1.0\times10^{-14}}{1.0\times10^{-4}}=10^{-10}\ \text{mol/L}$$

$$\text{pH}=-\lg10^{-10}=10$$

常温下，溶液的酸碱性与 pH 值的关系为：

中性溶液$[H^+]=1.0\times10^{-7}$ mol/L，pH=7。

酸性溶液$[H^+]>1.0\times10^{-7}$ mol/L，pH<7，pH 值越小酸性越强。

碱性溶液$[H^+]<1.0\times10^{-7}$ mol/L，pH>7，pH 值越大碱性越强。

常温下，$[H^+]$和 pH 值的对应关系可用表 6-1 表示。

表6-1 常温下，溶液的酸碱度与$[H^+]$、$[OH^-]$和 pH 值的对应关系

$[H^+]$	1	10^{-1}	10^{-2}	10^{-3}	10^{-4}	10^{-5}	10^{-6}	10^{-7}	10^{-8}	10^{-9}	10^{-10}	10^{-11}	10^{-12}	10^{-13}	10^{-14}
$[OH^-]$	10^{-14}	10^{-13}	10^{-12}	10^{-11}	10^{-10}	10^{-9}	10^{-8}	10^{-7}	10^{-6}	10^{-5}	10^{-4}	10^{-3}	10^{-2}	10^{-1}	1
pH	0	1	2	3	4	5	6	7	8	9	10	11	12	13	14

酸碱度　　←—— 酸性增强　　　　中性　　碱性增强 ——→

pH 值的适用范围一般在 0～14，相当于溶液中的$[H^+]$为 1.0～1.0×10^{-14} mol/L，当溶液中的$[H^+]$或$[OH^-]$大于 1.0 mo/L，用物质的量浓度表示溶液的酸碱性更方便。

课堂活动

① 你能根据表 6-1 中溶液的酸碱度与$[H^+]$、$[OH^-]$和 pH 值的对应关系，找出$[H^+]$、$[OH^-]$和 pH 值之间的变化规律吗？在不进行计算及查表的情况下，你能直接说出$[H^+]=1.0\times10^{-5}$ mol/L 和$[OH^-]=1.0\times10^{-2}$ mol/L 的溶液，其对应的 pH 值、$[OH^-]$或$[H^+]$和溶液的酸碱性吗？

② 成人胃液(pH=1.0)，婴儿胃液(pH=5.0)。你能计算出成人胃液的氢离子浓度是婴儿胃液的氢离子浓度的多少倍吗？

知识链接

饮用水的 pH 值：饮用水是指可以不经处理、直接供给人体饮用的水。饮用水包括干净的天然泉水、井水、河水和湖水，也包括经过处理的矿泉水、纯净水等。在我国自来水一般不用来直接饮用，但在世界某些地区由于采用了较高的质量管理标准而直接饮用。我国对生活饮用水的卫生标准有明确限定，规定生活饮用水的 pH 值在 6.5～8.5 之间，因此只要在这个范围内，都不会对身体造成危害。成人每天大约需要补充水分 1200 mL 左右。

纯净水不含任何矿物质，没有细菌、杂质，pH=7。用人工方法制成的矿物质水 pH=6.5～7.0，来自地下深层的矿泉水的 pH=7.0～8.0，含有人体所需要的矿物质。优质天然水(包

括天然矿泉水)、山泉水的 pH=7.2~8.5，含有对人体有益的矿物质成分，是比较理想的饮用水。

3. pH 值在医学上的重要意义

溶液的酸碱性在医学上有重要意义。例如，各种微生物的培养需要一定 pH 值的培养基；人体内的生物催化剂——酶，必须在特定的 pH 值条件下才能表现出强大的催化活性。国家规定饮用水的 pH 值维持在 6.5~8.5。pH 值与人体生命过程也密切相关，如正常人血液的 pH 值总是维持在 7.35~7.45。血液的 pH 值小于 7.35 时称为酸中毒，pH 值大于 7.45 时称为碱中毒。无论是酸中毒还是碱中毒，都会引起严重后果，甚至发生生命危险。据对生活水平较高的大城市人群健康调查发现，80%以上的人体液 pH 值经常处于较低的一端，也即呈酸性体质。人体的体液偏酸，细胞的作用就会变弱，新陈代谢就会减慢，从而影响脏器功能，导致疾病的发生。如体液长期偏酸，则易出现小儿发育不良、食欲不振、注意力不易集中，皮肤过早黯淡和衰老，中老年人易引发糖尿病、神经系统疾病和心脑血管疾病等。另外，人体的各种体液都有一定的 pH 范围，其 pH 值见表 6-2。

表 6-2　人体中各种体液的 pH 值

体液	pH 值	体液	pH 值
血清	7.35~7.45	大肠液	8.3~8.4
成人胃液	0.9~1.5	脑脊液	7.35~7.45
婴儿胃液	5.0	尿液	4.8~7.5
唾液	6.35~6.85	乳汁	6.0~6.9
胰液	7.5~8.0	泪水	7.3~7.4
小肠液	7.5~7.6		

 知识链接

酸性体液与癌症：人体组织的正常 pH 值应是在 7.0~7.4。血液的正常 pH 值是在 7.35~7.45。最新科学研究表明，癌症仅仅能在酸性体液中形成，碱性的身体是不会产生癌症的。我们的体液，特别是血液变酸了，首先我们会感到疲劳、感冒，会感到疼痛、胸闷、胃痛、头痛，等等，如果血液变得更酸，我们的身体就会把多余的酸性物质放在身体的某些地方，这些地方将会变得更酸，这里的细胞环境就会呈酸性化和缺氧状态。如果这个过程继续下去，这些地方的酸性会增加，有些细胞会死亡，死亡的细胞自己又转变成酸，可是有另外一些细胞适应这种环境，它生存了，但变成一种不正常的细胞，这些不正常的细胞称作恶性细胞。恶性细胞不听从大脑的指挥，也不服从自己的 DNA 的记忆，这些恶性细胞无规则地迅速生长，这就是癌症。如果身体体液能从酸性变成碱性，癌症就不能扩展，会进入睡眠状况和被医治。所有的疾病都是从酸性体液开始。

6.2.3 酸碱指示剂

酸碱指示剂是借助颜色的变化来指示溶液 pH 值的物质，常用的酸碱指示剂有石蕊、酚酞、甲基橙等。实验测得，当溶液的 pH≤5 时，石蕊显红色；当溶液的 pH≥8 时，石蕊显蓝色；当溶液的 pH=5～8 时，石蕊显红色和蓝色的混合色——紫色。把指示剂由一种颜色过渡到另一种颜色时溶液的 pH 值变化范围称为指示剂的变色范围。常用酸碱指示剂的变色范围及配制方法如表 6-3 所示。

表 6-3 常用的酸碱指示剂

名 称	变色范围/pH	颜色变化	配制方法
石蕊	5.0～8.0	红色～蓝色	一般做试纸，不做试液
酚酞	8.0～10.0	无色～红色	0.1%的90%乙醇溶液
甲基橙	3.1～4.4	红色～黄色	0.05%的水溶液
甲基红	4.4～6.2	红色～黄色	0.1%的60%乙醇溶液
中性红	6.8～8.0	红色～黄色	0.1%的60%乙醇溶液
百里酚蓝	9.4～10.6	无色～蓝色	0.1%的90%乙醇溶液

由此可见，利用酸碱指示剂的颜色变化，可以粗略地判断溶液的 pH 值。如某一溶液使甲基红指示剂显红色，说明此溶液的 pH 值小于或等于 4.4；若显黄色，则 pH 值大于或等于 6.2；若显橙色，则 pH 值介于 4.4 与 6.2 之间。

 知识链接

酸碱指示剂的发现：英国著名化学家、近代化学的奠基人罗伯特·波义耳在一次实验中，不小心将浓盐酸溅到一束紫罗兰上，为了洗掉花瓣上的酸，他把花浸泡在水中，过一会儿，他惊奇地发现紫罗兰变成了红色。他请助手把紫罗兰花瓣分成小片投到其他的酸溶液中，结果花瓣都变成了红色。波义耳从一些植物中提取汁液，并用它们制成了试纸。波义耳用试纸对酸性溶液和碱性溶液进行多次试验，终于发明了我们今天还在使用的酸碱指示剂。一般花瓣内通常含有两种色素，这些色素在不同的温度、不同的酸碱性环境下，呈现不同的颜色。不同的花，花瓣中两种色素的含量不同，由于花瓣的酸碱性不同，因此花会呈现不同的颜色。同一种花，在开放的不同时期，花瓣中两种色素的含量不同，花瓣的酸碱性不同，花也呈现不同的颜色。这就有"百花盛开，万紫千红"的美丽景观。

本节综合习题

1. 名词解释

(1) 水的离子积常数

(2) pH 值

(3) 酸碱指示剂

2. 填空题

(1) 水是极弱的电解质，能电离出极少量的_____和_____。

(2) 水的离子积常数的符号为_____，常温下数值为_____。

(3) 酸性溶液的 pH_____，[H$^+$]_____；碱性溶液的 pH_____，[H$^+$]_____；中性溶液的 pH_____，[H$^+$]_____。

(4) 正常人血液的 pH 值为_____，酸中毒是指_____，碱中毒是指_____。

(5) pH=4 的溶液中，[H$^+$]=_____mol/L，[OH$^-$]=_____mol/L，溶液显_____性。

(6) [H$^+$]=1.0×10^{-5} mol/L 的溶液，pH=_____，[OH$^-$]=1.0×10^{-2} mol/L 的溶液，pH=_____。

(7) 指示剂的变色范围是指示剂由一种颜色_____到另一种颜色时溶液_____的变化范围。

3. 简答题

(1) 酸性最强的溶液 pH=1，碱性最强的溶液 pH=14。这句话对吗？

(2) 在酸性溶液中只有 H$^+$，碱性溶液中只有 OH$^-$，中性溶液中既没有 H$^+$也没有 OH$^-$。这种说法对吗？为什么？

(3) 计算 0.001 mol/L HCl 溶液的 pH 值。

(4) 计算 0.001 mol/L NaOH 溶液的 pH 值。

4. 选择题

(1) [H$^+$]、[OH$^-$]与 K_w 三者之间的关系为( )。

A. [H$^+$]=[OH$^-$]=K_w　　　　　　B. K_w=[H$^+$]÷[OH$^-$]

C. K_w=[H$^+$] [OH$^-$]　　　　　　D. K_w= [OH$^-$]÷[H$^+$]

(2) pH 值与[H$^+$]之间的关系为( )。

A. pH =[H$^+$]　　B. pH= $-$lg[H$^+$]　　　　C. pH= lg[H$^+$]　　　　　　D. pH= $-$lg[OH$^-$]

(3) 有关碱性溶液的叙述正确的是( )。

A. 碱性溶液中只有 OH$^-$　　　　　B. 碱性溶液不存在 pH =$-$ lg[H$^+$]

C. 碱性溶液的[H$^+$]<[OH$^-$]　　　D. 碱性溶液的 pH<7

(4) 某溶液的 pH = 4，下列说法正确的是( )。

A. 为酸性溶液　　　　　　　　　　B. 不存在 OH$^-$

C. 不存在 K_w=[H$^+$] [OH$^-$]的等式关系　D. [OH$^-$]>[H$^+$]

(5) 正常人血液的 pH 值为( )。

A. pH>7.35　　　B. pH<7.45　　　C. pH=7.35～7.45　　　　D. 不能确定

(6) 下列表达式错误的是( )。

A. K_w=[H$^+$] [OH$^-$]

B. $pH=-lg[H^+]$

C. $\alpha=\dfrac{\text{已电离的电解质分子数}}{\text{电解质分子总数}}\times100\%$

D. $pH=[H^+]$

(7) 下列溶液酸性最强的是(　　)。

A. pH=2　　　　　B. pH=10　　　　C. pH=13　　　　D. pH=5

(8) 下列说法不正确的是(　　)。

A. pH<7 的溶液是酸性溶液　　　　B. pH>7 的溶液是碱性溶液

C. pH=7 的溶液是中性溶液　　　　D. pH=7 的溶液中不存在 H^+ 和 OH^-

6.3　盐类的水解

6.3.1　盐类的水解反应

溶液的酸碱性，取决于溶液中氢离子和氢氧根离子浓度的相对大小。有些盐类既不能电离出氢离子，也不能电离出氢氧根离子，盐类的水溶液似乎应该显中性，但事实并非如此。例如，用 pH 试纸分别测定相同浓度的 NaAc、NH_4Cl 和 NaCl 溶液的 pH 值，结果 NaAc 溶液的 pH>7，NH_4Cl 溶液的 pH<7，而 NaCl 溶液的 pH=7。为什么盐的水溶液会显酸性或显碱性呢？这是因为有些盐溶于水后电离出的离子与水中的 H^+ 或 OH^- 作用，生成了弱酸或弱碱，引起水的电离平衡发生移动，使溶液中氢离子或氢氧根离子的浓度发生改变，溶液的 pH 值发生了变化。

在水溶液中，盐的离子与水中的 H^+ 或 OH^- 作用生成弱电解质的反应称为盐类的水解。

盐可视为酸碱中和反应的产物，由于生成盐的酸和碱的强弱不同，盐类水解情况也不相同。

课堂活动

由于酸和碱的强弱不同，酸和碱发生中和反应有不同的类型，生成不同类型的盐。你能说出酸和碱发生中和反应的类型和对应的盐的类型吗？

6.3.2　盐类水解的主要类型

1. 强酸弱碱盐的水解

如 NH_4Cl 就是属于这种类型的盐，NH_4Cl 在 H_2O 中的电离方程式为：

$$NH_4Cl = \boxed{\begin{array}{c} NH_4^+ \\ + \\ OH^- \\ \text{↿⇂} \\ NH_3 \cdot H_2O \end{array}} \begin{array}{c} + Cl^- \\ \\ + H^+ \end{array}$$

$$H_2O \rightleftharpoons$$

NH$_4$Cl 是强电解质，在水中全部电离成 NH$_4^+$与 Cl$^-$，水是弱电解质，只能电离出极少量的 OH$^-$和 H$^+$，由于 NH$_4^+$和 OH$^-$离子能结合成较难电离的弱电解质 NH$_3$·H$_2$O，使溶液中 OH$^-$浓度减小，促使 H$_2$O 的电离平衡向右移动，当水建立新的电离平衡时，NH$_3$·H$_2$O 也同时建立平衡。此时溶液中[H$^+$]>[OH$^-$]，pH<7，所以溶液显酸性。

NH$_4$Cl 水解的反应方程式为：

$$NH_4Cl + H_2O \rightleftharpoons NH_3 \cdot H_2O + HCl$$

NH$_4$Cl 水解的离子方程式：

$$NH_4^+ + H_2O \rightleftharpoons NH_3 \cdot H_2O + H^+$$

由上可以看出，强酸弱碱盐能水解，水解后溶液显酸性，其水解作用实质是弱碱阳离子和水中的氢氧根离子结合生成弱碱分子。如 NH$_4$NO$_3$、AlCl$_3$、FeCl$_3$、CuSO$_4$ 等都属于强酸弱碱盐，它们都能水解，水解后溶液显酸性。

2. 强碱弱酸盐的水解

如 NaAc 就属于这种类型的盐，NaAc 在 H$_2$O 中的离子方程式为：

$$NaAc = Na^+ + \boxed{\begin{array}{c} Ac^- \\ + \\ H^+ \\ \text{↿⇂} \\ HAc \end{array}}$$

$$H_2O \rightleftharpoons OH^- +$$

NaAc 是强电解质，在水中全部电离成 Na$^+$与 Ac$^-$，水是弱电解质，只能电离出极少量的 OH$^-$和 H$^+$，由于 Ac$^-$能与 H$^+$结合生成难电离的弱电解质 HAc，使溶液中 H$^+$浓度减小，促使 H$_2$O 的电离平衡向右移动，当水建立新的电离平衡时，HAc 也同时建立平衡。此时溶液中[OH$^-$]>[H$^+$]，pH>7，所以溶液显碱性。

NaAc 水解的反应方程式为：

$$NaAc + H_2O \rightleftharpoons NaOH + HAc$$

NaAc 水解的离子方程式：

$$Ac^- + H_2O \rightleftharpoons HAc + OH^-$$

由上可以看出，强碱弱酸盐能水解，水解后溶液显碱性，其水解作用实质是弱酸阴离子和水中的氢离子结合生成弱酸分子。如 Na_2CO_3、Na_2S、Na_3PO_4 等都属于强碱弱酸盐，它们都能水解，水解后溶液显碱性。

弱酸弱碱盐的水解情况较复杂，这里不做介绍。

强酸强碱盐不水解，溶液显中性。这是由于强酸强碱盐在水溶液中电离出的离子不能和水中的氢离子、氢氧根离子作用，水的电离平衡不受影响，溶液中的$[H^+]=[OH^-]$，pH=7，溶液显中性。如 $NaCl$、$BaCl_2$、Na_2SO_4 等都属于强酸强碱盐，它们都不能水解，水溶液显中性。

水解反应是中和反应的逆反应，中和反应是放热反应，因此水解反应是吸热反应。

课堂活动

实验室中如何正确配制一定浓度的三氯化铁溶液？

6.3.3 盐类水解在医学中的作用

盐类水解在许多方面都有重要意义。如明矾水解产生的 $Al(OH)_3$ 溶胶能吸附杂质而净水。在医学上，用 $NaHCO_3$ 纠正胃酸过多或代谢性酸中毒，就是利用其水解后显弱碱性的原理。用氯化铵治疗碱中毒，也是利用该盐水解后显酸性的原理。在药物的贮存方面，某些药物容易水解变质，如青霉素钠盐和钾盐、巴比妥类药物等，为防止水解的发生，就应密闭保存在干燥处。在药物的配制方面，对容易水解的盐溶液，使用前临时配成溶液，还应注意控制溶液的酸度或温度。

本节综合习题

1. 填空题

(1) 现有 KCl、Na_2CO_3、NH_4NO_3、$NaNO_3$、$FeCl_3$、NaAc 六种盐溶液，能发生水解的盐是_____，溶液显酸性的盐是_____，溶液显碱性的盐是_____，溶液显中性的盐是_____。

(2) 强酸弱碱盐的水溶液显_____，弱酸强碱盐的水溶液显_____，强酸强碱盐的水溶液显_____。

(3) 盐的水解反应是_____的逆反应。

2. 选择题

(1) 下列盐溶液中，水解显碱性的是(　　)。

  A. NaCl   B. Na_2SO_4 C. $NaNO_3$ D. Na_2CO_3

(2) 下列盐溶液中，水解显酸性的是(　　)。

　　A. NaNO$_3$　　　　　　B. FeCl$_3$　　　　　　C. NaCl　　　　　　D. Na$_2$SO$_4$

(3) 下列盐溶液中，不水解的是(　　)。

　　A. Na$_2$CO$_3$　　　　　B. KCl　　　　　　C. Al$_2$(SO$_4$)$_3$　　　　D. FeCl$_3$

(4) 下列盐的离子能与水中的 H$^+$或 OH$^-$作用生成弱电解质的是(　　)。

　　A. S^{2-}　　　　　　B. NO$_3^-$　　　　　　C. K$^+$　　　　　　D. SO$_4^{2-}$

(5) 下列说法正确的是(　　)。

　　A. pH<7 的溶液一定是酸　　　　　　B. pH>7 的溶液一定是碱

　　C. pH=7 的溶液一定是水　　　　　　D. 强酸强碱组成的盐不水解，pH=7

6.4　缓 冲 溶 液

　　许多化学反应，特别是生物体内的化学反应，大多需要在一定的 pH 值条件下才能进行，人体内的各种体液也都具有一定的 pH 值范围，如果超过这个范围，就会出现不同程度的酸中毒或碱中毒症状，甚至危及生命。因此，无论是在化学上还是在医学上，维持溶液和体液 pH 值都非常重要。控制溶液的 pH 值，保持溶液 pH 值的稳定，就必须依靠缓冲溶液的缓冲作用。

6.4.1　缓冲作用和缓冲溶液

　　在纯水中加入少量强酸或强碱，pH 值都会发生显著变化。在 NaCl 溶液加入少量强酸或强碱，pH 值也同样会发生显著变化。但是，在 HAc 和 NaAc 组成的混合溶液(pH=4.75)中加入少量的强酸或强碱时，溶液的 pH 值仍维持在 4.75 左右，即 pH 值几乎不变。再如在人们的饮食中，每天有许多酸碱性不同的代谢物质进入体内，而血液的 pH 值却能维持在 7.35～7.45 之间不发生变化。这说明 HAc 和 NaAc 组成的混合溶液及血液具有抵抗外加少量强酸或强碱的能力。

　　这种能够抵抗外加少量强酸、强碱或适当的稀释而保持溶液 pH 值几乎不变的作用称为缓冲作用。具有缓冲作用的溶液称为缓冲溶液。

6.4.2　缓冲溶液的组成

　　缓冲溶液具有缓冲作用，是因为缓冲溶液中含有抗碱成分和抗酸成分，而且这两种成分之间存在化学平衡，这两种成分通常称为缓冲对或缓冲系。根据缓冲对的组成不同，可将缓冲溶液分为 3 种类型。

(1) 弱酸及其对应的盐

弱酸(抗碱成分)	对应盐(抗酸成分)	缓冲对
HAc	NaAc	NaAc/HAc
H_2CO_3	$NaHCO_3$	$NaHCO_3/H_2CO_3$
H_3PO_4	NaH_2PO_4	NaH_2PO_4/H_3PO_4

(2) 弱碱及其对应的盐

弱碱(抗酸成分)	对应盐(抗碱成分)	缓冲对
$NH_3 \cdot H_2O$	NH_4Cl	$NH_3 \cdot H_2O/NH_4Cl$

(3) 多元弱酸的酸式盐及其对应的次级盐

多元弱酸的酸式盐(抗碱成分)	对应的次级盐(抗酸成分)	缓冲对
$NaHCO_3$	Na_2CO_3	$Na_2CO_3/NaHCO_3$
NaH_2PO_4	Na_2HPO_4	Na_2HPO_4/NaH_2PO_4

6.4.3　缓冲作用原理

缓冲溶液为什么具有抗酸、抗碱、抗稀释的作用，现以 $NaHCO_3/H_2CO_3$ 缓冲溶液为例进行分析，从而了解缓冲作用原理。

在 $NaHCO_3/H_2CO_3$ 组成的缓冲溶液中，存在下列电离：

$$H_2CO_3 \rightleftharpoons H^+ + HCO_3^-$$

$$NaHCO_3 = Na^+ + HCO_3^-$$

$NaHCO_3$ 为强电解质，在溶液中全部电离成 Na^+ 和 HCO_3^-，溶液中 HCO_3^- 的浓度较高；H_2CO_3 为弱电解质，在溶液中部分电离成 H^+ 和 HCO_3^- 离子，同时，由于 $NaHCO_3$ 对 H_2CO_3 的电离产生同离子效应，即抑制作用，使 H_2CO_3 的电离度减小，以致 H_2CO_3 的浓度接近未电离时的浓度，因此溶液中 H_2CO_3 和 HCO_3^- 的浓度均较大，即弱酸和弱酸根离子的浓度都较大。其中弱酸是抗碱成分，弱酸根离子是抗酸成分，这是弱酸盐/弱酸型缓冲溶液的特点。

当向 $NaHCO_3/H_2CO_3$ 缓冲溶液中加入少量酸时，酸电离出的 H^+ 就与溶液中的 HCO_3^- 结合，生成难电离的 H_2CO_3，促使 H_2CO_3 的电离平衡向左移动。

由于溶液中 HCO_3^- 浓度较大，加入的少量酸电离出的 H^+ 几乎全部转变成 H_2CO_3。当建立新的平衡时，溶液中 H_2CO_3 的浓度略有增大，HCO_3^- 的浓度略有减小，而 H^+ 浓度几乎没有增加，故溶液的 pH 值几乎保持不变。溶液中的 HCO_3^- 发挥了抵抗外来酸的作用，因此，HCO_3^- ($NaHCO_3$)是该缓冲溶液的抗酸成分。抗酸的离子方程式为：

$$H^+ + HCO_3^- \rightleftharpoons H_2CO_3$$

当向 $NaHCO_3/H_2CO_3$ 缓冲溶液中加入少量强碱时，碱电离出的 OH^- 与 H_2CO_3 电离出的 H^+ 结合，生成极难电离的 H_2O，促使 H_2CO_3 的电离平衡向右移动。

　　由于溶液中的 H_2CO_3 溶度较大，加入的少量碱电离出的 OH^- 几乎全部转变为 H_2O。当建立新的平衡时，HCO_3^- 的浓度略有增大，H_2CO_3 浓度略有减小，OH^- 浓度没有几乎增加，故溶液的 pH 值几乎保持不变。溶液中的 H_2CO_3 发挥了抵抗外来碱的作用，因此，H_2CO_3 是该缓冲溶液的抗碱成分。抗碱的离子方程式为：

$$H_2CO_3 + OH^- \rightleftharpoons H_2O + HCO_3^-$$

　　必须指出，缓冲溶液的缓冲作用是有一定限度的。如果向缓冲溶液中加入大量的强酸、强碱或显著稀释，缓冲溶液中的抗酸成分或抗碱成分将被耗尽，缓冲溶液就会失去缓冲作用，溶液的 pH 值将会发生很大变化。

6.4.4　缓冲溶液在医学上的意义

　　缓冲溶液在医学上有着重要的意义。例如，测定体液 pH 值时，需用一定 pH 值的缓冲溶液做比较。微生物的培养、组织切片、细菌的染色都需要在一定 pH 缓冲溶液中进行。血库中血液的冷藏也需要一定 pH 值的缓冲溶液。

　　缓冲溶液在人体内也很重要。如人体血液的 pH 值能维持在 7.35～7.45，固然与多种排泄器官将过多的酸、碱性物质排出体外有关，更因为血液中含有多种缓冲体系，能够抵抗代谢过程中产生的以及随食物、药物进入人体的酸性或碱性物质，以保持其本身和机体内的酸碱平衡。如果人的机体发生某些疾病，使代谢过程发生障碍，体内积蓄的酸或碱过多，超越了缓冲溶液的缓冲能力时，血液的 pH 值就会发生变化，出现酸中毒或碱中毒，严重时甚至会危及生命。临床上用乳酸钠或碳酸氢钠纠正酸中毒，用氯化铵纠正碱中毒。

　　血液中含有多种缓冲对，在血浆中主要有 $NaHCO_3/H_2CO_3$、Na_2HPO_4/NaH_2PO_4、Na-蛋白质/H-蛋白质等。在这些缓冲对中，$NaHCO_3/H_2CO_3$ 在血液中的浓度最高，缓冲能力最大，它对人体内代谢过程中产生或来源于食物中的有机酸和碱起到主要缓冲作用，对维持血液正常的 pH 值起着决定性的作用。在红细胞内含有的缓冲对为 $KHCO_3/H_2CO_3$、K_2HPO_4/KH_2PO_4、K-血红蛋白(KHb)/H-血红蛋白(HHb)和 K-氧合血红蛋白(KHbO_2)/H-氧合血红蛋白(HHbO_2)。其中，以血红蛋白和氧合血红蛋白最为重要，因为血液对 CO_2 的缓冲作用主要是靠它们实现的。

课堂活动

　　如果人的机体发生某些疾病，使代谢过程发生障碍，体内积蓄的酸或碱过多，超出了缓冲溶液的缓冲能力时，血液的 pH 值就会发生变化，出现酸中毒或碱中毒，严重时甚至会危及生命。目前临床上用碳酸氢钠或乳酸钙纠正酸中毒，用氯化铵纠正碱中毒。你能解释这两者的治疗原理是什么吗？

本节综合习题

1. 填空题

(1) 在缓冲溶液 $NH_3 \cdot H_2O/NH_4Cl$ 中，抗酸成分是＿＿＿＿＿＿，抗碱成分是＿＿＿＿＿。

(2) 在缓冲溶液 Na_2HPO_4/NaH_2PO_4 中，抗酸成分是＿＿＿＿＿＿，抗碱成分是＿＿＿＿＿。

(3) 人体血浆中最重要的抗酸成分是＿＿＿＿＿＿，最重要的抗碱成分是＿＿＿＿＿＿，

2. 简答题

(1) 根据缓冲溶液的组成不同，说出缓冲溶液的几种分类方法。

(2) 试解释缓冲溶液 $NH_3 \cdot H_2O/NH_4Cl$ 的抗酸和抗碱原理。

(3) 人体血液中主要的缓冲对有哪些？其中哪种缓冲能力最大？正常人体血液的 pH 值是多少？

本 章 小 结

(1) 电解质是指在水溶液中或熔融状态下能够导电的化合物。电解质可分为强电解质和弱电解质。

(2) 水的离子积常数为 $K_w = [H^+] \cdot [OH^-] = 1.0 \times 10^{-14}$。溶液的酸碱性常用 pH 值来表示。

(3) 在水溶液中，盐的离子与水中的 H^+ 或 OH^- 作用生成弱电解质的反应称为盐类的水解，盐类水溶液酸碱性与盐的组成有关。

(4) 能够抵抗外加的少量强酸、强碱或适当的稀释而保持溶液 pH 值几乎不变的作用称为缓冲作用。具有缓冲作用的溶液称为缓冲溶液。缓冲溶液中具有抗酸和抗碱两种成分，并且这两种成分之间存在化学平衡。

第7章　有机化合物概述

学习目标

(1) 掌握有机化合物特性及有机化合物凯库勒结构式的书写方法。

(2) 熟悉有机化合物的概念和同分异构现象。

(3) 了解有机化合物的分类。

1. 有机化合物与有机化学

自然界中的物质种类繁多，根据它们的组成、结构、性质等的差异，通常分为两大类：一类是我们在前面学习过的来源于矿物中的单质、氧化物、酸、碱和盐等无机物；另一类就是我们现在要学习的有机化合物，日常生活中遇到的物质，如糖、食醋、淀粉、油脂、纤维素、塑料、酒精、燃料油类等均属于有机化合物。有机化合物最初是指来源于动植物体内的化学物质，由于这类物质与生命有着密切的关系，因此将其赋予"有机"含义。大量研究表明，有机化合物都含有碳元素和氢元素，此外，还含有氧、氮、卤素、硫和磷等元素，因此，人们把碳氢化合物及其衍生物称为有机化合物，简称有机物。有机化学就是研究有机化合物的组成、结构、性质、反应、合成、应用及其变化规律的一门科学。

2. 有机化合物的特性

有机化合物有数千万种之多，它们的性质各异，但大多数有机化合物具有一些共同的特点，主要有：

(1) 可燃性。绝大多数有机化合物可以燃烧，最终生成二氧化碳和水。如棉花、汽油、酒精、木材等，而大部分无机物则不能燃烧。

(2) 熔点低。有机化合物的熔点都较低，一般不超过 400℃。常温下，多数有机化合物为易挥发的气体、液体和低熔点的固体，如葡萄糖的熔点为 146℃；而绝大多数无机化合物的熔点较高，如氧化铝的熔点高达 2050℃。

(3) 不导电。有机化合物分子一般为共价键的非电解质，不能导电，而多数无机化合物在水溶液中或熔融状态下能导电。

(4) 难溶于水。大多数有机化合物难溶于水，易溶于有机溶剂，常用的有机溶剂有酒精、汽油、四氯化碳、乙醚和苯等。

(5) 稳定性差。多数有机化合物不如无机物稳定。有机化合物常常受温度、细菌、空气或光照的影响而分解变质。

(6) 反应速率较慢。许多无机物之间的反应速率较快，有的瞬间就能完成，而多数有机化合物之间的反应速率较慢，有的需要几个小时、数天，甚至更长时间才能完成。

(7) 反应产物复杂。多数有机化合物之间的反应，常伴有副反应发生，除生成主产物外，还常有副产物，因此，书写有机化学反应方程式时，一般只需要写出主要产物，反应物和生成物之间常用箭头(→)表示，有机化学反应方程式可以配平，也可以不配平。

3. 有机化合物中的化学键

有机物与无机物性质的不同，主要是由于分子中的化学键不同，有机化合物是含碳化合物，由于碳原子在元素周期表中的特殊位置，决定了碳原子的特殊结构和特殊性质，碳原子最外电子层上有 4 个电子，在化学反应中，既不容易得到电子，也不容易失去电子，所以碳原子和其他原子结合时易形成共价键，因此，有机物一般属于共价化合物。在有机化合物中，碳原子总是形成 4 个共价键，碳原子的化合价为 4 价。

碳原子不仅可以与氢原子或其他元素的原子形成共价键，碳原子与碳原子之间也能形成共价键，共价键可分为 σ 键和 π 键两种。两个原子之间共用一对电子形成的共价键称为单键，用"—"表示，单键是牢固的 σ 键；两个原子之间共用两对电子、3 对电子形成的共价键称为双键、三键，分别用"＝"、"≡"表示，在双键、三键中除 σ 键外，还有不牢固、易断裂的 π 键。在有机化合物中碳原子之间可以连接成链，这一重要学说是德国化学家凯库勒提出来的。

4. 有机化合物的结构

结构是指分子中各个原子间的排列顺序和结合方式。有机化合物的结构决定了它的性质，因此学习有机化合物的结构是学习有机化合物性质和用途的基础。有机化合物结构的表示方法常用的有路易斯结构式(也称电子式)、凯库勒结构式和键线式。

(1) 路易斯结构式

路易斯结构式是用"·"来表示电子，一个点表示一个电子，将组成分子的原子最外层电子数全部表示出来，共用电子对写在两个原子之间。例如：

$$\underset{\text{甲烷}}{\overset{\displaystyle H}{\underset{\displaystyle H}{H\!:\!\overset{\displaystyle ..}{\underset{\displaystyle ..}{C}}\!:\!H}}} \qquad \underset{\text{甲醚}}{\overset{\displaystyle H \qquad H}{\underset{\displaystyle H \qquad H}{H\!:\!\overset{..}{\underset{..}{C}}\!:\!\overset{..}{\underset{..}{O}}\!:\!\overset{..}{\underset{..}{C}}\!:\!H}}} \qquad \underset{\text{乙烯}}{\overset{\displaystyle H \quad H}{\underset{\displaystyle \ \ }{H\!:\!\overset{..}{\underset{..}{C}}\!::\!\overset{..}{\underset{..}{C}}\!:\!H}}} \qquad \underset{\text{乙炔}}{H\!:\!C\!\vdots\!C\!:\!H}$$

(2) 凯库勒结构式

凯库勒结构式是以短线表示原子与原子之间的成键电子对，其他电子略去不写。例如：

$$\underset{\text{乙烷}}{\overset{\displaystyle H \quad H}{\underset{\displaystyle H \quad H}{H\!-\!C\!-\!C\!-\!H}}} \qquad \underset{\text{甲醚}}{\overset{\displaystyle H \qquad H}{\underset{\displaystyle H \qquad H}{H\!-\!C\!-\!O\!-\!C\!-\!H}}} \qquad \underset{\text{甲酸}}{\overset{\displaystyle O}{H\!-\!C\!-\!O\!-\!H}} \qquad \underset{\text{乙炔}}{H\!-\!C\!\equiv\!C\!-\!H}$$

在表示有机化合物结构时更常用的是凯库勒结构式及凯库勒的简写式，凯库勒的简写式即略去凯库勒式中的短线(特殊部分的短线一般不略去)，并用下标表示连在同一个原子上的相同原子的数目，凯库勒的简写式又称为有机化合物的结构简式。例如：

$$CH_3—CH_3 \qquad CH_2{=}CH_2 \qquad CH{\equiv}CH \qquad CH_3—CH_3—OH$$

　　乙烷　　　　　　乙烯　　　　　　乙炔　　　　　　　乙醇

(3) 键线式

键线式也称骨架式或碳架式，是另一种简化了的凯库勒式书写方式，即以"—""="和"≡"分别表示碳碳单键、碳碳双键和碳碳三键，碳氢单键略去不写，再加上除碳氢外其他原子组成的官能团，每一个折点代表一个碳原子，一些特殊端点上的氢原子不能省略，如乙醇中羟基上的氢原子，丙醛中醛基上的氢原子等。例如：

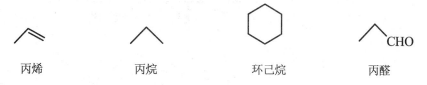

　　丙烯　　　　　　丙烷　　　　　　环己烷　　　　　丙醛

5. 同分异构现象

人们在研究有机物的分子组成、结构和性质时发现，很多物质的分子组成相同，但结构和性质有差异。如乙醇和甲醚的分子式都是 C_2H_6O，但它们的理化性质和结构完全不同，是两个不同的化合物。

$$\begin{array}{ccc} & H & H \\ & | & | \\ H— & C—C & —OH \\ & | & | \\ & H & H \end{array} \qquad\qquad \begin{array}{ccccc} H & & & H \\ | & & & | \\ H—C & —O— & C—H \\ | & & & | \\ H & & & H \end{array}$$

　　　　　　　乙醇　　　　　　　　　　　甲醚

这种分子式相同而结构式不同的化合物，互称为同分异构体，这种现象称为同分异构现象。有机化合物的同分异构现象包括构造异构和立体异构。

$$同分异构\begin{cases} 构造异构\begin{cases} 碳链异构 \\ \\ 官能团异构 \end{cases} \\ \\ 立体异构\begin{cases} 构型异构\begin{cases} 顺反异构 \\ 对映异构 \end{cases} \\ \\ 构象异构 \end{cases} \end{cases}$$

6. 有机化合物的分类

有机化合物一般有两种分类方法，一种是按碳架分类，另一种是根据官能团分类。

(1) 按碳架分类

碳架是指碳原子与碳原子相互结合后构成的有机化合物基本碳链骨架。根据分子中碳架不同，有机化合物可以分为开链化合物和闭链化合物。

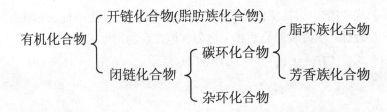

(2) 按官能团分类

官能团是指能决定一类有机化合物化学特性的原子或原子团。根据分子中所含的官能团不同，可将有机化合物分为若干类。一些常见官能团和化合物的类别见表7-1。

表 7-1　常见官能团及其相关化合物

化合物类别	官能团结构	官能团名称	化合物类别	官能团结构	官能团名称
烯烃	$\diagdown C{=}C\diagup$	碳碳双键	醛	$\overset{O}{\underset{\parallel}{-C-H}}$	醛基
炔烃	$-C{\equiv}C-$	碳碳三键	酮	$\overset{O}{\underset{\parallel}{-C-}}$	酮基
卤代烃	$-X$	卤素原子	羧酸	$\overset{O}{\underset{\parallel}{-C-OH}}$	羧基
醇	$-OH$	羟基	胺	$-NH_2$	氨基
酚	$-OH$	羟基	硝基化合物	$-NO_2$	硝基
醚	$-\overset{\mid}{C}-O-\overset{\mid}{C}-$	醚键			

本章综合习题

1. 名词解释

(1) 有机化合物

(2) 有机化学

(3) 同分异构体

(4) 官能团

2. 选择题

(1) 组成有机物最基本的元素是(　　)。

　　A. O　　　　　　　　B. H　　　　　　　　C. C 和 H　　　　　　　　D. N

(2) 下列化合物是有机化合物的是(　　)。

　　A. H_2O　　　　　　B. CO　　　　　　　C. CO_2　　　　　　　　D. CH_4

(3) 大多数有机物完全燃烧的最终产物是(　　)。

    A. CO　　　　　　　　B. CO_2　　　　　　　　C. CO_2 和 H_2O　　　　　　D. CO 和 CO_2

(4) 下列性质不属于有机物特性的是(　　)。

    A. 能够燃烧　　　　　　　　　　　　　B. 反应产物复杂

    C. 能够导电　　　　　　　　　　　　　D. 大多不溶于水

(5) 下列表达式中，属于凯库勒结构式的是(　　)。

    A. CH_3—CH_3　　　　　B. 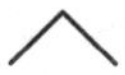 ∧　　　　　C. H : C ⋮⋮ C : H　　　　D. C_2H_6O

(6) 在有机化合物分子中碳原子的化合价一般为(　　)。

    A. 1 价　　　　　　B. 2 价　　　　　　C. 3 价　　　　　　D. 4 价

(7) 在有机化合物分子中碳原子与碳原子之间不可能出现的化合价是(　　)。

    A. 碳碳单键　　　　B. 碳碳四键　　　　C. 碳碳三键　　　　D. 碳碳双键

本 章 小 结

有机化合物是碳氢化合物及其衍生物，有机化学是研究有机化合物的组成、结构、性质、反应、合成、应用及其变化规律的一门科学。有机化合物的特性是可燃性、熔点低、不导电、难溶于水、稳定性差、反应速率慢、反应产物复杂。有机化合物中的化学键是共价键，碳原子是 4 价，碳原子和碳原子可以形成碳碳单键、双键、三键。表示有机化合物结构的方法常用的有路易斯结构式、凯库勒结构式和键线式。有机化合物普遍存在同分异构现象。有机化合物可以按碳架和官能团进行分类。

第8章 烃

学习目标

(1) 掌握烃的系统命名方法及烃的主要化学性质。

(2) 熟悉烷烃的物理性质，烃的分类、同分异构现象。

(3) 了解医药中常见的烃、稠环芳香烃。

(4) 会鉴别烷烃、烯烃、炔烃、苯和苯的同系物。

只由碳和氢两种元素组成的化合物，称为碳氢化合物，简称为烃。烃的种类很多，根据烃分子中碳原子与碳原子之间连接方式与成键方式的不同，烃可以分为：

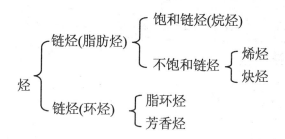

8.1 烷 烃

分子中碳原子与碳原子之间都以单键相连，碳原子的其余价键都和氢原子相连的开链化合物称为饱和链烃，简称烷烃。

8.1.1 烷烃的结构

最简单的烷烃是甲烷。分子式为 CH_4。甲烷是天然气和沼气的主要成分，为无色、无味和无毒的可燃气体，俗称瓦斯。

甲烷分子中 1 个碳原子和 4 个氢原子形成了 4 个 C—H 单键。若用 "—" 表示一个共价键，则甲烷的分子结构可表示为：

$$
\begin{array}{c}
H \\
| \\
H - C - H \\
| \\
H
\end{array}
$$

甲烷分子是正四面体的立体结构。碳原子位于正四面体的中心，4 个氢原子位于正四面体的 4 个顶点上，4 个 C—H 键之间的夹角(键角)都是 $109°28'$。甲烷分子的结构模型如图 8-1 所示。

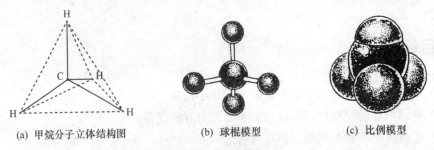

(a) 甲烷分子立体结构图　　(b) 球棍模型　　(c) 比例模型

图 8-1　甲烷分子的立体模型

除甲烷外，还有一系列性质与结构和甲烷相似的烃，例如，乙烷、丙烷、丁烷等，它们的结构式、结构简式和分子式见表 8-1。

表 8-1　几种烷烃的结构式、结构简式和分子式

名称	结构式	结构简式	分子式	同系列差
甲烷	H—C—H（上下各一H）	CH_4	CH_4	
乙烷	H—C—C—H	CH_3CH_3	C_2H_6	CH_2
丙烷	H—C—C—C—H	$CH_3CH_2CH_3$	C_3H_8	CH_2
丁烷	H—C—C—C—C—H	$CH_3CH_2CH_2CH_3$	C_4H_{10}	CH_2

由表 8-1 可以看出，从乙烷开始，分子中除了 C—H 单键外，开始出现了 C—C 单键，这些化合物的共同特点是碳架为开链状，碳原子与碳原子之间、碳原子与氢原子之间都以单键相连。

8.1.2　烷烃的同系列和组成通式

由表 8-1 可知，相邻两个烷烃在分子组成上都相差一个 CH_2 原子团，把 CH_2 原子团称为同系差或系差；把结构相似，在分子组成上相差一个或若干个 CH_2 原子团的一系列化合物，称为同系列。同系列中的化合物互称为同系物。化合物的结构决定化学性质，同系物

具有相似的化学结构，因此化学性质相近，物理性质随碳原子数的递增呈现出规律性的变化。掌握了同系列中具有代表性的某种化合物的性质，就能推知其他同系物的一般性质。

观察表 8-1 可知，在烷烃的同系物分子中，若碳原子数目为 n，则氢原子的数目为 $2n+2$，烷烃分子的组成通式可用 C_nH_{2n+2} 表示。

8.1.3　烷烃的同分异构现象

甲烷、乙烷和丙烷分子中都只有一种连接方式，没有同分异构现象。从含 4 个碳原子的烷烃开始，产生同分异构现象，且随着烷烃分子中碳原子数目的增加，同分异构体的数目迅速增多。如 C_4H_{10} 有 2 种同分异构体，C_5H_{12} 有 3 种同分异构体，C_6H_{14} 有 5 种同分异构体，C_7H_{16} 有 9 种同分异构体，C_8H_{18} 有 18 种同分异构体，$C_{20}H_{42}$ 有 366 319 种同分异构体。

C_4H_{10} 的 2 种同分异构体为：

$$CH_3-CH_2-CH_2-CH_3 \qquad\qquad CH_3-\underset{\underset{CH_3}{|}}{CH}-CH_3$$

正丁烷　　　　　　　　　　　　　异丁烷

C_5H_{12} 的 3 种同分异构体为：

$$CH_3-CH_2-CH_2-CH_2-CH_3 \qquad CH_3-\underset{\underset{CH_3}{|}}{CH}-CH_2-CH_3 \qquad CH_3-\overset{\overset{CH_3}{|}}{\underset{\underset{CH_3}{|}}{C}}-CH_3$$

正戊烷　　　　　　　　　　　异戊烷　　　　　　　　　　新戊烷

8.1.4　饱和碳原子的分类

饱和碳原子是指碳原子与碳原子之间以单键相连形成的共价键，烷烃分子中的各个碳原子都是饱和碳原子，根据碳原子与其他碳原子相连数目的不同，可将碳原子分为伯、仲、叔、季碳原子，连接在伯、仲、叔碳原子上的氢原子分别称为伯、仲、叔氢原子。

$$\overset{6}{CH_3}$$
$$\overset{1}{CH_3}-\overset{2}{\underset{\underset{\overset{7}{CH_3}}{|}}{C}}-\overset{3}{\underset{\underset{\overset{8}{CH_3}}{|}}{CH}}-\overset{4}{CH_2}-\overset{5}{CH_3}$$

伯碳原子又称为一级碳原子，用 1° 表示，是指只与一个其他碳原子直接相连的碳原子。如上式中的 $\overset{1}{C}$、$\overset{5}{C}$、$\overset{6}{C}$、$\overset{7}{C}$、$\overset{8}{C}$ 为伯碳原子。仲碳原子又称为二级碳原子，用 2° 表示，是指与 2 个其他碳原子直接相连的碳原子。如上式中的 $\overset{4}{C}$ 为仲碳原子。叔碳原子又称为三级碳原子，用 3° 表示，是指与 3 个其他碳原子直接相连的碳原子。如上式中的 $\overset{3}{C}$ 为叔碳原子。季碳原子又称为四级碳原子，用 4° 表示，是指与 4 个其他碳原子直接相连的碳原子，如上式中的 $\overset{2}{C}$ 为叔碳原子。

8.1.5 烷烃的命名

有机化合物种类繁多，结构复杂，同分异构体多，因此，必须有适当的命名方法来区别不同的有机化合物。烷烃的命名有普通命名法(也称习惯命名法)和系统命名法两种。

1. 普通命名法

普通命名法适用于结构比较简单的烷烃。1～10 个碳原子的烷烃，分别用甲、乙、丙、丁、戊、己、庚、辛、壬、癸表示碳原子的数目，再加上"烷"字，即为烷烃的普通命名；碳原子数目在 10 个以上的烷烃用小写中文数字命名。为了区别烷烃的同分异构体，常在烷烃名称前加"正"、"异"、"新"等，以示区别，直链烷烃称为"正某烷"；碳链的一端具有 $CH_3—CH—$ 结构的烷烃，按照碳原子的总数称为"异某烷"；碳链的一端具有
$$\underset{CH_3}{|}$$

$$CH_3—\overset{CH_3}{\underset{CH_3}{|}}—$$ 结构的烷烃，按照碳原子的总数称为"新某烷"。例如：

$$CH_3—CH_2—CH_2—CH_2—CH_3 \qquad CH_3—CH—CH_2—CH_3 \qquad CH_3—\overset{CH_3}{\underset{CH_3}{|}}—CH_3$$
$$\underset{CH_3}{|}$$

正戊烷   异戊烷   新戊烷

烷烃的普通命名方法有很大的局限性，C_6H_{14} 的 5 种不同异构体，用"正"、"异"、"新"表示其中 3 个同分异构体以外，另有两个异构体没法区别。对于结构比较复杂的烷烃，就必须采用系统命名法。

2. 系统命名法

(1) 直链烷烃的系统命名

直链烷烃的系统命名法与普通命名法基本相同，只需省略"正某烷"中的"正"字，称为"某烷"。例如：

$$CH_3—CH_2—CH_2—CH_3 \qquad\qquad CH_3—CH_2—CH_2—CH_2—CH_2—CH_3$$

丁烷   己烷

(2) 含支链烷烃的系统命名

异戊烷和新戊烷是属于含有支链的烷烃。含有支链的烷烃可以看作是烷基取代基取代了直链烷烃上的中间氢原子。烃分子中去掉一个氢原子剩下的原子基团称为烃基，用"R—"表示。烷烃分子中去掉一个氢原子剩余的原子团称为烷基，通式为 C_nH_{2n+1}—。烷基的名称由相应烷烃而来，去掉"烷"字加上"基"字即可。例如：

甲烷	CH_4	甲基	CH_3—
乙烷	CH_3—CH_3	乙基	CH_3—CH_2—
丙烷	CH_3—CH_2—CH_3	正丙基	CH_3—CH_2—CH_2—
		异丙基	CH_3—CH—CH_3

1892 年在日内瓦召开的国际化学会议上人们提出了有机化合物的系统命名法，后经国际纯粹与应用化学联合会(IUPAC)确定为有机化合物系统命名原则，也称为 IUPAC 命名法。有机化合物的中文命名原则是中国化学会以 IUPAC 命名原则为基础，结合中国文字特点制定的，其要点可归纳为：

① 主链的选择

选择烷烃分子中最长的连续碳链为主链，以此作为"母体烷烃"，按主链上碳原子的数目称为"某烷"。例如：

$$CH_3—CH_2—\underset{\underset{CH_3}{|}}{\underset{CH_2}{|}}CH—CH_3$$

母体名称是戊烷，而不是丁烷。

② 主链的编号

从靠近取代基的一端开始，用阿拉伯数字 1、2、3、4……依次给主链上的碳原子编号，以确定取代基的位置。在此基础上，以保证各取代基都有尽可能小的编号。例如：

$$\underset{5}{CH_3}—\underset{4}{CH}—\underset{3}{CH_2}—\underset{2}{C}—\underset{1}{CH_3}$$

$$\underset{1}{CH_3}—\underset{2}{CH}—\underset{3}{CH_2}—\underset{4}{CH_3} \qquad \underset{6}{CH_3}—\underset{5}{CH_2}—\underset{4}{CH_2}—\underset{3}{CH}—\underset{2}{CH_2}—\underset{1}{CH_3}$$

③ 烷烃名称的书写

取代基的名称与烷烃母体名称的书写顺序是取代基的名称写在前面，母体烷烃的名称写在后面。取代基位次的书写顺序是取代基的位次写在取代基的名称前面，取代基的位次编号与取代基的名称之间用短线"-"连接，若主链上有几个相同的取代基，则将它们合并起来，用二、三等数字表示取代基的数目。取代基的位次要一一标明，表示位次的阿拉伯数字之间用","隔开；若有几个不同的取代基，则把简单的取代基写在前面，复杂的取代基写在后面，常见取代基由简到繁的顺序是甲基、乙基、丙基、丁基、异丙基等。例如：

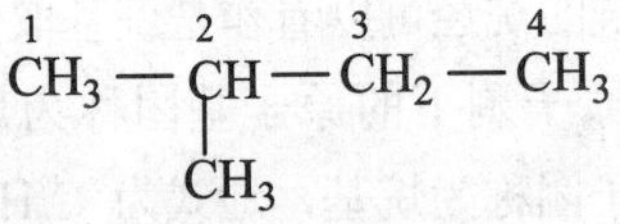

$$CH_3 \overset{1}{-} \overset{2}{CH} \overset{3}{-} CH_2 \overset{4}{-} CH_3$$
$$|$$
$$CH_3$$

2-甲基丁烷

$$CH_3 \overset{6}{-} CH_2 \overset{5}{-} CH_2 \overset{4}{-} CH \overset{3}{-} CH_2 \overset{2}{-} CH_3$$
$$|$$
$$CH_3$$

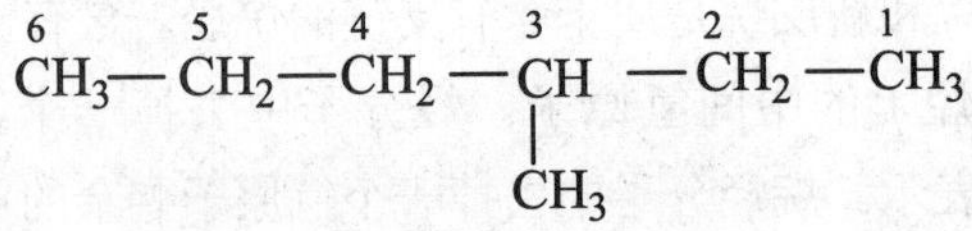

3-甲基己烷

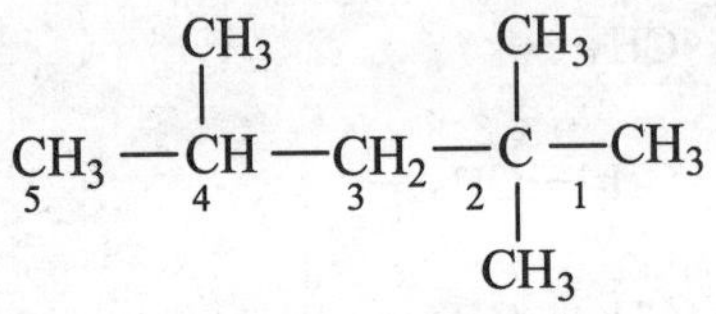

2,2,4-三甲基戊烷

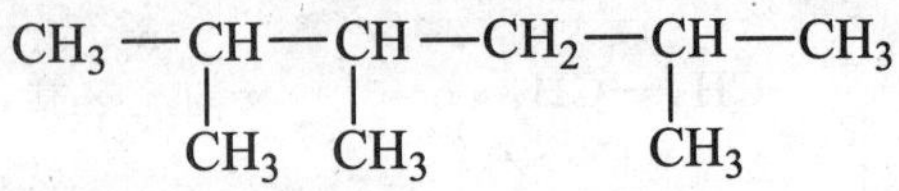

2,35-三甲基己烷

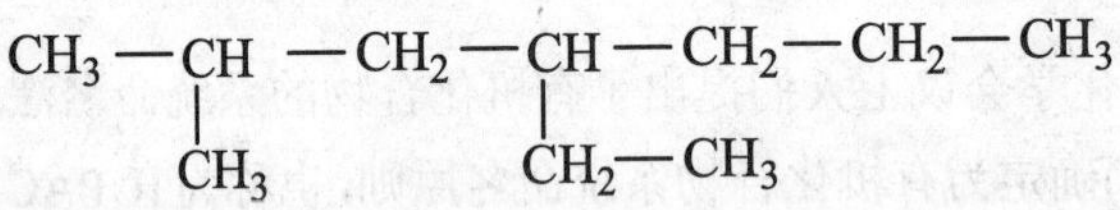

2-甲基-4-乙基庚烷

课堂活动

分别写出 C_6H_{14} 的 5 种异构体和 C_7H_{16} 的 9 种异构体并用系统命名法命名。

8.1.6　烷烃的性质

1. 烷烃的物理性质

有机化合物的物理性质通常是指物质的状态、沸点、熔点、密度、溶解度等，有机化合物数目庞大，物理性质各异，但各类有机化合物具有某些共同的物理性质，如烷烃都比水轻，难溶于水，易溶于乙醇、乙醚、四氯化碳等有机溶剂中。烷烃的物理性质，随着分子中碳原子数目的增加，呈现规律性的变化。室温下，1～4 个碳原子的直链烷烃为气体；5～16 个碳原子的直链烷烃为液体；17 个碳原子以上的直链烷烃为固体。直链烷烃的熔点和沸点，随着相对分子质量的增大而升高。总的来说，有机化合物的物理性质与分子的组成和结构有着密切的关系。一些烷烃的物理性质见表 8-2。

表 8-2　一些烷烃的物理常数

烷烃	结构式	熔点/℃	沸点/℃	密度/(g/cm³)
甲烷	CH_4	-182.6	-161.6	0.424(-160℃)
乙烷	CH_3CH_3	-182.3	-88.5	0.546(-88℃)
丙烷	$CH_3CH_2CH_3$	-187.1	-42.1	0.582(-42℃)
丁烷	$CH_2(CH_2)_2CH_3$	-138	-0.5	0.597(0℃)

(续表)

烷烃	结构式	熔点/℃	沸点/℃	密度/(g/cm³)
戊烷	$CH_3(CH_2)_3CH_3$	−129.7	36.1	0.626(20℃)
己烷	$CH_3(CH_2)_4CH_3$	−95	68.8	0.659(20℃)
十一烷	$CH_3(CH_2)_9CH_3$	−25.6	195.9	0.740(20℃)
二十烷	$CH_3(CH_2)_{18}CH_3$	36.4	343	0.789(20℃)

2. 烷烃的化学性质

烷烃分子中的碳碳键和碳氢键都是单键，它们是稳定的 σ 键，因此烷烃的化学性质很稳定，在通常条件下一般不与强酸、强碱、强氧化剂发生化学反应，但在适宜的条件下，如光照、高温或在催化剂的作用，烷烃也可以发生某些化学反应。

(1) 燃烧反应

烷烃在空气中燃烧，生成二氧化碳和水，同时放出大量的热能。例如：

$$CH_4 + O_2 \xrightarrow{\text{点燃}} CO_2 + H_2O + \text{热量}$$

上述反应也称为氧化反应。在有机化学中，常把反应过程中加氧去氢的反应称为氧化反应；反之，把反应过程中去氧加氢的反应称为还原反应。

(2) 取代反应

有机化合物分子中的氢原子(或其他原子)或原子团被另一原子或原子团代替的反应称为取代反应。烷烃分子中的氢原子被卤素原子取代的反应，称为卤代反应，反应后生成的化合物称为卤代烃。烷烃在高温、光照或催化剂的作用下，能与卤素发生取代反应。例如，甲烷在紫外光照射下与氯气发生取代反应：

$$CH_4 + Cl_2 \xrightarrow{\text{光照}} CH_3Cl + HCl$$
$$\text{一氯甲烷}$$

甲烷的氯代反应较难停留在一取代阶段，一氯甲烷可以继续氯代生成二氯甲烷、三氯甲烷(又称氯仿)、四氯甲烷(又称四氯化碳)。氯仿是一种麻醉剂(临床上现已很少使用)，四氯化碳还可用作灭火剂。二氯甲烷、三氯甲烷和四氯甲烷都是很好的有机溶剂。

$$CH_4 \xrightarrow[\text{光照}]{Cl_2} CH_3Cl \xrightarrow[\text{光照}]{Cl_2} CH_2Cl_2 \xrightarrow[\text{光照}]{Cl_2} CHCl_3 \xrightarrow[\text{光照}]{Cl_2} CCl_4$$
$$\text{一氯甲烷} \quad \text{二氯甲烷} \quad \text{三氯甲烷} \quad \text{四氯甲烷}$$

课堂活动

有机化学中的氧化反应、还原反应与无机化学中的氧化反应、还原反应有什么区别与联系？

8.1.7 医药中重要的烷烃

1. 液体石蜡

液体石蜡主要成分为16～20个碳原子的正构烷烃,性状为无色透明油状液体,在日光下观察不显荧光。室温下无臭、无味,不溶于水、甘油、冷乙醇,溶于苯、乙醚、氯仿和热乙醇。液体石蜡有阻隔皮肤的水分蒸发的作用,所以在婴儿油、乳液或乳霜等护肤品中常当作润滑保湿剂使用。由于液体石蜡具有良好的油溶性质,所以也会出现在卸妆油或卸妆乳中做卸妆用。液体石蜡在肠内不被消化,吸收极少,对肠壁和粪便起润滑作用,且能阻止肠内水分吸收,软化大便,使之易于排出,因此也常常用作口服泻药,液状石蜡是治疗便秘的常用药物。

2. 石蜡

石蜡是石油加工产品的一种,是25～34个碳原子的固体烷烃的混合物,为无臭、无味的白色或黄色固体。石蜡主要用作食品、口服药品及某些商品(如蜡纸、蜡笔、蜡烛、复写纸)的组分及包装材料,烘烤容器的涂敷料,用于水果保鲜、电器元件绝缘,提高橡胶抗老化性和增加柔韧性等。

3. 凡士林

凡士林是液体石蜡与固体石蜡的混合物,不溶于水,能溶于醚和石油醚。凡士林化学性质稳定,不亲水,涂抹在皮肤上可以保持皮肤湿润,具有很好的防晒和保湿作用。凡士林能使伤口部位的皮肤组织保持最佳状态,加速皮肤自身的修复能力。凡士林并没有杀菌能力,但它阻挡了来自空气中的细菌和皮肤接触,从而降低了感染的可能性,加速伤口的愈合。

本节综合习题

1. 名词解释

(1) 烃

(2) 饱和链烃(烷烃)

(3) 氧化反应

(4) 取代反应

2. 用系统命名法命名下列化合物或写出结构简式

(1) 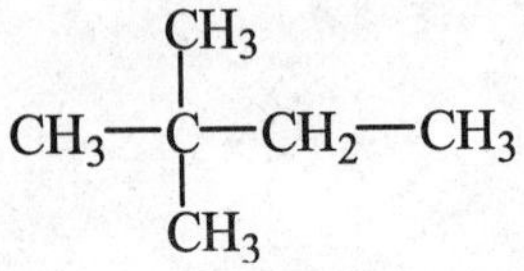 $CH_3-\underset{\underset{CH_3}{|}}{\overset{\overset{CH_3}{|}}{C}}-CH_2-CH_3$

(2) $CH_3-CH-CH_2-\overset{\overset{\displaystyle CH_3}{|}}{\underset{\underset{\displaystyle CH_3}{|}}{C}}-CH_3$

(3) $CH_3-CH_2-CH-\overset{\overset{\displaystyle CH_3}{|}}{\underset{\underset{\displaystyle CH_2-CH_3}{|}}{CH}}-CH_3$

(4) 2,3-二甲基丁烷

(5) 2-甲基-3-乙基己烷

3. 选择题

(1) 下列说法正确的是( )。

    A. 烃是指燃烧反应后生成二氧化碳和水的化合物

    B. 烃是指由碳和氢两种元素组成的化合物

    C. 烃是指分子中含有碳元素和氢元素的化合物

    D. 烃是指分子中含有碳元素的化合物

(2) 将作物秸秆、垃圾、粪便等"废物"在隔绝空气的条件下发酵，会产生大量的可燃性气体。这项措施即减少了"废物"对环境的污染，又开发了一种生活燃料的能源。这种可燃性气体的主要成分是( )。

    A. CH_4 B. CO_2 C. CO D. H_2

(3) 下列性质与烷烃不符的是( )。

    A. 不与强酸、强碱、强氧化剂作用   B. 能发生氧化反应

    C. 能发生取代反应   D. 能与高锰酸钾的酸性溶液反应

(4) 用系统命名法命名新己烷，正确名称为( )。

    A. 己烷   B. 2-甲基己烷   C. 2,2-二甲基丁烷   D. 2,2-二甲基己烷

(5) 下列物质中，俗称为氯仿的是( )。

    A. CCl_4 B. $CHCl_3$ C. CH_2Cl_2 D. CH_3Cl

(6) 在烷烃分子中，与其他 3 个碳原子直接相连的碳原子称为( )。

    A. 伯碳原子   B. 仲碳原子   C. 叔碳原子   D. 季碳原子

(7) 下列物质中，能与甲烷发生取代反应的是( )。

    A. 氢气   B. 氯气   C. 氧气   D. 水

(8) 在烷烃分子中，与仲碳原子相连的氢原子称为( )。

    A. 伯氢原子   B. 仲氢原子

    C. 叔氢原子   D. 无法确定氢原子的类型

(9) 在 $CH_3-\overset{\overset{\displaystyle CH_3}{|}}{\underset{\underset{\displaystyle CH_3}{|}}{C}}-CH_2-CH_3$ 结构式中，不含有( )。

    A. 伯碳原子   B. 仲碳原子   C. 叔碳原子   D. 季碳原子

(10) 烷烃分子中不存在的氢原子类型是(　　)。

  A. 伯氢原子   B. 仲氢原子   C. 叔氢原子   D. 季氢原子

8.2　不饱和链烃

  不饱和链烃是指分子中含有碳碳双键或碳碳三键的开链烃,烯烃和炔烃均为不饱和烃。不饱和烃的化学性质比烷烃要活泼得多,在医药科学和生命科学中都有十分重要的地位。烯烃是指分子中含有碳碳双键( )的不饱和链烃。烯烃的官能团是碳碳双键,根据分子中含有碳碳双键的数目,烯烃可分为单烯烃、二烯烃和多烯烃,我们主要讨论单烯烃。分子中含有碳碳三键(—C≡C—)的不饱和链烃称为炔烃,碳碳三键是炔烃的官能团。

8.2.1　不饱和链烃的结构和同系列

  最简单的烯烃是乙烯,分子式为 C_2H_4。最简单的炔烃是乙炔,分子式为 C_2H_2。乙烯与乙炔的结构式分别为:

$$
\begin{array}{ccc}
H & & H \\
& \diagdown \;\; \diagup & \\
& C = C & \\
& \diagup \;\; \diagdown & \\
H & & H
\end{array}
\qquad\qquad
H-C\equiv C-H
$$

      乙烯   乙炔

乙烯分子的球棍模型和比例模型如图 8-2 所示。乙炔的分子模型如图 8-3 所示。

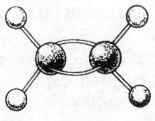

(a) 球棍模型

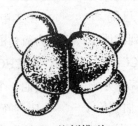

(b) 比例模型

图 8-2　乙烯的分子模型

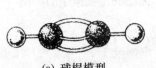

(a) 球棍模型

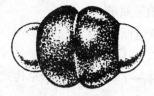

(b) 比例模型

图 8-3　乙炔的分子模型

和烷烃相似，烯烃除乙烯外，还有丙烯、丁烯、戊烯等多种烯烃，它们的分子中均含有碳碳双键，在分子组成上也是相差一个或若干个 CH_2 同系差，因而构成了烯烃的同系列。烯烃的分子组成通式为 C_nH_{2n}。除乙炔外，还有丙炔、丁炔、戊炔等一系列含有碳碳三键的化合物，组成了炔烃的同系列。与相同碳原子数目的烯烃相比，炔烃少了 2 个氢原子，炔烃的分子组成通式为 C_nH_{2n-2}。不饱和烃的同分异构现象比烷烃复杂。

8.2.2 不饱和链烃的命名

烯烃的系统命名法与烷烃相似，简单的烯烃可以用普通命名法命名。例如：

$$CH_2=CH_2 \qquad CH_3-CH=CH_2 \qquad H_2C=\overset{\overset{\displaystyle CH_3}{|}}{C}-CH_3$$

乙烯 丙烯 异丁烯

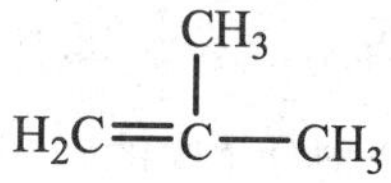

复杂的烯烃用系统命名法，命名原则为：

(1) 选主链

选择含有碳碳双键在内的最长碳链作为主链，按主链碳原子的数目称为"某烯"，多于 10 个碳原子的烯烃用中文数字加"碳烯"表示，如十三碳烯。

(2) 编号

从靠近双键一端开始，给主链碳原子编号，把双键的位次写在某烯之前，中间用"–"隔开。例如：

$$CH_3-CH_2-CH=CH-CH_3$$

2-戊烯

(3) 取代基的表示

若主链上有取代基，则取代基位置、数目和名称的表示方法与烷烃中取代基类似。例如：

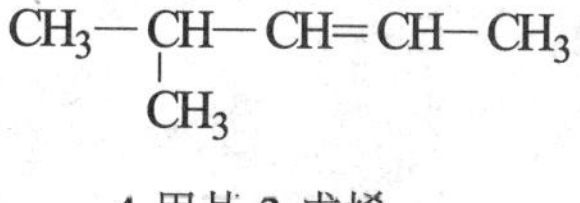

$$CH_3-\overset{\overset{\displaystyle |}{CH_3}}{CH}-CH=CH-CH_3 \qquad CH_3-CH=CH-\overset{\overset{\displaystyle |}{CH_2-CH_3}}{CH}-CH_2-CH_3$$

4-甲基-2-戊烯 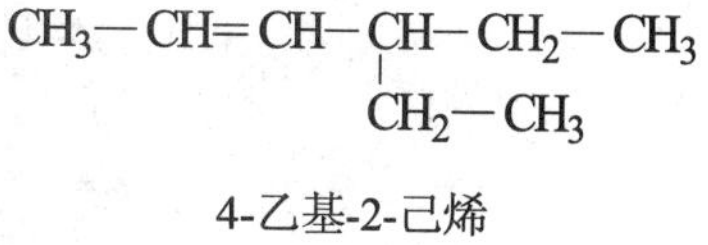 4-乙基-2-己烯

当双键两端碳原子数相等时，则从靠近支链的一端开始，给主链碳原子编号。例如：

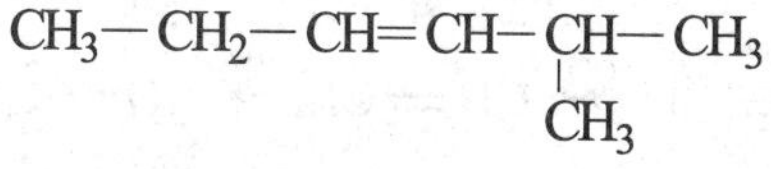

$$CH_3-CH_2-CH=CH-\overset{\overset{\displaystyle |}{CH_3}}{CH}-CH_3$$

2-甲基-3-己烯

炔烃的命名方法与烯烃相似，命名时只需把"烯"字改为"炔"字即可，其他完全与烯烃相同。例如：

$$CH_3-C\equiv C-CH_2-CH_3$$

2-戊炔

$$CH\equiv C-CH_2-\underset{\underset{CH_2-CH_3}{|}}{CH}-CH_3$$

4-甲基-1-己炔

8.2.3　不饱和链烃的化学性质

不饱和链烃中含有碳碳双键或碳碳三键，它们中都含有不牢固的 π 键，容易断裂，因而不饱和链烃的化学性质活泼，化学反应主要发生在它们的官能团碳碳双键或碳碳三键上，能发生加成反应、氧化反应和聚合反应等。

1. 加成反应

有机化合物分子中的双键或三键中的 π 键断裂，加入其他原子或原子团的反应，称为加成反应。烯烃发生加成反应时，分子中双键上的 π 键断裂，试剂中的两个原子或原子团分别加到双键的两个碳原子上，形成两个新的 σ 键。炔烃分子中有两个 π 键，可以与两分子的试剂发生加成反应，反应分两步进行。不饱和烃在适当的条件下，能与氢气、卤素、卤化氢和水等发生加成反应。

(1) 催化加氢

不饱和烃与氢气在没有催化剂存在的情况下通常不能发生反应，但在 Pt、Pd 或 Ni 等催化剂作用下，在室温下就可以加氢。例如：

$$CH_2=CH_2+H_2 \xrightarrow{Pt} CH_3-CH_3$$

$$CH\equiv CH+H_2 \xrightarrow{Pt} CH_2=CH_2 \xrightarrow[H_2]{Pt} CH_3-CH_3$$

(2) 与卤素的加成

室温下，不饱和烃很容易与 Cl_2、Br_2 发生加成反应。如将乙烯或乙炔通入溴水中，溴水的红棕色迅速消失。因此常用溴水鉴别饱和烃与不饱和烃。例如：

$$CH_2=CH_2+Br_2 \longrightarrow \underset{\underset{Br}{|}}{CH_2}-\underset{\underset{Br}{|}}{CH_2}$$

1,2-二溴乙烷

$$CH\equiv CH \xrightarrow{Br_2} \underset{\underset{Br}{|}}{CH}=\underset{\underset{Br}{|}}{CH} \xrightarrow{Br_2} H-\overset{\overset{Br}{|}}{\underset{\underset{Br}{|}}{C}}-\overset{\overset{Br}{|}}{\underset{\underset{Br}{|}}{C}}-H$$

1,2-二溴乙烯　　　　1,1,2,2-四溴乙烷

(3) 与卤化氢的加成

不饱和烃与卤化氢加成后，生成卤代烷。例如：

$$CH_2 = CH_2 + HCl \longrightarrow CH_3 - CH_2$$

$$| \atop Cl$$

氯乙烷

在加成反应中，卤化氢 HX 含有 2 个不同的原子，为不对称试剂。若烯烃双键的 2 个碳原子连接的氢原子数不同，则属于不对称烯烃。不对称试剂与不对称烯烃发生加成反应时，可能有两种加成方式。如丙烯与溴化氢的两种加成为：

$$CH_3 - CH = CH_2 + HBr \longrightarrow \begin{cases} CH_3 - CH_2 - CH_2Br & \text{1-溴丙烷} \\ CH_3 - \underset{\underset{Br}{|}}{CH} - CH_3 & \text{2-溴丙烷} \end{cases}$$

实际上得到的主要产物是 2-溴丙烷。大量实验事实证明，当不对称烯烃与卤化氢等不对称试剂加成时，氢原子总是加在含氢较多的碳原子上。这一规律称为马尔科夫尼科夫规则，简称马氏规则。

炔烃与卤化氢发生加成反应时，其主要产物遵循马氏规则。例如：

$$CH \equiv CH \xrightarrow{HBr} CH_2 = CH - Br \xrightarrow{HBr} CH_3 - \underset{\underset{Br}{|}}{\overset{\overset{Br}{|}}{CH}}$$

溴乙烯   1,1-二溴乙烷

$$CH_3 - C \equiv CH \xrightarrow{HCl} CH_3 - \underset{\underset{Cl}{|}}{C} = CH_2 \xrightarrow{HCl} CH_3 - \underset{\underset{Cl}{|}}{\overset{\overset{Cl}{|}}{C}} - CH_3$$

1-丙炔   2-氯丙烯   2,2-二溴丙烷

(4) 与水的加成

不饱和烃还可以在催化剂的作用下，与水发生加成反应，烯烃与水反应生成醇。炔烃与水反应成生成烯醇，烯醇不稳定，重排变成醛或酮。例如：

$$CH_2 = CH_2 + H_2O \xrightarrow{H_2SO_4} CH_3 - CH_2OH$$

乙醇

$$CH \equiv CH + H_2O \xrightarrow[HgSO_4]{H_2SO_4} CH_2 = \underset{\underset{}{}}{\overset{\overset{OH}{|}}{CH}} \longrightarrow CH_3 - \overset{\overset{O}{\|}}{C} - H$$

乙醛

2. 氧化反应

不饱和烃容易被高锰酸钾等强氧化剂氧化，使高锰酸钾的紫红色褪色，现象明显，也可用此反应鉴别饱和烃与不饱和烃。例如：

$$CH_2 = CH_2 \xrightarrow{KMnO_4/H_2O} \underset{\underset{OH}{|}}{CH_2} - \underset{\underset{OH}{|}}{CH_2}$$

乙二醇

$$CH_3 - C \equiv C - CH_2 - CH_3 \xrightarrow{KMnO_4/H^+} CH_3 - COOH + CH_3 - CH_2 - COOH$$

乙酸   丙酸

$$CH \equiv CH \xrightarrow{KMnO_4/H^+} CO_2 \uparrow + H_2O$$

3. 聚合反应

由小分子化合物结合成大分子化合物的反应，称为聚合反应。烯烃在一定条件下，可以使分子中的 π 键断裂，发生分子间的自身加成反应，生成较大分子化合物。例如：

$$nCH_2 = CH_2 \xrightarrow{催化剂} \left[CH_2 - CH_2 \right]_n$$

乙烯   聚乙烯

参加聚合反应的小分子称为单体，如上例中的乙烯，聚合反应的产物称为聚合物，如上例中的聚乙烯。

炔烃与烯烃不同，不能聚合成高聚物。如乙炔在高温条件下可发生三聚作用生成苯：

$$CH \equiv CH \xrightarrow{高温} \bigcirc$$

苯

4. 炔烃的特性反应

炔烃分子中的三键与烯烃分子中的双键有所不同，除某些反应性有所差别外，最大区别是炔烃分子中与三键碳原子直接相连的氢原子具有弱酸性，能够与硝酸银的氨溶液或氯化亚铜的氨溶液作用，生成白色和棕红色的沉淀。如将乙炔通入硝酸银的氨溶液或氯化亚铜的氨溶液中，则生成白色的乙炔银沉淀或棕红色的乙炔亚铜沉淀。

$$CH \equiv CH + [Ag(NH_3)_2]NO_3 \longrightarrow AgC \equiv CAg \downarrow$$

$$CH \equiv CH + [Cu(NH_3)_2]Cl \longrightarrow CuC \equiv CCu \downarrow$$

上述反应很灵敏，可用于鉴别乙炔和具有 $R - C \equiv CH$ 结构的炔烃。

8.2.4　医药中重要的不饱和烃

1. 乙烯

乙烯是无色，无臭，稍带有甜味的气体。乙烯存在于植物的某些组织、器官中，是由蛋氨酸在供氧充足的条件下转化而成的。乙烯是合成纤维、合成橡胶、合成塑料(聚乙烯及聚氯乙烯)、合成乙醇(酒精)的基本化工原料，也用于制造氯乙烯、苯乙烯、环氧乙烷、醋酸、乙醛、乙醇和炸药等，且可用作水果和蔬菜的催熟剂，是一种已证实的植物激素。乙烯的毒性较低，具有较强的麻醉作用。吸入高浓度乙烯可立即引起意识丧失，无明显的兴奋期，但吸入新鲜空气后，可很快苏醒。对眼及呼吸道黏膜有轻微刺激性。液态乙烯可致皮肤冻伤。长期接触乙烯，可引起头昏、全身不适、乏力、思维不集中。个别人有胃肠道功能紊乱。

2. 聚乙烯

聚乙烯(PE)是乙烯经聚合制得的一种热塑性树脂。聚乙烯无臭，无毒，手感似蜡，具有优良的耐低温性能，化学稳定性好，能耐大多数酸碱的侵蚀。常温下不溶于一般溶剂，吸水性小，电绝缘性优良。聚乙烯依聚合方法、分子量大小、链结构不同，分高密度聚乙烯、低密度聚乙烯及线性低密度聚乙烯。

低密度聚乙烯(LDPE)，俗称高压聚乙烯，因密度较低，材质最软，主要用于输液容器、塑胶袋、农业用膜等。

线型低密度聚乙烯(LLDPE)，外观与 LDPE 相似，透明性较差些，唯表面光泽好，具有低温韧性、高模量、抗弯曲和耐应力开裂性，低温下抗冲击强度较佳等优点。此类聚乙烯可用挤出、注射、模塑、吹塑和熔纺等方法成型，广泛应用于工业、农业、包装及日常工业中，在塑料工业中占有举足轻重的地位。

高密度聚乙烯(HDPE)，俗称低压聚乙烯，与 LDPE 及 LLDPE 相较，有较高耐温、耐油、耐蒸汽渗透性及抗环境应力开裂性，此外，电绝缘性和抗冲击性及耐寒性能很好，主要应用于吹塑、注塑等领域。此类聚乙烯可用于制造人工肾、人工肺、人工关节、人工骨、人工喉、医用导管、整形修补材料等各种医疗器械。

3. β-胡萝卜素

胡萝卜素有 α，β，γ 三种同分异构体，其中以 β-胡萝卜素的生理活性最高，是天然存在的共轭多烯烃化合物。

β-胡萝卜素的结构

β-胡萝卜素是人所必需的维生素之一，为橘黄色脂溶性化合物，它是自然界中最普遍存在也是最稳定的天然色素。许多天然食物，如绿色蔬菜、甘薯、胡萝卜、菠菜、木瓜、芒果等中，皆存有丰富的 β-胡萝卜素。β-胡萝卜素是一种抗氧化剂，具有解毒作用，是维护人体健康不可缺少的营养素，具有防癌、抗癌、防衰老、预防心血管疾病、防治白内障及抗射线对人体损伤等作用，它还有提高机体免疫力的功效。β-胡萝卜素在进入人体后可以转变为维生素 A，不会有因过量摄入而造成维生素 A 累积中毒现象。

4. 乙炔

乙炔俗称电石气，纯净的乙炔是具有芳香气味的气体。用电石(碳化钙 CaC_2)制得的乙炔由于电石中含有 S、P 等杂质，具有特殊难闻的气味，乙炔易燃。在液态、固态或气态和一定压力下，有猛烈爆炸的危险，受热、震动、电火花等因素都可以引发爆炸，因此，不能在加压液化后贮存或运输。难溶于水，易溶于丙酮。乙炔可用以照明、焊接及切断金属(氧炔焰)，也是制造乙醛、醋酸、苯、合成橡胶、合成纤维等的基本原料。

电石制乙炔的反应方程式为：

$$CaC_2 + H_2O \ \rightarrow \ Ca(OH)_2 + C_2H_2$$

本节综合习题

1. 名词解释

(1) 不饱和链烃

(2) 烯烃

(3) 炔烃

(4) 加成反应

2. 用系统命名法命名下列化合物或写出结构简式

(1) 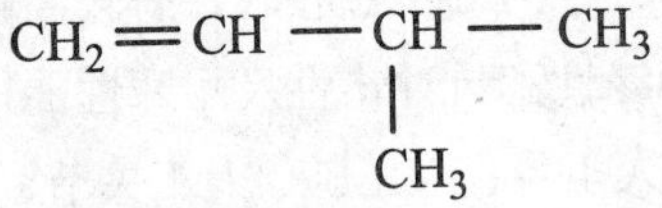 $CH_2 = CH - CH - CH_3$
              |
             CH_3

(2) $CH_3 - CH - C = CH - CH_3$
            | |
           CH_3 $CH_2 - CH_3$

(3) $CH_3 - CH_2 - C = CH_2$
                    |
                  $CH_2 - CH_3$

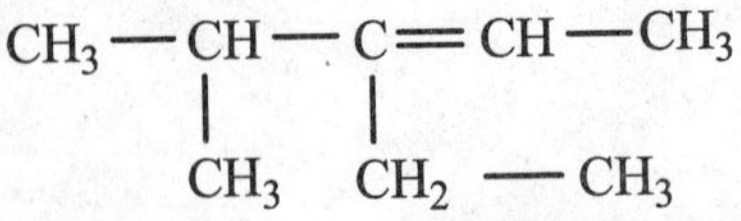

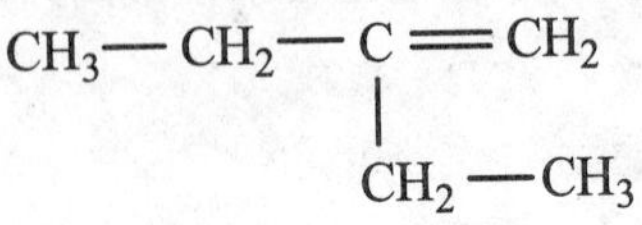

(4) $CH \equiv C - CH_3$

(5) $CH_3—C\equiv C—CH—CH_3$
　　　　　　　　　　$|$
　　　　　　　　　　CH_3

(6) $CH_2{=}CH_2$

(7) 3,3-二甲基-1-丁炔

(8) 4,5-二甲基-2-己烯

3. 选择题

(1) 烯烃的官能团为(　　)。

　　A. $—X$　　　　　　　　　　　　　　B. $—C\equiv C—$

　　C. $\!\!\!\!\!\searrow\!\!C{=}C\!\!\nearrow$　　　　　　　　　　D. $—\overset{|}{\underset{|}{C}}—\overset{|}{\underset{|}{C}}—$

(2) 炔烃的官能团为(　　)。

　　A. $—C\equiv C—$　　　　　　　　　　B. $—Cl$

　　C. $—\overset{|}{\underset{|}{C}}—\overset{|}{\underset{|}{C}}—$　　　　　　　　D. $\!\!\!\!\!\searrow\!\!C{=}C\!\!\nearrow$

(3) 烯烃能使酸性高锰酸钾溶液褪色，该反应属于(　　)。

　　A. 取代反应　　　　B. 加成反应　　　　C. 氧化反应　　　　D. 不能确定反应类型

(4) 炔烃能使溴水褪色，该反应属于(　　)。

　　A. 加成反应　　　　B. 氧化反应　　　　C. 取代反应　　　　D. 不能确定反应类型

(5) 乙炔与溴化氢发生加成反应的最终产物是(　　)。

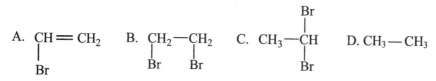

A. $\underset{Br}{\overset{\displaystyle CH{=}CH_2}{|}}$　　B. $\underset{Br}{\overset{\displaystyle CH_2}{|}}{-}\underset{Br}{\overset{\displaystyle CH_2}{|}}$　　C. $CH_3{-}\underset{Br}{\overset{\displaystyle\overset{Br}{|}}{CH}}$　　D. $CH_3{-}CH_3$

(6) 不能使溴水褪色的物质是(　　)。

　　A. 乙烷　　　　　　　　　　　　　　B. 乙烯

　　C. 乙炔　　　　　　　　　　　　　　D. 乙烷、乙烯和乙炔的混和物

(7) 能使高锰酸钾酸性溶液褪色的是(　　)。

　　A. 甲烷　　　　　　B. 乙烷　　　　　　C. 丁烷　　　　　　D. 丙烯

(8) 能与硝酸银的氨溶液作用生成白色沉淀的是(　　)。

　　A. 乙烷　　　　　　B. 乙烯　　　　　　C. 乙炔　　　　　　D. 2-丁炔

(9) 下列物质能用溴水鉴别的是(　　)。

　　A. 乙烯和乙炔　　　B. 乙烯和 2-丁烯　　C. 乙炔和丙炔　　D. 乙烷和乙烯

(10) 能鉴别乙烯和乙炔的试剂是（　　）。

    A. 溴水   B. 酸性高锰酸钾溶液

    C. 溴化氢   D. 氯化亚铜的氨溶液

(11) 烯烃的分子组成通式为（　　）。

    A. C_nH_{2n+2} B. C_nH_{2n-2} C. C_nH_{2n} D. 无法确定

(12) 炔烃的分子组成通式为（　　）。

    A. 无法确定   B. C_nH_{2n+2} C. C_nH_{2n} D. C_nH_{2n-2}

(13) 分子式为 C_nH_{20} 的炔烃中 n 值为（　　）。

    A. 11   B. 10   C. 9   D. 8

(14) 分子式为 $C_{13}H_n$ 的烷烃中 n 值为（　　）。

    A. 24   B. 26   C. 28   D. 30

4. 完成下列反应方程式

(1) $CH_3 — CH = CH_4 + Br_2 \longrightarrow$

(2) $CH_2 = CH_2 + H_2O \xrightarrow{H_2SO_4}$

(3) $CH \equiv CH + HCl \xrightarrow{催化剂}$

5. 用化学方法鉴别下列各组物质

(1) 丙烷和丙烯

(2) 乙烷和丙炔

(3) 乙烯和乙炔

8.3 闭 链 烃

分子中含有由碳原子组成的环状结构的烃，称为闭链烃，简称环烃。根据环烃的结构和性质不同，可将环烃分为脂环烃和芳香烃，本节主要介绍环烷烃和简单芳香烃的结构和性质。

8.3.1 环烷烃

环烷烃是指由碳碳单键连接而成的具有环状结构的饱和烃。例如：

$$\begin{array}{c} CH_2 \\ CH_2 — CH_2 \end{array} \qquad \begin{array}{c} CH_2 — CH_2 \\ | \qquad\quad | \\ CH_2 — CH_2 \end{array}$$

上述结构可以简写为：

△　　　□

环烷烃的命名方法与烷烃相似，只需在烷烃名称前面加一个"环"字即可。当环上有取代基时，应使取代基位次最小，若只有一个取代基，取代基的位次可省略。例如：

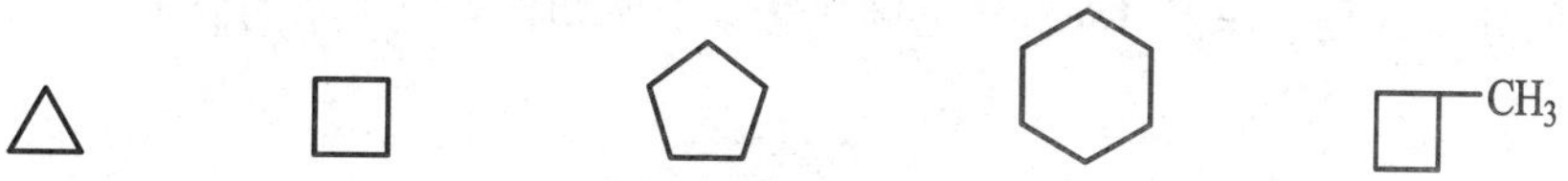

△　　　□　　　⬠　　　⬡　　　□—CH₃

环丙烷　　环丁烷　　环戊烷　　环己烷　　甲基环丁烷

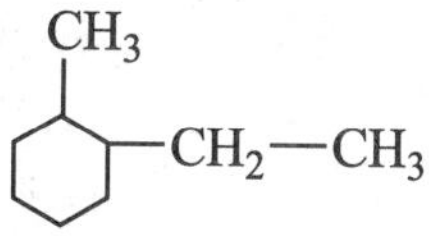

1-甲基-2 乙基环己烷

环烷烃的性质与烷烃的性质相似，在一般条件下，不与强酸、强碱、强氧化剂发生化学反应，在光照或高温条件下能发生取代反应。但小环环烷烃可发生加成反应而开环。例如：

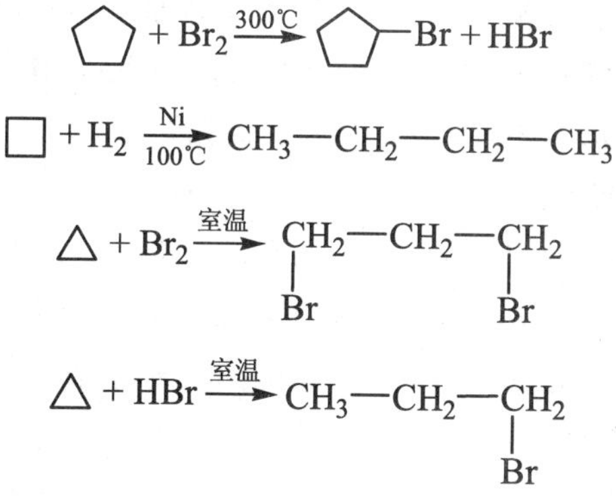

$$⬠ + Br_2 \xrightarrow{300℃} ⬠-Br + HBr$$

$$□ + H_2 \xrightarrow[100℃]{Ni} CH_3-CH_2-CH_2-CH_3$$

$$△ + Br_2 \xrightarrow{室温} \underset{Br}{CH_2}-CH_2-\underset{Br}{CH_2}$$

$$△ + HBr \xrightarrow{室温} CH_3-CH_2-\underset{Br}{CH_2}$$

环丙烷能使溴水褪色。环丁烷与环戊烷不能与溴化氢发生加成反应。

课堂活动

① 根据已了解的环烷烃的结构，试推测环烷烃的通式，并说明它与哪类物质互为同分异构体？

② 某烃的分子式为 C_4H_8，该烃能使溴水的红棕色褪色，但不能使高锰酸钾的紫红色消失，试分析推测该烃的结构式。

8.3.2　芳香烃

有机化合物分为脂肪族化合物和芳香族化合物两大类。脂肪族化合物是指开链化合物或性质与之相似的环状化合物，如开链烃与环烷烃等。芳香族化合物最初是指一些有特殊气味的化合物。后来研究发现，芳香族化合物具有高度的不饱和性，但很稳定，不易发生加成反应和氧化反应，而易发生取代反应，芳香族化合物的这些特殊性称为芳香性。芳香族化合物一般具有苯环结构，芳香族化合物的母体是芳香烃，简称芳烃。芳香烃是指分子中含有一个或多个苯环结构的烃。最简单的芳香烃是苯。

1. 苯的结构特点

苯的分子式是 C_6H_6，1865 年德国化学家凯库勒首先提出苯的分子结构，称为苯的凯库勒式。

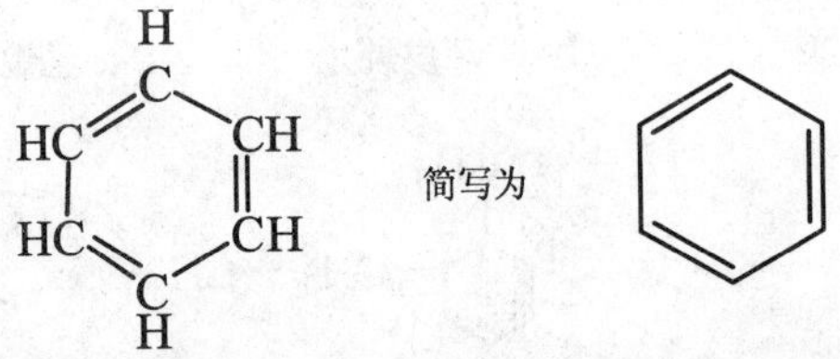

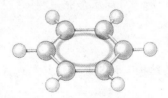

从分子组成上看，苯应具有高度的不饱和性，但事实却与此相反，苯有很强的稳定性，通常难发生加成反应，也难以被氧化，却较容易发生取代反应。可见苯的性质与不饱和烃有很大的差异。这种差异来源苯的特殊结构。

通过现代物理方法研究表明，苯分子的 6 个碳原子和 6 个氢原子处于同一平面，6 个碳原子结合成正六边形的碳环，6 个碳碳键等长，比碳碳单键短，比碳碳双键长，6 个碳氢键的键长均相等，键角均为 120°。这是为什么呢？有关理论认为，苯分子中的 6 个碳原子之间形成了 6 个 C—C σ 键，每个碳原子又和一个氢原子形成了 C—H σ 键。此外，6 个碳原子共同形成了一个闭合的大 π 键，它与普通 π 键不同，为 6 个碳原子所共享。因而在苯分子中没有一般意义的碳碳双键和碳碳单键之分，6 个碳碳键是完全等同的。所以苯环具有特殊的化学稳定性。为了表示苯分子结构的这种特点，可以用一个正六边形内加一个小圆圈表示◎。苯分子的结构模型如图 8-4 所示。由于习惯，现在仍然沿用苯的凯库勒式表示苯的分子结构。

图 8-4　苯分子的结构模型

2. 苯的同系物

苯环上的氢原子被烷基取代后形成的化合物称为苯的同系物，分子组成通式为 $C_nH_{2n-6}(n \geqslant 6)$。苯的同系物的命名通常以苯环为母体，烷基为取代基，称为某烷基苯，"基"字常省略。例如：

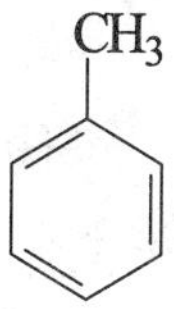

甲苯 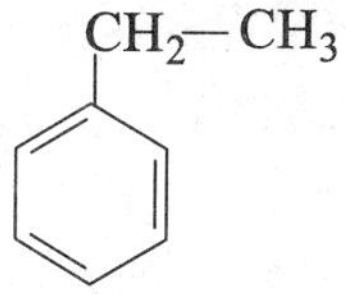   乙苯

当苯环上有 2 个或 2 个以上取代基时，由于它们在环上的相对位置不同，而产生同分异构体，命名时应标明它们的位置。例如：

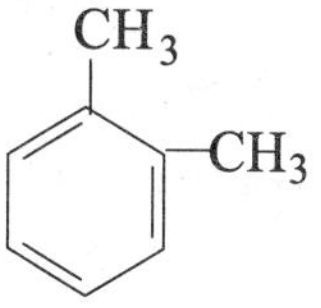

1,2-二甲苯   1,3-二甲苯   1,4-二甲苯

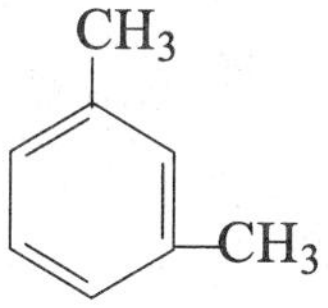

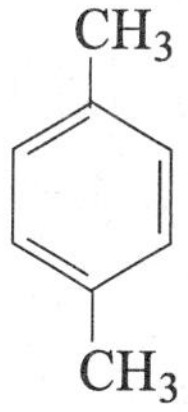

(邻二甲苯)   (间二甲苯)   (对二甲苯)

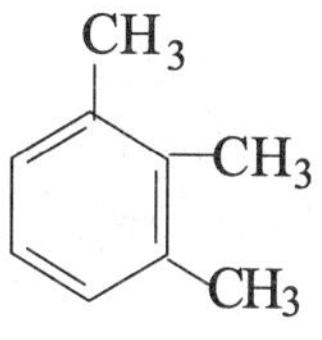

1,2,3-三甲苯   1,3,5-三甲苯   1,2,4-三甲苯

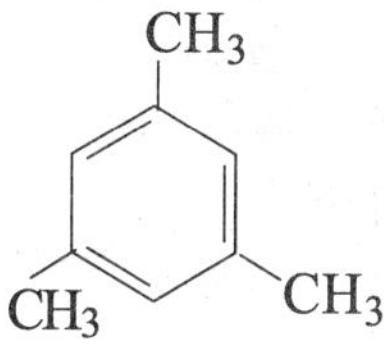

(连三甲苯)   (均三甲苯)   (偏三甲苯)

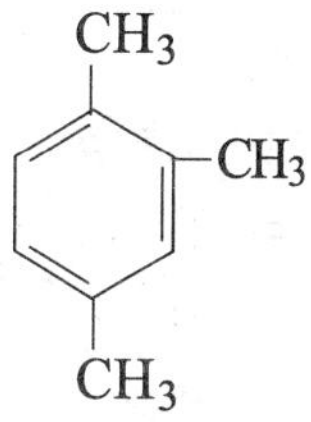

芳香烃分子中去掉一个氢原子，余下的原子团称芳香烃基，用 Ar — 表示。例如：

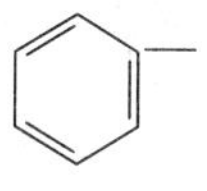

苯基(C_6H_5—) 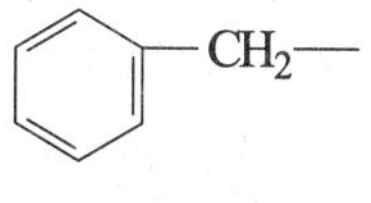   苯甲基，又称苄基(C_6H_5—CH_2—)

3. 苯的物理性质

苯是无色有特殊气味的易挥发的液体，比水轻，不溶于水，沸点 $80.1℃$，熔点 $5.5℃$。苯常用作有机溶剂。苯有毒，主要通过呼吸道吸入、胃肠及皮肤吸收的方式进入人体，是一种致癌物质。苯有急性中毒与慢性中毒。短期接触苯对中枢神经系统产生麻痹作用，引起急性中毒。长期接触苯会对血液造成极大伤害，引起慢性中毒，引起神经衰弱综合症。苯可以损害骨髓，使红血球、白细胞、血小板数量减少，并使染色体畸变，从而导致白血病，甚至出现再生障碍性贫血。苯可以导致大量出血，从而抑制免疫系统的功用，使疾病有机可乘。

4. 苯的化学性质

苯具有特殊的稳定性。苯易发生取代反应，在特殊条件下才能发生加成反应。

(1) 苯与卤素的取代反应。苯与氯、溴在一般情况下不发生反应，但在铁或三卤化铁等催化剂的作用下加热，苯环上的氢原子能被卤素取代。

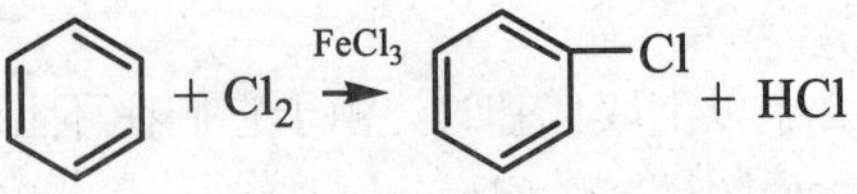

$$\text{苯} + Cl_2 \xrightarrow{FeCl_3} \text{氯苯}-Cl + HCl$$

氯苯

(2) 苯与浓硝酸的取代反应。苯与浓硝酸和浓硫酸的混合物加热到 $55\sim60℃$，苯环上的氢原子能被硝基($-NO_2$)取代，生成硝基苯。在有机化合物中引入硝基($-NO_2$)的反应称为硝化反应。

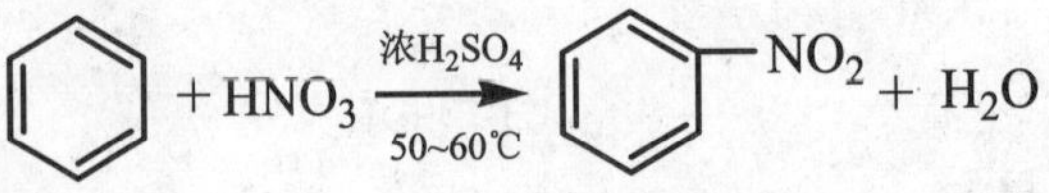

$$\text{苯} + HNO_3 \xrightarrow[50\sim60℃]{\text{浓}H_2SO_4} \text{苯}-NO_2 + H_2O$$

硝基苯

(3) 苯与浓硫酸的取代反应。苯与浓硫酸加热到 $75\sim80℃$，苯环上的氢原子能被磺酸基($-SO_3H$)取代，生成苯磺酸。在有机化合物中引入磺酸基($-SO_3H$)的反应称为磺化反应：

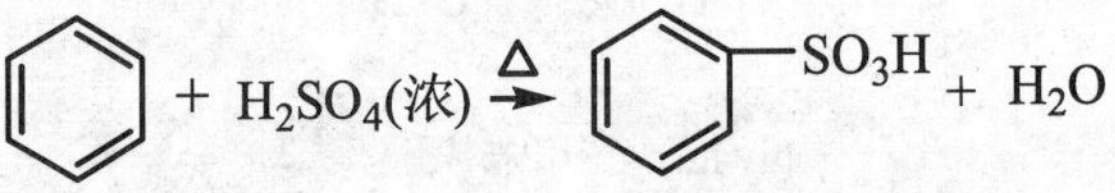

$$\text{苯} + H_2SO_4(\text{浓}) \xrightarrow{\triangle} \text{苯}-SO_3H + H_2O$$

苯磺酸

(4) 苯的加成反应。苯在一般情况下不易发生加成反应，但在催化剂、高温等条件下，苯能与氢气发生加成反应，生成环己烷。

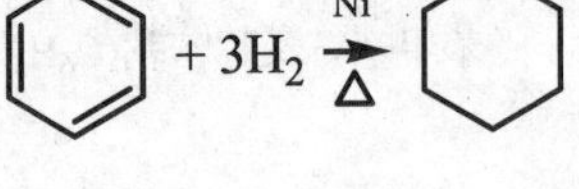

$$\text{苯} + 3H_2 \xrightarrow[\triangle]{Ni} \text{环己烷}$$

环己烷

(5) 苯的同系物的氧化反应。苯不能与氧化剂如高锰酸钾和重铬酸钾发生氧化反应。但当苯环上有侧链时(即苯的同系物)，只要侧链与苯环直接相连的碳原子上有氢原子，不论侧链长短，在氧化剂如酸性高锰酸钾溶液作用下，侧链都能被氧化，生成苯甲酸。例如：

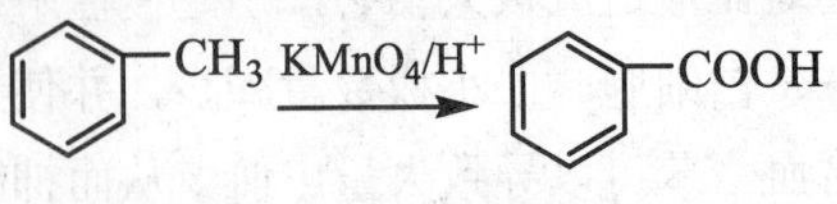

$$\text{甲苯}-CH_3 \xrightarrow{KMnO_4/H^+} \text{苯甲酸}-COOH$$

甲苯　　　　　　　　　苯甲酸

利用苯不能使高锰酸钾酸性溶液褪色，而苯的同系物可使高锰酸钾酸性溶液褪色的性质，可以区分苯与苯的同系物。

5. 稠环芳香烃

稠环芳香烃是由 2 个或 2 个以上的苯环，共用相邻的 2 个碳原子相互稠合而成的多环芳香烃。重要的稠环芳香烃有萘、蒽、菲，它们是合成染料、药物等的重要原料。

(1) 萘。萘的分子式为 $C_{10}H_8$。由 2 个苯环稠合而成。其结构式和分子中碳原子的编号为：

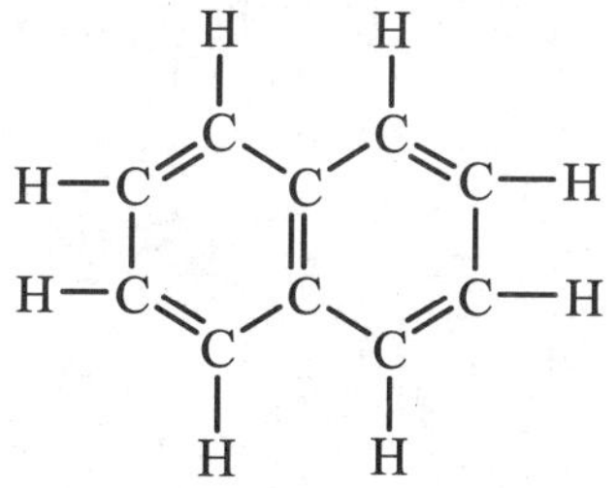

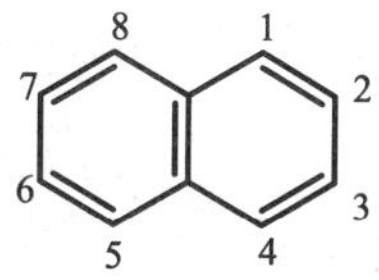

萘分子中 1、4、5、8 位是等同的，称 α- 位；2、3、6、7 位是等同的，称 β- 位。

(2) 蒽和菲。蒽和菲的分子式都为 $C_{14}H_{10}$，二者互为同分异构体。它们的结构式分别为：

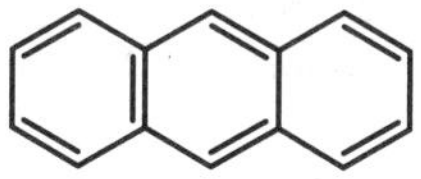

蒽 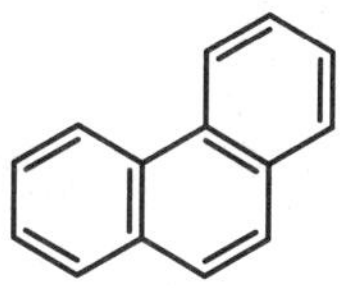　　　　　　　　　　菲

(3) 致癌稠环芳香烃。许多稠环芳香烃及其衍生物，是目前已经确认的有致癌作用的物质。主要为含有 4 个或 4 个以上苯环结构的稠环芳香烃及其衍生物。例如：

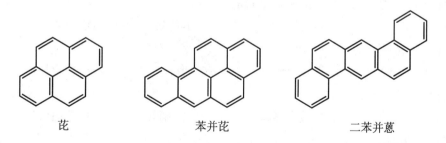

芘　　　　　　　　苯并芘　　　　　　　二苯并蒽

它们存在于煤烟、煤油、石油、沥青和烟草的烟雾及烟熏食品中。其中苯并芘的致癌性最强，它可能导致人体内 DNA 突变而致癌。可诱发皮肤癌、肺癌、上消化道肿瘤等，是环境污染的主要监测项目之一。

本节综合习题

1. 命名下列化合物或写出结构简式

(1) 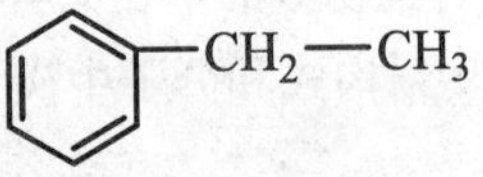 苯—CH₂—CH₃

(2) 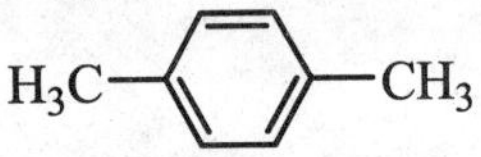 H₃C—苯—CH₃

(3) 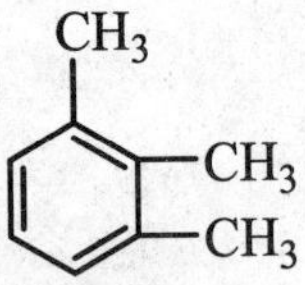 苯(CH₃, CH₃, CH₃)

(4) 邻甲乙苯

(5) 间二甲苯

(6) 1,3,5-三甲苯

(7) 环丁烷

(8) 萘

(9) 1,3-二甲基环戊烷

(10) 甲基环丁烷

2. 选择题

(1) 下列通式代表苯和苯的同系物通式的是(　　)。

　A. C_nH_{2n+2}　　　B. C_nH_{2n}　　　　C. C_nH_{2n-2}　　　D. $C_nH_{2n-6}(n \geqslant 6)$

(2) 不能使酸性高锰酸钾溶液褪色的是(　　)。

　A. 苯　　　　B. 1-己烯　　　　C. 1-己炔　　　D. 甲苯

(3) 苯与浓硫酸的反应属于(　　)。

　A. 加成反应　B. 氧化反应　　　C. 取代反应　　D. 聚合反应

(4) 能鉴别苯与甲苯的试剂是(　　)。

　A. 溴水　　　B. 酸性高锰酸钾溶液　C. 浓硝酸　　　D. 浓硫酸

(5) 下列说法不正确的是(　　)。

　A. 甲苯是苯的同系物

　B. 苯能发生取代反应

　C. 甲苯能使酸性高锰酸钾溶液褪色

　D. 苯能使酸性高锰酸钾溶液褪色

3. 用化学方法鉴别下列物质

苯和甲苯

本 章 小 结

(1) 烃是指含有碳和氢两种元素的化合物。烃可分为开链烃、闭链烃。开链烃中有饱和链烃和不饱和链烃；闭链烃中有脂环烃和芳香烃。

(2) 烃的命名原则和步骤可简单归纳为选主链，编号，命名。名称的书写顺序为取代基位置、取代基数目及名称、官能团位置、母体名称。

(3) 烷烃的化学性质稳定，不能使高锰酸钾溶液和溴水褪色。烯烃和炔烃的化学性质活泼，易发生加成反应和氧化反应，可使高锰酸钾溶液和溴水褪色。炔烃三键碳上若有氢原子，则此氢原子易被金属原子取代，生成金属炔化物沉淀，可用于鉴别首端炔烃。

(4) 苯的性质比较稳定，易发生取代反应，难发生氧化反应和加成反应，苯不能使高锰酸钾酸性溶液褪色，苯的同系物可使高锰酸钾酸性溶液褪色。

第9章 烃的含氧衍生物

学习目标

(1) 掌握醇、醛、酮、羧酸、酯的命名方法。

(2) 掌握醇、苯酚、醛、酮、羧酸的主要化学性质。

(3) 熟悉主要烃的含氧衍生物的物理性质、酯和油脂的化学性质。

(4) 了解油脂的结构和医药中重要的烃的含氧衍生物。

(5) 会进行常见烃的含氧衍生物的鉴别。

  分子中除碳原子和氢原子以外，还含有其他原子或原子团的有机化合物都可以看作是烃的衍生物，烃的衍生物种类很多，本章主要讨论烃的含氧衍生物，它们的分子组成中除碳、氢两种元素外，还含有氧元素。

9.1 醇、酚、醚

9.1.1 醇

1. 醇的结构和分类

  醇是羟基(—OH)与脂肪烃基、脂环烃基或芳香烃分子中侧链上的碳原子直接相连形成的化合物。醇的官能团是羟基—OH，在醇中羟基也称醇羟基，饱和一元醇的结构通式常用R—OH 表示。

  根据醇分子中羟基所连烃基的不同，醇可分为脂肪醇、脂环醇和芳香醇，例如：

$$CH_3-CH_2-OH$$

脂肪醇(乙醇)   脂环醇(环戊醇) 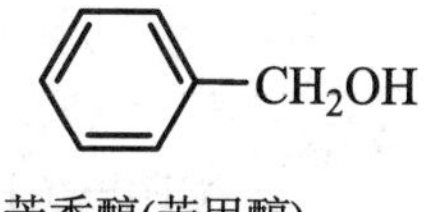   芳香醇(苯甲醇)

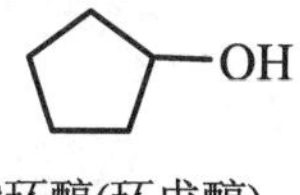

  根据醇分子所含羟基数目的不同，醇可分为一元醇、二元醇和多元醇，例如：

$$CH_3OH$$

一元醇(甲醇)   二元醇(1,3-丙二醇) 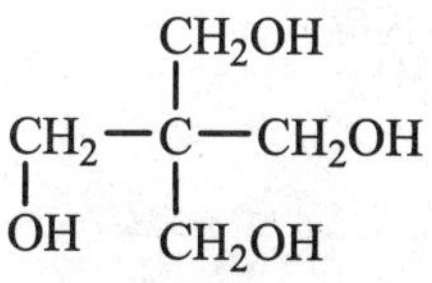   多元醇(季四醇) 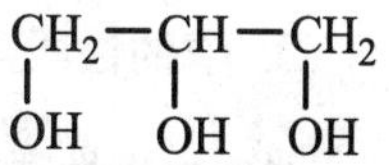   多元醇(丙三醇)

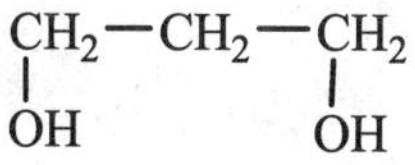

根据醇分子中羟基所连碳原子的种类不同，醇可分为伯醇、仲醇和叔醇。例如：

$$CH_3-CH_2-CH_2-CH_2-OH$$

伯醇(正丁醇)

$$CH_3-CH_2-\underset{OH}{CH}-CH_3$$

仲醇(仲丁醇)

$$CH_3-\underset{\underset{CH_3}{|}}{\overset{\overset{OH}{|}}{C}}-CH_3$$

叔醇(叔丁醇)

2. 醇的命名

(1) 普通命名法

普通命名法适用于结构比较简单的醇的命名。例如：

$$CH_3-CH_2-CH_2-CH_2-CH_2-OH$$

正戊醇

$$\text{苯}-CH_2-OH$$

苯甲醇(苄醇)

$$CH_3-\underset{OH}{CH}-CH_3$$

异丙醇

(2) 系统命名法

结构比较复杂的醇的命名可以采用系统命名法。系统命名法的基本原则是选择含有羟基的最长碳链作为主链，按主链上碳原子数目称为某醇或"某几醇"（"几"表示羟基的数目）；从靠近羟基的一端开始用阿拉伯数字给主链碳原子编号；把羟基的位次写在醇的名称前面，当主链上还有取代基时，取代基的命名原则与烷烃相同。命名芳香醇时，以侧链的脂肪醇为母体，芳香烃基作为取代基。例如：

$$CH_3-CH_2-\underset{\underset{CH_3}{|}}{\overset{}{CH_2}}-\overset{\overset{OH}{|}}{CH}-\underset{\underset{CH_3}{|}}{CH}-CH_3$$

2-甲基-4-乙基-3-己醇

$$CH_3-CH_2-\underset{\underset{CH_3}{|}}{\overset{}{CH}}-CH_2-OH$$

2-甲基-1-丁醇

$$\underset{OH}{CH_2}-CH_2-\underset{\underset{CH_3}{|}}{CH}-CH_2-\underset{OH}{CH_2}$$

3-甲基-1,5-戊二醇

$$\underset{OH}{CH_2}-CH_2-\underset{OH}{CH_2}$$

1,3-丙二醇

$$\text{苯}-CH_2-\underset{OH}{CH}-CH_3$$

1-苯基-2-丙醇

3. 醇的性质

(1) 物理性质

含有 1～11 个碳原子的饱和一元醇为无色液体，丁醇至十一醇为具有特殊气味的黏稠液体，水溶性不大；含有 12 个以上碳原子的高级醇是无色蜡状固体，多数无臭，无味。

低级醇的沸点比与它相对分子质量相近的烷烃要高得多。例如，甲醇(相对分子质量 32)沸点 65℃，而乙烷(相对分子质量 30)沸点仅为-88.6℃，这是因为醇在液体时分子间能形成氢键，以缔合状态存在的缘故。

醇分子与水分子也可以形成氢键，因此醇在水中的溶解度比烃类大得多，低级醇如甲醇、乙醇和丙醇等能与水以任意比例混溶。随着醇分子中的碳原子数增加，烃基对羟基与水形成氢键的阻碍增大，水溶性逐渐降低，所以高级醇难溶于水，而易溶于有机溶剂。

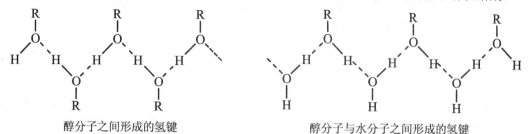

醇分子之间形成的氢键　　　　　　　　　醇分子与水分子之间形成的氢键

(2) 化学性质

醇的化学性质主要发生在其官能团羟基和与羟基相连的碳原子上。

① 与活泼金属的反应

醇与水一样可以与活泼金属作用，生成氢气和醇的金属化合物，同时放出一定的热量。例如：

$$2CH_3CH_2{-}OH + 2Na \longrightarrow 2CH_3CH_2{-}ONa + H_2$$

乙醇钠

乙醇钠是化学性质活泼的强碱，不稳定，遇水水解成氢氧化钠和乙醇，向该溶液中滴入酚酞试剂，溶液显红色。乙醇与金属反应比水缓和。

② 酯化反应

醇和酸作用生成酯和水的反应称为酯化反应。醇与无机酸作用生成无机酸酯，与有机酸作用生成有机酸酯。例如：

$$CH_3CHCH_2{-}OH + NaNO_2 \xrightarrow{H_2SO_4} CH_3CHCH_2{-}ONO + H_2O$$
$$\qquad | \qquad\qquad\qquad\qquad\qquad\qquad | $$
$$\quad CH_3 \qquad\qquad\qquad\qquad\qquad\quad CH_3$$

异戊醇　　　　　　　　　　　　　　　亚硝酸异戊酯

$$CH_3{-}CH_2{-}OH + CH_3{-}\overset{\displaystyle O}{\overset{\displaystyle \|}{C}}{-}OH \xrightarrow{浓H_2SO_4} CH_3{-}\overset{\displaystyle O}{\overset{\displaystyle \|}{C}}{-}O{-}CH_2{-}CH_3 + H_2O$$

乙酸　　　　　　　　　　　　　　乙酸乙酯

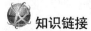 **知识链接**

无机酸酯在临床上的应用：亚硝酸异戊酯是最早应用于临床的抗心绞痛药，由于其作

用时间短，副作用大，现已很少使用。之后又相继出现了三硝酸甘油酯(又称硝化甘油)、硝酸异山梨酯等能缓解心绞痛症状的药物，适用于各型心绞痛。

$$O_2NO-\text{(环)}-ONO_2$$

$$\begin{array}{c} CH_2-ONO_2 \\ | \\ CH-ONO_2 \\ | \\ CH_2-ONO_2 \end{array}$$

硝酸异山梨酯(抗心绞痛药)　　　　　　　　　硝酸甘油(抗心绞痛药)

另外，临床上用于改善各种器官的功能状态，提高细胞活动能力，并用于心血管病、肝病的辅助治疗药物——二磷酸腺苷(ADP)及三磷酸腺苷(ATP)也都是无机酸酯。

③ 脱水反应

醇在脱水剂浓硫酸的作用下加热，可以发生脱水反应。脱水方式可以是分子内脱水生成烯烃，也可以是分子间脱水生成醚。例如：将乙醇和浓硫酸加热到170 ℃左右，发生分子内脱水生成乙烯：

$$\underset{CH_2 \;-\; CH_2}{\overset{\;H\qquad\;\;OH}{|\qquad\quad|}} \xrightarrow[170℃]{\text{浓}H_2SO_4} CH_2{=}CH_2 + H_2O$$

此反应也称为消去反应。消去反应是指在一定的条件下，从一个有机化合物分子中脱去一个小分子(如水、卤化氢等)而生成不饱和化合物的反应。

乙醇和浓硫酸加热到140℃，两个乙醇分子间脱水生成乙醚：

$$CH_3-CH_2-OH + HO-CH_2-CH_3 \xrightarrow[140℃]{\text{浓}H_2SO_4} CH_3-CH_2-O-CH_2-CH_3 + H_2O$$

④ 氧化反应

伯醇与仲醇都容易被高锰酸钾或重铬酸钾氧化生成相应的醛和酮，其中醛很容易继续被氧化生成羧酸，例如：

$$CH_3-CH_2-OH \xrightarrow{[O]} \underset{\text{乙醛}}{CH_3-\overset{\overset{O}{\|}}{C}-H} \xrightarrow{[O]} \underset{\text{乙酸}}{CH_3-\overset{\overset{O}{\|}}{C}-OH}$$

叔醇在一般条件不能被氧化。

知识链接

酒驾的检测：交通警察为了简便、快捷地检验司机是否酒后驾车，可以采用吹气检测或唾液检测的方法。吹气检测是交通警察用酒精检测仪检查司机吹出的气体，酒精检测仪是经硫酸酸化处理的三氧化铬(CrO_3)硅胶，根据硅胶颜色的变化(硅胶中的+6价铬能被酒精蒸汽还原为+3价铬，颜色发生变化)，可以判断司机是否酒后驾车。唾液检测是交通警察用唾液酒精检测试纸条检查司机的唾液，唾液酒精检测试纸条是将能与酒精起高特异性化学反应的双酶试剂固定化于吸水纸上，选择合适的显色剂，产生颜色变化，2 min 就可根据试剂条颜色深浅判断检测唾液酒精含量高低。

饮酒与健康：酒精以不同的比例存在于各种酒中，它在人体内可以很快发生作用，改变人的情绪和行为。这是因为酒精在人体内不需要经过消化作用，就可直接扩散进入血液中，并分布至全身。少量饮酒可以舒筋活血，促进血液循环。如果饮酒过量，就会导致肝脏、大脑等器官蓄积大量酒精，引起酒精中毒，严重时会因为心脏麻痹或呼吸中枢功能衰竭而死亡。

3. 医药中几种重要的醇

(1) 甲醇

甲醇是最简单的饱和一元醇，因最初是由木材干馏得到，因此又称为木醇或木精。甲醇为无色、易挥发的透明液体，沸点 64.5℃，有酒精气味，能与水及许多有机溶剂混溶。甲醇有毒。误饮 10 mL 甲醇就会导致双目失明，误饮 30 mL 可导致死亡。甲醇是一种优良的有机溶剂。甲醇与汽油(2∶8)的混合物是优良的发动机燃料。

知识链接

假酒的危害：不法分子利用工业酒精当作食用酒精制作假酒或用甲醇勾兑白酒，而被人饮用后，就会导致代谢性酸中毒，造成中毒性脑病和视神经损害，严重者甚至失明，乃至丧命。原因是工业酒精含有有毒的甲醇。甲醇一旦进入人体，会迅速被肝脏的脱氢酶氧化成毒性更强的甲醛和甲酸，甲酸会累积在眼睛部位，破坏视觉神经细胞，脑神经也会受到破坏，产生永久性损害；甲酸进入血液后，会使组织酸性越来越强，损害肾脏导致肾衰竭。

(2) 乙醇

乙醇俗称酒精。乙醇是无色，具有特殊香味，易挥发的透明液体，沸点 78.5℃，乙醇能与水以任意比例混溶，毒性小，用途广泛，是一种重要的有机合成原料和溶剂。临床上常用的消毒酒精就是 75% 的乙醇溶液，它能使细菌蛋白质脱水变性，是一种很有效的外用消毒剂；用 25%～50% 的乙醇溶液对高烧病人擦浴，可以退热降低体温；长期卧床病人用 50% 乙醇溶液涂擦皮肤，有收敛作用，并能促进血液循环，可预防褥疮。在医药上常用 95% 的乙醇配制酊剂、浸泡药酒及提取中草药的主要成分，如碘酊，俗称碘酒，就是碘和碘化钾的乙醇溶液。

(3) 苯甲醇

苯甲醇又称为苄醇，是具有芳香气味的无色液体，沸点 205.2℃，难溶于水，易溶于乙醇、乙醚等有机溶剂。苯甲醇具有微弱的麻醉和防腐作用，临床上常用 2% 的苯甲醇灭菌溶液稀释青霉素注射液，以减轻注射的疼痛。10% 的苯甲醇软膏或洗剂可以作为局部止痒剂。

(4) 丙三醇

丙三醇俗称为甘油，为无色黏稠而带有甜味的液体，沸点 290℃，密度比水大，能与水以任意比例混溶。甘油可以滋润皮肤，在化妆品中常用来作吸湿剂，但由于其具有很强的吸湿性，对皮肤有刺激作用，使用时须用水稀释。丙三醇能与新配制的氢氧化铜作用生成深蓝色的溶液，具有两个相邻羟基的多元醇都有这一特性，利用此反应可鉴别具有相邻羟基的多元醇：

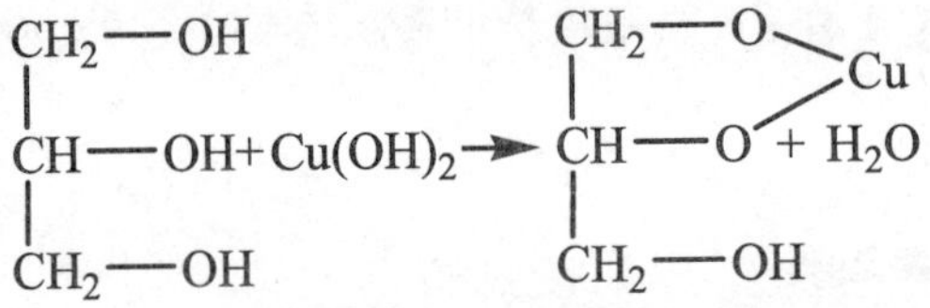

$$\begin{array}{c}
CH_2\!-\!OH \\
| \\
CH\!-\!OH \\
| \\
CH_2\!-\!OH
\end{array} + Cu(OH)_2 \longrightarrow
\begin{array}{c}
CH_2\!-\!O \\
\diagdown \\
CH\!-\!O\!\!\!\!\diagup \!\!\! Cu \\
| \\
CH_2\!-\!OH
\end{array} + H_2O$$

甘油铜(深蓝色)

知识链接

甘油在医学上的作用：在临床医学上，将甘油制成栓剂用作润滑性泻药，能润滑并刺激肠壁，软化大便，使其易排出，作用温和。将甘油制成灌肠剂，既有润滑作用，又可刺激直肠肠壁，反射性地引起排便。

9.1.2 酚

酚是羟基与芳环上的碳原子直接相连形成的化合物。酚的官能团是羟基，也称为酚羟基。酚可以分为苯酚、萘酚，也可以分为一元酚、二元酚、多元酚等。例如：

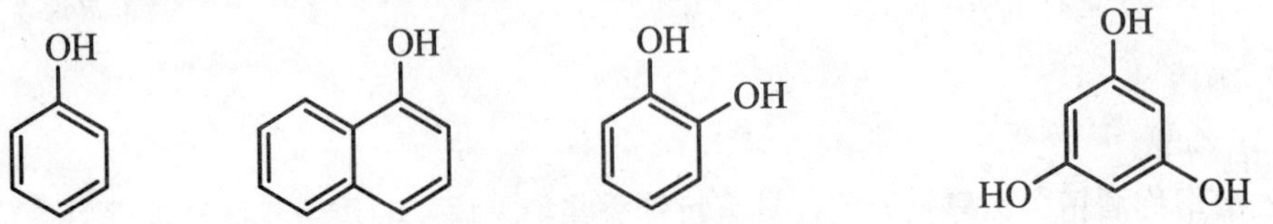

苯酚　　　　　α-萘酚　　　　邻苯二酚(二元酚)　　　　1,3,5-苯三酚(多元酚)

最简单的酚是苯酚，它也是最重要的酚。

1. 苯酚的物理性质

苯酚俗称石炭酸，简称酚。苯酚熔点为 40.5℃，沸点为 181.7℃，常温下为一种无色或白色的晶体，有特殊气味。苯酚密度比水大，微溶于冷水，可在水中形成白色混浊，但在 65℃ 以上的热水中能与水以任意比例混溶。苯酚易溶于醇、醚等有机溶剂。苯酚有毒，具有腐蚀性。苯酚长时间存放，被氧化而显粉红色、红色或暗红色。

知识链接

苯酚的毒性与消毒：苯酚有毒。苯酚及其浓溶液对皮肤有强烈的刺激作用，若不慎将苯酚沾到皮肤上，可用消毒酒精洗去。低浓度苯酚被人体吸收后，肝脏组织的解毒功能将使其失去大部分毒性，并随尿排出。但可能会造成慢性中毒，如出现不同程度的头昏、头痛等神经症状，以及食欲不振、吞咽困难、呕吐和腹泻等消化道症状。这种慢性中毒，经治疗后一般不会留下后遗症。饮水中的苯酚加氯消毒后会产生使人厌恶的异味，也会引起消化道症状，如恶心、呕吐、腹泻等。

苯酚可用作杀菌剂、麻醉剂、防腐剂。约瑟夫·李斯特最早将其用于外科手术消毒；但由于苯酚的毒性，这一技术最终被取代。尽管苯酚的浓溶液毒性很强，它仍在整形外科手术中充当脱皮剂。现在苯酚可用于制备消毒剂，3%～5%的苯酚溶液用于手术器械消毒，1%的苯酚溶液外用于皮肤止痒。苯酚也是重要的化工原料，用于合成炸药、塑料、药物和染料等。

2. 苯酚的化学性质

苯酚的结构中含有羟基和苯环，具有醇和苯的一些性质，比如能发生氧化和取代反应，但由于酚羟基直接连在苯环上，二者相互影响，使苯酚表现出一些特殊性质。

(1) 弱酸性

苯酚具有弱酸性，能与氢氧化钠反应生成苯酚钠：

$$\text{C}_6\text{H}_5\text{OH} + \text{NaOH} \longrightarrow \text{C}_6\text{H}_5\text{ONa} + \text{H}_2\text{O}$$

苯酚钠

在苯酚钠溶液中通入二氧化碳，又能重新析出苯酚而使溶液变混浊。说明苯酚的酸性比碳酸弱。苯酚也不能使石蕊试液变色。

$$\text{C}_6\text{H}_5\text{ONa} + \text{CO}_2 + \text{H}_2\text{O} \longrightarrow \text{C}_6\text{H}_5\text{OH} + \text{NaHCO}_3$$

(2) 与三氯化铁的显色反应

苯酚能与三氯化铁溶液作用生成紫色的配合物，这一特性常用于苯酚的鉴别。

(3) 苯环上的取代反应

受酚羟基的影响，苯酚的邻位和对位碳上很容易发生取代反应。如苯酚与溴水反应生成 2,4,6-三溴苯酚白色沉淀。该反应非常灵敏，极稀的苯酚溶液即可呈现明显的混浊，该反应也可用于苯酚的鉴别：

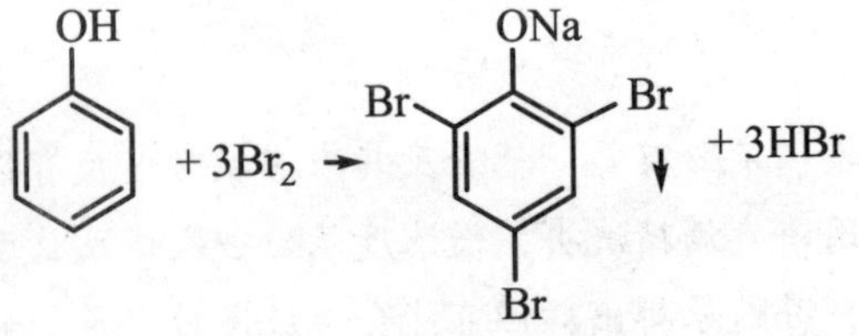

2,4,6-三溴苯酚

(4) 氧化反应

苯酚很容易被氧化，如苯酚与酸性重铬酸钾溶液作用，生成黄色的对苯醌：

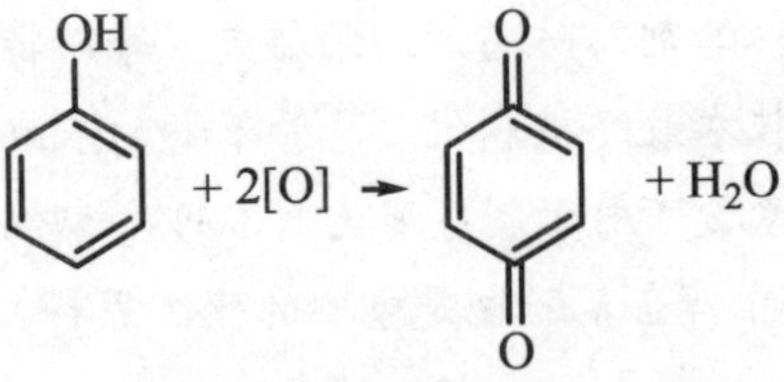

对苯醌

课堂活动

试设计出一种简便快速地鉴别乙醇与苯酚的化学方法。

3. 医药中几种重要的酚

(1) 甲苯酚

甲苯酚又称为甲酚，存在于煤焦油中，有邻甲苯酚、间甲苯酚、对甲苯酚 3 种同分异构体，它们的沸点相近，不易分离，它们的混合物俗称煤酚。煤酚难溶于水，能溶于肥皂溶液中，煤酚的杀菌能力强于苯酚，47%～53%的煤酚肥皂溶液(俗称"来苏儿")是医药上常用的外科器械消毒和环境消毒剂。使用 1%～5%的甲酚皂溶液，浸泡、喷洒或擦抹污染物体表面进行消毒，作用时间为 30～60 min。使用 5%的甲酚皂溶液，杀消结核杆菌，作用时间 1～2 h，为加强杀菌作用，可加热药液至 40～50℃。对皮肤的消毒使用 1%～2%的甲酚皂溶液。消毒敷料、器械及处理排泄物使用 5%～10%的甲酚皂溶液。

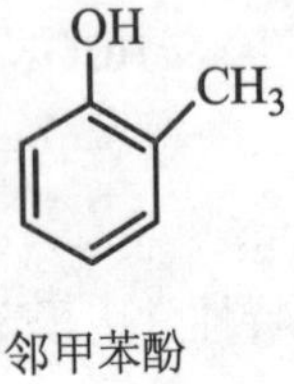

邻甲苯酚　　　　　间甲苯酚　　　　　对甲苯酚

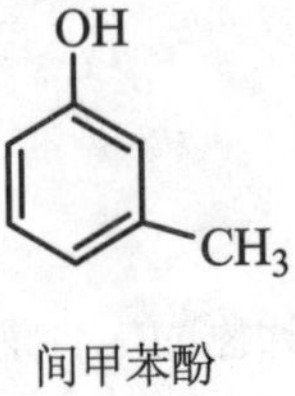

(沸点 191 ℃)　　　(沸点 203 ℃)　　　(沸点 202 ℃)

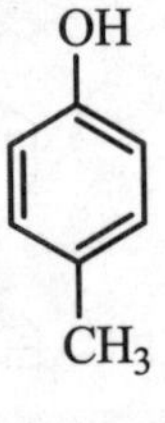

(2) 苯二酚

苯二酚有 3 种同分异构体——邻苯二酚、间苯二酚与对苯二酚：

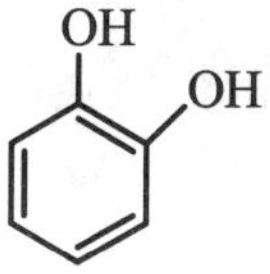

邻苯二酚 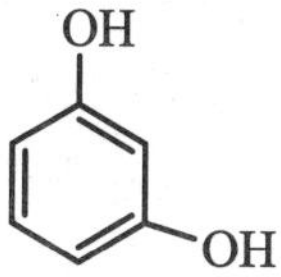　　　　　　　　　间苯二酚 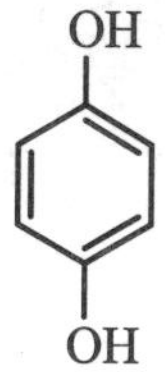　　　　　　　　　对苯二酚

邻苯二酚俗称茶酚，存在于许多植物中，它的重要衍生物肾上腺素存在于动物的肾上腺中，具有止喘、升高血压及强心的作用。

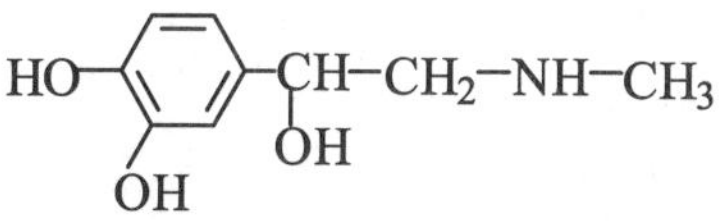

肾上腺素

间苯二酚俗名雷锁辛，具有杀灭细菌和真菌的能力，强度仅为苯酚的 1/3，刺激性较小，在医药上用于湿疹、癣病等皮肤病的治疗。

对苯二酚又名氢醌，常以苷的形式存在于植物体内，常用作还原剂和显影剂。

9.1.3　醚

1. 醚的结构和命名

醚是由两个烃基通过氧原子连接而成的化合物，醚的结构通式为 R—O—R′。分子中两个烃基相同的醚，称为单醚；两个烃基不同的醚，称为混醚。

(1) 单醚的命名

写出与氧原子相连的烃基的名称，加上"醚"字，烃基的"基"字常省略，并在烃基的前面加上"二"字。若烃基为烷基，则"二"字也可省略。例如：

CH_3—O—CH_3　　　　　CH_3CH_2—O—CH_2CH_3

甲醚　　　　　　　　　　乙醚　　　　　　　　　　　　二苯醚

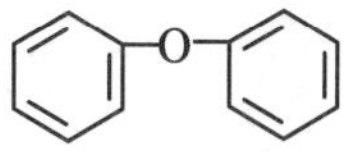

(2) 混醚的命名

一般将简单的烃基写在前面，复杂的烃基写在后面。两个不同的烃基，若是一个为脂肪烃基，另一个为芳香烃基，则芳香烃基放在脂肪烃基的前面。例如：

CH_3—O—C_2H_5　　　　　CH_3—O—$CH_2CH_2CH_3$

甲乙醚　　　　　　　　　　甲丙醚　　　　　　　　　　苯甲醚

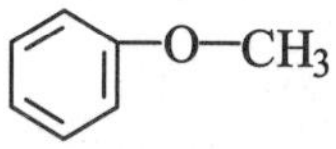

2. 乙醚

乙醚是具有特殊气味的无色液体，沸点 34.5℃，比水轻，难溶于水，极易挥发和着火。

空气中含有 1.85 %～36.5 %的乙醚时，遇火即会爆炸。乙醚应储存于阴凉、通风的库房，远离火种、热源。乙醚是常用的有机溶剂，可用于提取中草药的有效成分。乙醚是一种全身性麻醉剂，早在 1842 年就在外科手术时使用。它的麻醉性能强，安全范围广，使用设备简单，但由于麻醉后常出现恶心、呕吐等副作用，现在已经被更安全、高效的麻醉剂所代替。

本节综合习题

1. 选择题

(1) 下列物质俗称为酒精的是(　　)。

    A. 甲醇　　　　　　　　B. 乙醇　　　　　　　　C. 丙三醇　　　　　D. 苯甲醇

(2) 丙三醇俗称为(　　)。

    A. 甘油　　　　　　　　B. 木醇　　　　　　　　C. 酒精　　　　　　D. 苄醇

(3) 乙醇与浓硫酸作用，加热到 140℃，发生的反应是(　　)。

    A. 分子内脱水反应　　　B. 分子间脱水反应　　　C. 还原反应　　　　D. 氧化反应

(4) 乙醇与浓硫酸作用，加热到 170℃，反应产物是(　　)。

    A. 乙烯　　　　　　　　B. 乙醚　　　　　　　　C. 乙烷　　　　　　D. 乙炔

(5) 工业酒精不能配制饮用酒是因为含有(　　)。

    A. 水　　　　　　　　　B. 乙醇　　　　　　　　C. 甲醇　　　　　　D. 乙酸

(6) 检验司机是否酒后驾车的酒精测试仪的作用原理是(　　)。

    A. 酒精与酸性高锰酸钾的反应　　　　　　　B. 酒精与酸性重铬酸钾的反应

    C. 酒精的消去反应　　　　　　　　　　　　D. 酒精与金属钠的反应

(7) $CH_3—CH—CH_2—CH—CH_3$ 的正确名称是(　　)。

            |　　　　　　|

          OH　　　　CH$_3$

    A. 4-甲基-2-戊醇　　　B. 2-甲基-4-戊醇　　　C. 甲基戊醇　　　　D. 乙醇

(8) 临床上常用的消毒酒精的浓度为(　　)。

    A. 75%　　　　　　　　B. 25%～50%　　　　　C. 95%　　　　　　D. 50%

(9) 能与氢氧化铜作用生成深蓝色溶液的是(　　)。

    A. 甘油　　　　　　　　B. 酒精　　　　　　　　C. 甲醇　　　　　　D. 苯甲醇

(10) 下列物质俗称为石炭酸的是(　　)。

    A. 甲醇　　　　　　　　B. 乙醇　　　　　　　　C. 丙三醇　　　　　D. 苯酚

(11) 下列说法与苯酚的性质不符的是(　　)。

    A. 苯酚不能发生氧化反应

    B. 苯酚能与三氯化铁的水溶液作用显紫色

    C. 苯酚能与溴水作用生成白色沉淀

D. 苯酚的酸性比碳酸弱

(12) 能与溴水作用生成白色沉淀的是(　　)。

    A. 苯酚　　　　　　　B. 苯甲醇　　　　　C. 苯　　　　　D. 甲苯

(13) 能与氯化铁溶液作用显紫色的是(　　)。

    A. 乙醇　　　　　　　B. 乙醚　　　　　　C. 甘油　　　　D. 苯酚

(14) 下列物质中不含羟基的是(　　)。

    A. 乙醚　　　　　　　B. 乙醇　　　　　　C. 苯酚　　　　D. 甲醇

(15) 能区别乙醇和乙醚的试剂是(　　)。

    A. 溴水　　　　　　　　　　　　　　　　B. 酸性高锰酸钾溶液

    C. 三氯化铁溶液　　　　　　　　　　　　D. 氢氧化铜

(16) 下列试剂中不能与苯酚反应的是(　　)。

    A. 三氯化铁溶液　　　B. 氢氧化钠　　　　C. 溴水　　　　D. 碳酸氢钠

(17) 乙醇与浓硫酸作用，加热到 140℃，反应产物是(　　)。

    A. 乙烯　　　　　　　B. 乙醚　　　　　　C. 乙烷　　　　D. 乙炔

(18) 能与新配制的硫酸铜作用，生成深蓝色溶液的是(　　)。

    A. 乙醇　　　　　　　B. 乙醚　　　　　　C. 苯酚　　　　D. 丙三醇

(19) 下列说法正确的是(　　)。

    A. 含有羟基的化合物都是醇　　　　　　　B. 含有羟基的化合物都是酚

    C. 醇和酚中都含有羟基　　　　　　　　　D. 醇和酚的性质完全相同

(20) 下列物质在冷水中溶解度最大的是(　　)。

    A. 乙醇　　　　　　　B. 苯酚　　　　　　C. 乙醚　　　　D. 不能确定

2. 命名下列化合物或写出结构简式

(1) $CH_3-CH-CH-CH_3$，支链 CH_3，OH

(2) $CH_3-CH-CH_2OH$，支链 CH_3

(3) $CH_3-CH-C-CH_2-CH_3$，上 CH_3，下 OH、CH_3

(4) $CH_3-O-CH_2-CH_3$

(5) 苯环$-O-CH_3$

(6) 酒精

(7) 甘油

(8) 乙醚

(9) 石碳酸

(10) 2-苯乙醇

3. 完成下列反应

(1) $CH_3-CH_2-OH \xrightarrow[140℃]{浓H_2SO_4}$

(2) $CH_3-CH_2-OH + CH_3-\overset{O}{\overset{\|}{C}}-OH \xrightarrow{浓H_2SO_4}$

(3) 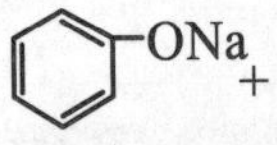 ⬡—ONa $+CO_2+H_2O \rightarrow$

(4) 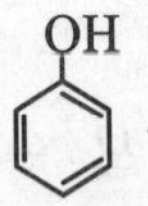 ⬡—OH $+Br_2 \rightarrow$

4. 用化学方法鉴别下列各组物质

(1) 乙醇和甘油

(2) 乙醇和乙醚

(3) 甘油和苯酚

9.2 醛 和 酮

碳原子和氧原子以双键相结合形成的基团称为羰基($\overset{}{\underset{}{>}}C \!=\! O$)，可简写成—CO—。

醛、酮分子中都含有羰基，因此醛、酮都属于羰基化合物。羰基和一个氢原子相连形成的

基团称为醛基($-\overset{O}{\overset{\|}{C}}-H$)，醛基可简写成—CHO。由醛基与烃基相连形成的化合物称为醛，醛基是醛的官能团。羰基与两个烃基相连形成的化合物称为酮，酮分子中的羰基又称为酮基，酮基是酮的官能团。

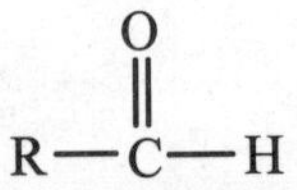

$$R-\overset{O}{\overset{\|}{C}}-H \qquad R-\overset{O}{\overset{\|}{C}}-R'$$

醛的结构通式 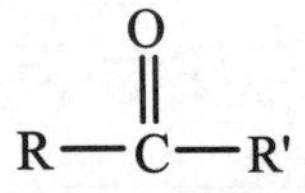　　　　　　酮的结构通式

9.2.1　醛、酮的分类与命名

1. 醛、酮的分类

根据与羰基相连的烃基类型不同，醛、酮可以分为脂肪醛、酮与芳香醛、酮；根据脂肪醛、酮分子中的烃基饱和与否，分为饱和醛、酮与不饱和醛、酮。例如：

CH_3-CH_3-CHO

饱和脂肪醛

$CH_3-CH_2-\overset{\overset{O}{\|}}{C}-CH_3$

饱和脂肪酮

$CH_3-CH=CH-CHO$

不饱和脂肪醛

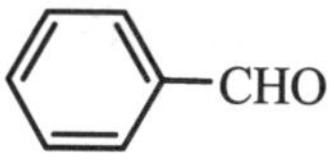

芳香醛

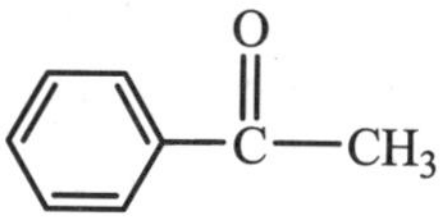

芳香酮

2. 醛、酮的命名

醛、酮的命名多采用系统命名法，命名原则为：

(1) 选主链

选择含有羰基的最长碳链为主链，根据主链上碳原子的数目称为“某醛”或“某酮”。

(2) 编号

从靠近羰基一端开始，给主链碳原子编号，将羰基位次写在醛、酮名称的前面，由于醛基总是位于首位，故可以省略其位次。主链上若有取代基，则取代基的写法与烷烃相同。命名芳香醛、酮时，将脂肪醛、酮作为母体，芳香烃基作为取代基，例如：

$CH_3-\underset{\underset{CH_3}{|}}{CH}-\underset{\underset{CH_3}{|}}{CH}-CHO$

2,3-二甲基丁醛

$CH_3-\overset{\overset{O}{\|}}{C}-CH_2-CH_3$

2-丁酮

$CH_3-\overset{\overset{O}{\|}}{C}-CH_3$

丙酮

$CH_3-\underset{\underset{CH_3}{|}}{CH}-\overset{\overset{O}{\|}}{C}-CH_2-CH_3$

2-甲基-3-戊酮

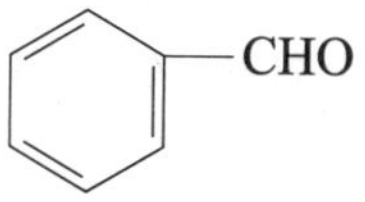

苯甲醛

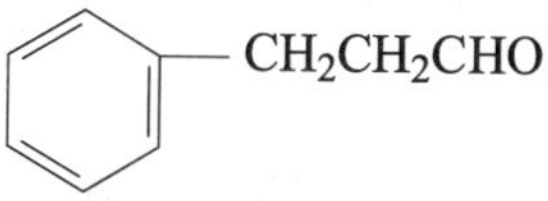

3-苯基丙醛

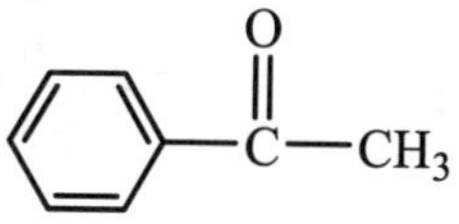

苯乙酮

9.2.2　醛、酮的性质

1. 醛、酮的物理性质

室温下，除甲醛为气体外，其余的醛、酮为液体或固体。低级醛、酮能溶于水，但随着碳原子数目的增加，醛、酮在水中的溶解度逐渐减小。低级醛具有刺激性气味，有些天然醛、酮具有特殊的香味，可以用作香料。

2. 醛、酮的化学性质

酮、醛分子中都含有活泼的羰基，故它们具有相似的化学性质，如能发生加成反应、缩合反应等。但酮的化学性质没有醛活泼，醛能发生的某些反应酮不能发生，如酮不能发生托伦反应和斐林反应，酮也不能与希夫试剂发生显色反应等。

(1) 加成反应

醛、酮分子中都含有羰基，在一定条件下，能发生羰基加成反应。如在催化剂铂、钯或镍存在下，醛、酮可以和氢气发生加成反应，生成相应的醇。例如：

$$CH_3-\overset{\overset{\displaystyle O}{\|}}{C}-H \xrightarrow{Ni} CH_3-CH_2-OH$$

乙醇

$$CH_3-\overset{\overset{\displaystyle O}{\|}}{C}-CH_3 + H_2 \xrightarrow{Ni} CH_3-\overset{\overset{\displaystyle OH}{|}}{CH}-CH_3$$

2-丙醇

(2) 缩合反应

在干燥 HCl 的催化下，醛中的羰基能与醇发生加成反应生成半缩醛，半缩醛分子中的羟基称为半缩醛羟基，它比较活泼，还可以与另一分子醇作用，失去一分子水生成缩醛。例如：

$$CH_3-\overset{\overset{\displaystyle O}{\|}}{C}-H \xrightarrow[\text{干燥HCl}]{CH_3CH_2OH} CH_3-\overset{\overset{\displaystyle OH}{|}}{\underset{\underset{\displaystyle O-CH_2CH_3}{|}}{C}}-H \xrightarrow[\text{干燥HCl}]{CH_3CH_2OH} CH_3-\overset{\overset{\displaystyle O-CH_2CH_3}{|}}{\underset{\underset{\displaystyle O-CH_2CH_3}{|}}{C}}-H$$

　　　　　　　　　　　　　　　　　　半缩醛　　　　　　　　　　　　　　缩醛

这种由两个或多个有机化合物分子互相结合，同时失去简单分子(如水、氨等)而生成一个较大分子的反应，称为缩合反应。缩合反应的产物称为缩合物。酮也能与醇作用生成半缩酮和缩酮，但比较困难。

(3) 醛的特性反应

① 氧化反应

醛能被弱氧化剂托伦试剂和费林试剂氧化，生成羧酸。

用硝酸银的碱溶液与氨水作用制得的无色透明溶液即为托伦试剂，托伦试剂的主要成分是 Ag^+ 的配合物。例如：

$$CH_3CHO + [Ag(NH_3)_2]OH \xrightarrow{\triangle} CH_3COONH_4 + Ag\downarrow + NH_3\uparrow + H_2O$$

由于生成的银光亮如镜，因此该反应又称为银镜反应。此反应常常用来检验醛基的存在。

费林试剂由斐林试剂甲和斐林试剂乙组成。斐林试剂甲是硫酸铜溶液，斐林试剂乙是酒石酸钾钠的氢氧化钠溶液。使用时将二者等体积混合，得到的深蓝色透明溶液即为斐林试剂。斐林试剂的主要成分是 Cu^{2+} 的配合物。芳香醛不能与斐林试剂发生氧化反应，因为斐林试剂是比托伦试剂更弱的氧化剂，斐林试剂只能氧化脂肪醛，不能氧化芳香醛，因此可用斐林试剂区分脂肪醛和芳香醛。

$$CH_3CHO + Cu^{2+}(配离子) \xrightarrow{\triangle} CH_3COOH + Cu_2O\downarrow + H_2O$$

砖红色沉淀

② 与希夫试剂的显色反应

希夫试剂也称为品红亚硫酸溶液。品红是一种红色染料，向其水溶液中通入二氧化硫至红色褪去，得到的无色溶液即为希夫试剂。希夫试剂与醛混合，立即由无色变为紫红色。这一显色反应很灵敏，常用来鉴定醛的存在。

9.2.3　医药中重要的醛、酮

1. 甲醛

甲醛俗称蚁醛，是最简单的醛。常温下，是无色有强烈刺激性气味的气体，沸点-21℃，易溶于水。甲醛能凝固蛋白质，具有消毒和防腐作用。体积分数为 0.35～0.40 的甲醛水溶液称为福尔马林，是常用的消毒剂和防腐剂，可用于外科器械消毒和保存生物标本。

甲醛对人体健康有影响，主要表现在嗅觉异常、刺激、过敏、肺功能异常、肝功能异常和免疫功能异常等方面。在所有接触者中，甲醛对孕妇和儿童的危害最大，造成月经紊乱、细胞核的基因突变、妊娠综合症，引起新生儿染色体异常、白血病，引起青少年记忆力和智力下降等。

2. 乙醛

乙醛是具有刺激性臭味的无色液体，比水轻，沸点为 21℃，能与水、乙醇、乙醚、氯仿等混溶。

乙醛容易聚合。在乙醛中滴入几滴浓硫酸，则很快发生聚合反应，生成三聚乙醛

(CH₃CHO)₃。三聚乙醛是具有刺激性气味的无色液体。用作催眠药，也可用于抗惊厥。

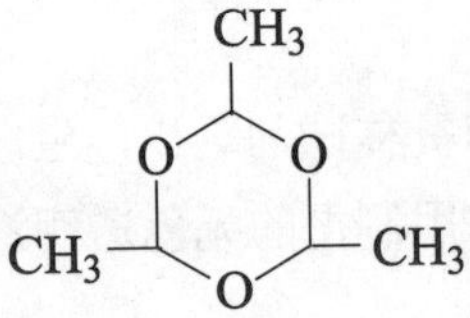

$$
\begin{array}{c}
CH_3 \\
\end{array}
$$

三聚乙醛

在乙醛中通入氯气，氯原子可以取代甲基上的 3 个氢原子，生成三氯乙醛(CCl₃CHO)。三氯乙醛与水反应后得到水合三氯乙醛，简称水合氯醛。

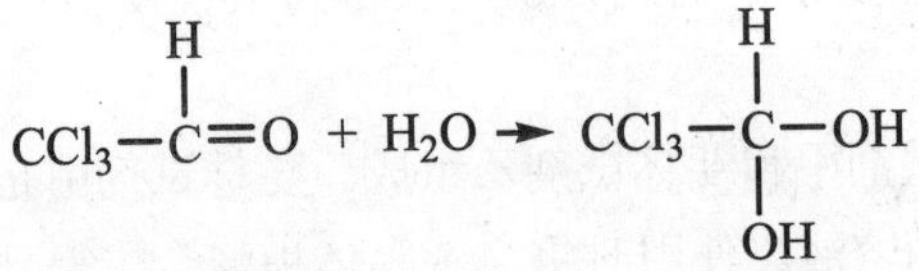

$$CCl_3-\overset{\text{H}}{C}=O + H_2O \longrightarrow CCl_3-\overset{\text{H}}{\underset{\text{OH}}{C}}-OH$$

三氯乙醛　　　　　　　　　　　　水合氯醛

水合氯醛为无色晶体，具有刺激性臭味。它是较安全的催眠药，不易引起蓄积中毒，但口味欠佳，对胃有刺激性，所以不宜做口服药物，用灌肠法给药，药效较好。

3. 丙酮

丙酮是最简单的脂肪酮。丙酮为无色、易挥发的具有特殊香味的液体，沸点为 56℃，能与水、乙醇、乙醚、氯仿等混溶，是常用的有机溶剂。

丙酮能与亚硝酰铁氰化钠[Na₂Fe(CN)₅NO]溶液和氢氧化钠溶液作用显鲜红色。丙酮是糖类、脂肪代谢的中间产物，正确人尿液中几乎不含有丙酮。糖尿病患者由于代谢功能不正常，体内常有过量的丙酮产生，通过尿液排出。临床上用亚硝酰铁氰化钠溶液和氢氧化钠溶液检查尿液中是否含有丙酮，若有丙酮存在，即显红色，并根据颜色深浅判断病情的轻重。

课堂活动

老师在观察同学们做银镜反应实验时发现，有些同学的银镜做得光亮如镜，而有些同学的银镜不仅不光亮，反而变黑。试分析有哪些原因会造成这种现象?

本节综合习题

1. 用系统命名法命名下列化合物或写出结构简式

(1) 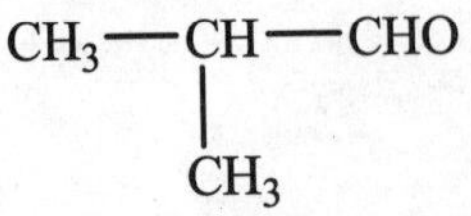 CH₃—CH—CHO
　　　　　|
　　　　CH₃

(2) 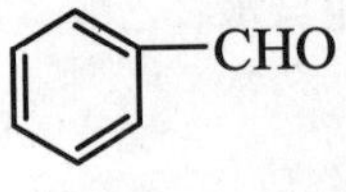 ⬡—CHO

(3) CH_3—$\overset{\displaystyle |}{\underset{\displaystyle O}{\overset{\displaystyle ||}{C}}}$—$CH_2$—$\underset{\displaystyle CH_3}{\overset{\displaystyle |}{CH}}$—$CH_3$

(4) 甲醛

(5) 丙酮

(6) 2-苯基丙醛

(7) 二苯甲酮

2. 选择题

(1) 醛和酮的分子中都含有的官能团是(　　)。

　　A. 醛基　　　　　　B. 羟基　　　　　　C. 酮基　　　　　　D. 羰基

(2) 乙醛与氢气的反应为(　　)。

　　A. 取代反应　　　B. 加成反应　　　C. 氧化反应　　　D. 缩合反应

(3) 能区别乙醛和苯甲醛的试剂是(　　)。

　　A. 托伦试剂　　　B. 斐林试剂　　　C. 希夫试剂　　　D. 氯化铁溶液

(4) 能与托伦试剂反应生成银镜的是(　　)。

　　A. 乙醇　　　　　B. 乙醚　　　　　C. 乙醛　　　　　D. 丙酮

(5) 能与斐林试剂反应生成砖红色氧化亚铜沉淀的是(　　)。

　　A. 乙醛　　　　　B. 苯甲醛　　　　C. 丙酮　　　　　D. 丙醇

(6) 不能与希夫试剂发生显色反应的是(　　)。

　　A. 乙醛　　　　　B. 甲醛　　　　　C. 苯甲醛　　　　D. 丙酮

(7) 检验尿液中是否含有丙酮的试剂是(　　)。

　　A. 托伦试剂　　　　　　　　　B. 斐林试剂

　　C. 亚硝酰铁氰化钠和氢氧化钠溶液　　D. 希夫试剂

(8) 乙醛与托伦试剂或斐林试剂的反应属于(　　)。

　　A. 加成反应　　　B. 氧化反应　　　C. 取代反应　　　D. 缩合反应

(9) 福尔马林的主要成分是(　　)。

　　A. 甲醛　　　　　B. 乙醛　　　　　C. 乙醇　　　　　D. 苯酚

(10) 希夫试剂的主要成分是(　　)。

　　A. Ag^+的配合物　　　　　　　B. Cu^{2+}的配合物

　　C. 品红亚硫酸溶液　　　　　　D. Fe^{3+}

3. 用化学方法鉴别下列各组物质

(1) 乙醛和丙酮

(2) 甲醛和苯甲醛

(3) 苯甲醛和苯酚

9.3　羧酸和取代羧酸

羧酸和取代羧酸都是分子中含有羧基(—COOH)的有机化合物,它们广泛存在于自然界中,与生物体的生命活动有着密切的关系。羧酸是由烃基和羧基连接而成的化合物。羧酸分子中烃基上的氢原子被其他原子或原子团取代后的化合物称为取代羧酸,简称取代酸。取代酸主要包括卤代酸、羟基酸、酮酸和氨基酸等。本节重点讨论羧酸、羟基酸和酮酸。

9.3.1　羧酸

1. 羧酸的分类与命名

羧酸是由烃基和羧基连接而成的化合物,羧酸的官能团为羧基$-\overset{\overset{O}{\|}}{C}-OH$,简写成—COOH。羧酸的结构通式为 R—COOH。

根据羧酸分子中羧基所连的烃基不同,可以将羧酸分为脂肪酸和芳香酸;根据羧酸分子所含羧基数目的不同,羧酸可分为一元酸、二元酸和多元酸等。例如:

CH_3-CH_2-COOH　　　　　　　　　　　　　　　　　

一元脂肪酸(丙酸)　　　　一元芳香酸(苯甲酸) 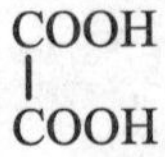　　　乙二酸(二元脂肪酸) 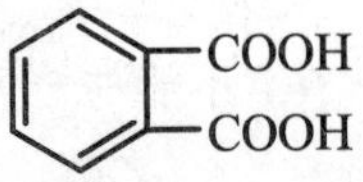　　　邻苯二甲酸(二元芳香酸)

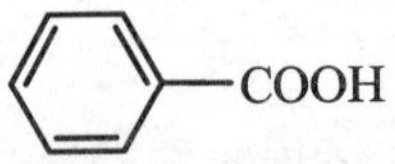

羧酸的命名方法有系统命名法和俗名。

羧酸的系统命名原则与醛相同,命名时将醛字改为酸字即可。简单的羧酸习惯上也常用希腊字母编号,是从靠近羧基相邻碳原子开始编号为 α,依次为 β、γ、δ 等。羧酸中用阿拉伯数字编号与用希腊字母编号的对应关系为:2 号位对应 α 位,3 号位对应 β 位,依此类推。例如:

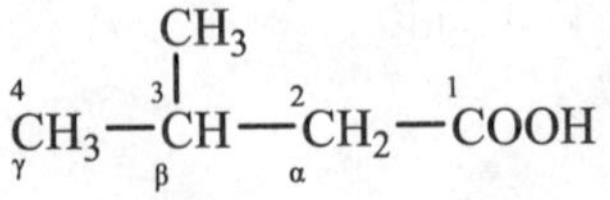

3-甲基丁酸 (β-甲基丁酸) 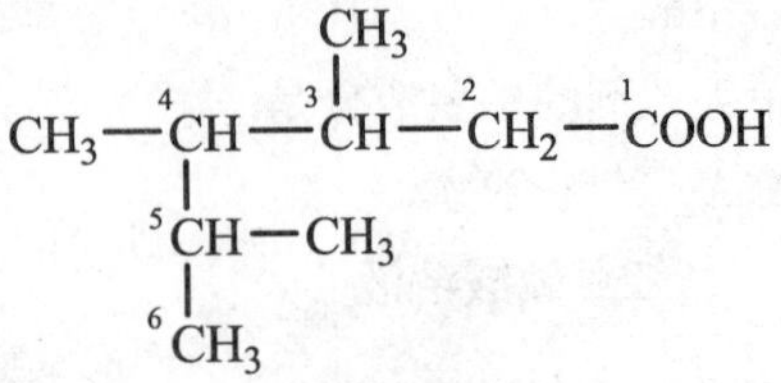　　　　　　　3,4,5-三甲基己酸

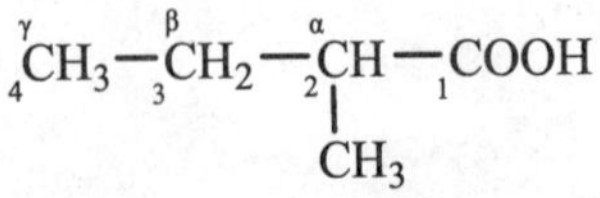

2-甲基丁酸(α-甲基丁酸) 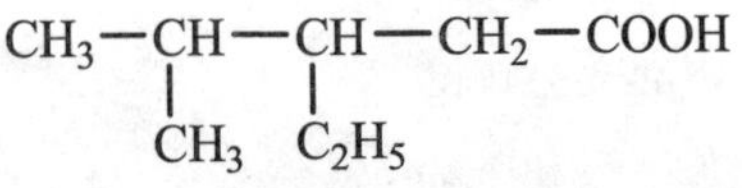　　　　4-甲基-3-乙基戊酸(γ-甲基-β-乙基戊酸)

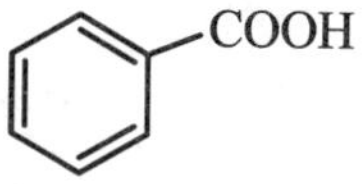

$$\text{苯甲酸} \qquad\qquad \text{苯乙酸}$$

苯甲酸 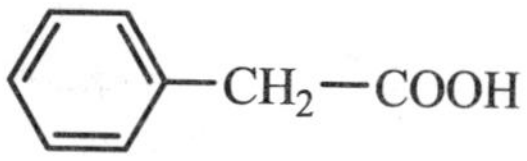　　　　　　　　　　　　苯乙酸

羧酸还根据其来源而得俗名，如蚁酸(甲酸)、醋酸(乙酸)、安息香酸(苯甲酸)、草酸(乙二酸)等。

羧酸分子中去掉羧基上的羟基，所余下的部分称为酰基(R—$\overset{\displaystyle O}{\overset{\|}{C}}$—)，酰基的命名是根据原来羧酸的名称称为某酰基。例如：

乙酸　　　　　　　　　　　　　　乙酰基

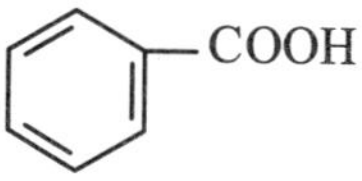

苯甲酸 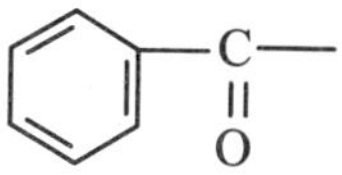　　　　　　　　　　　　　苯甲酰基

2. 羧酸的性质

室温下，含 1～3 个碳原子的饱和一元羧酸是无色具有刺鼻气味的液体，含 4～9 个碳原子的饱和一元羧酸是具有恶臭味的液体，高级饱和一元羧酸为蜡状的无色、无味的固体。在饱和一元酸中，低级脂肪酸能溶于水，但随着碳原子数目的增加，脂肪酸在水中的溶解度逐渐降低，高级脂肪酸不溶于水，而易溶于乙醇、乙醚、苯等有机溶剂。多元羧酸在水中的溶解度比相同碳原子的一元酸大。

羧酸分子中羧基上的碳氧双键没有醛、酮分子中的碳氧双键活泼，羧酸的化学反应主要发生在羧基中的羟基氢原子上。

(1) 酸性

羧酸具有酸性，能与碱作用生成盐，能分解碳酸氢钠和碳酸钠，同时放出 CO_2，说明羧酸的酸性比碳酸强。例如：

$$CH_3-COOH \rightleftharpoons CH_3-COO^- + H^+$$

$$CH_3-COOH + Na_2CO_3 \longrightarrow CH_3-COONa + CO_2\uparrow + H_2O$$

乙酸能使蓝色石蕊试剂变红。

(2) 酯化反应

羧酸与醇在一定条件下反应，生成酯和水，酯化反应是可逆反应。例如：

$$CH_3-\overset{\displaystyle O}{\overset{\|}{C}}-OH + HO-CH_2-CH_3 \overset{H^+}{\rightleftharpoons} CH_3-\overset{\displaystyle O}{\overset{\|}{C}}-O-CH_2-CH_3 + H_2O$$

(3) 脱羧反应

羧酸分子中脱去羧基放出二氧化碳的反应称为脱羧反应。一元羧酸不容易发生脱羧反应，二元羧酸较易发生脱羧反应。例如：

$$\begin{array}{c} COOH \\ | \\ COOH \end{array} \xrightarrow{\triangle} H-COOH + CO_2 \uparrow$$

3. 医药中几种重要的羧酸

(1) 甲酸

甲酸最初是从干馏蚂蚁得到，故俗称为蚁酸。甲酸是具有刺激性气味的无色液体，易溶于水，沸点为100.7℃，具有很强的腐蚀性，能刺激皮肤起泡、红肿，存在于蜂类、某些蚁类和毛虫的分泌物中。甲酸是有机化工原料，也用作消毒剂和防腐剂。

甲酸的结构比较特殊，分子中羧基和氢原子直接相连，它既具有羧基结构，又具有醛基结构。

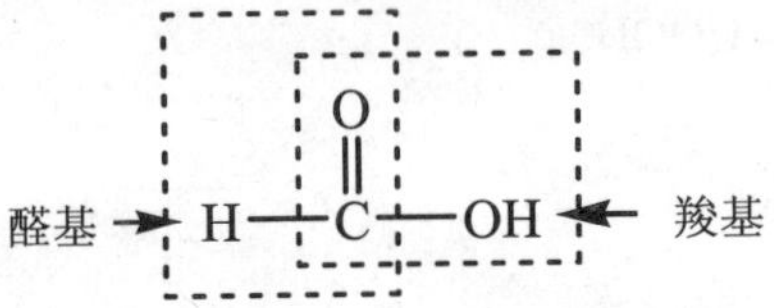

$$醛基 \rightarrow H-\overset{\overset{\textstyle O}{\|}}{C}-OH \leftarrow 羧基$$

因此甲酸既具有羧酸的性质，又具有醛的性质，能与托伦试剂及斐林试剂等反应。

(2) 乙酸

乙酸是食醋的主要成分，故俗称为醋酸。纯乙酸是具有强烈刺激气味的无色液体，沸点118℃，熔点16.6℃，乙酸的沸点比相对分子质量相近的醇高，是因为乙酸分子间可以形成两个氢键而缔合成较稳定的二聚体。乙酸在低于熔点温度时，很容易凝结为冰状固体，故又称为冰醋酸。乙酸易溶于水，能与水以任意比例混溶。医药上常用5~20 g/L的醋酸溶液作为消毒防腐剂，用于烫伤或烧伤感染的创面清洗。食醋还可用来预防流感。

(3) 苯甲酸

苯甲酸是最简单的芳香酸，因存在于安息香树中，故俗称安息香酸。苯甲酸是无味的白色晶体，熔点122.4℃，微溶于冷水，易溶于热水，能升华。苯甲酸具有防腐杀菌作用，其毒性较低，故苯甲酸及其钠盐常用作食品、药剂和日用品的防腐剂。也可用作治疗真菌感染(如疥疮及各种癣)的药物。

(4) 乙二酸

乙二酸俗称草酸，常以盐的形式存在于许多植物的细胞壁中，是无色结晶。草酸易溶于水和乙醇，而不溶于醚等有机溶剂。草酸的酸性是饱和二元酸中最强的，它除具有一般羧酸的性质外，还具有还原性，能还原KMnO_4溶液，可用于印染工业及除去铁锈和蓝墨水污迹。

9.3.2 羟基酸和酮酸

羟基酸是指羧酸分子中烃基上的氢原子被羟基取代后形成的化合物，分子中同时含有羟基和羧基。根据羟基所连接的烃基不同，羟基酸可分为醇酸和酚酸，醇酸是指羟基连接在脂肪烃基上的羟基酸，酚酸是指羟基连接在芳环上的羟基酸。酮酸是指分子中同时含有酮基和羧基的化合物。

1. 羟基酸、酮酸的命名

羟基酸、酮酸的系统命名都是以羧酸为母体，羟基或酮基为取代基，用阿拉伯数字或希腊字母 α、β、γ 等标明羟基或酮基的位置。羟基酸、酮酸也常根据来源使用俗名。例如：

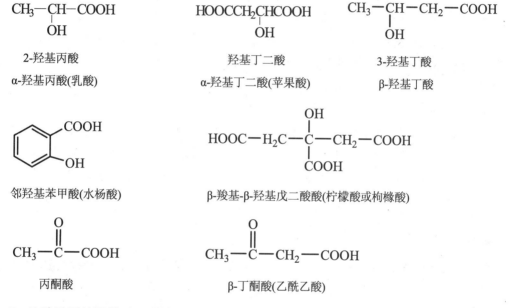

2-羟基丙酸
α-羟基丙酸(乳酸)

羟基丁二酸
α-羟基丁二酸(苹果酸)

3-羟基丁酸
β-羟基丁酸

邻羟基苯甲酸(水杨酸)

β-羧基-β-羟基戊二酸酸(柠檬酸或枸橼酸)

丙酮酸

β-丁酮酸(乙酰乙酸)

2. 几种重要的羟基酸、酮酸

(1) 乳酸

乳酸最初是从酸牛奶中得到的，乳酸为无色黏稠液体，有很强的吸湿性和酸味，溶于水、乙醇、甘油和乙醚，不溶于氯仿和油脂。

乳酸也是人体内糖元代谢的中间产物。人在剧烈活动时，糖元分解产生乳酸，同时放出热能，供给肌肉活动所需的能量。当肌肉中乳酸含量增多时，会感到酸胀，经休息后，一部分乳酸又转变成糖元，另一部分则被氧化成丙酮酸，酸胀感消失。

乳酸具有消毒防腐作用。临床上用乳酸钙治疗佝偻病等一般缺钙症，用乳酸钠纠正酸中毒。乳酸还大量用于食品、饮料工业。

(2) 水杨酸

水杨酸又名柳酸。存在于柳树、水杨树及其他许多植物中。为白色针状结晶，熔点 159℃，微溶于冷水，易溶于乙醇、乙醚、氯仿和沸水。水杨酸属于酚酸，具有酚和羧酸的一般性质，如易被氧化，遇 $FeCl_3$ 溶液显紫红色，水溶液呈酸性等。

水杨酸具有杀菌防腐，解热镇痛和抗风湿作用，常用作抗风湿病和因霉菌感染引起的皮肤病的外用药。由于水杨酸对胃肠有刺激作用，不宜内服，多用水杨酸的衍生物，如乙酰水杨酸即阿司匹林。乙酰水杨酸常用作解热镇痛剂。由阿司匹林、非那西丁与咖啡因三者配伍的制剂为复方阿司匹林，常称为 APC。

(3) 柠檬酸

柠檬酸又名枸橼酸，无色晶体，常含一分子结晶水，无臭，有很强的酸味，易溶于水。柠檬酸广泛存在于各种水果和蔬菜中，在动物的骨骼、血液、肌肉中也有分布。一分子结晶柠檬酸主要用作清凉饮料、果汁、果酱、水果糖和罐头等的酸性调味剂，也可用作食用油的抗氧化剂。

柠檬酸常用于化妆品中，起加快角质更新的作用，角质的更新有助于皮肤中的黑色素的剥落、毛孔的收细、黑头的溶解等。

柠檬酸具有收缩、增固毛细血管并降低其通透性的作用，还能提高凝血功能及血小板数量，缩短凝血时间和出血时间，具有一定的止血作用。制药工业用作医药清凉剂，测血钾等。

(4) 酮体

临床上把 β-丁酮酸、β-羟基丁酸和丙酮三者合称为酮体。酮体是脂肪酸在人体内代谢的中间产物，正常情况下酮体在体内能进一步氧化分解成二氧化碳和水，因此血液中只存在少量酮体。糖尿病患者由于代谢发生障碍，血液和尿液中酮体含量增高，晚期糖尿病人，由于血液中酮体大量存在，使血液的酸度增加，发生酸中毒，严重时引起患者昏迷或死亡。

课堂活动

试为临床上设计一个操作简单、方便、快捷地检查患者尿液中是否含有丙酮的方法。

本节综合习题

1. 命名下列化合物或写出结构简式

(1) 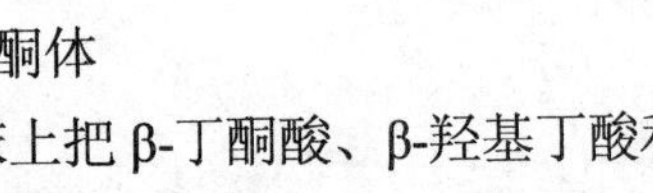 $CH_3—CH—CH—COOH$
　　　　　　$|$　　$|$
　　　　　CH_3　CH_3

(2)

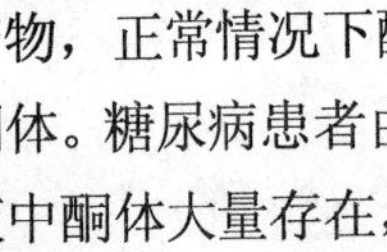

(3) $CH_3—CH_2—COOH$

(4) 醋酸

(5) 草酸

(6) 水杨酸

(7) 乳酸

2. 选择题

(1) 羧酸的官能团是(　　)。

A. —OH　　　　　B. $-\overset{O}{\underset{}{C}}-OH$　　C. $-\overset{O}{\underset{}{C}}-$　　D. $-\overset{O}{\underset{}{C}}-H$

(2) 下列物质是乙酸俗称的是(　　)。

A. 蚁酸　　　　　B. 水杨酸　　　C. 草酸　　　D. 醋酸

(3) 下列说法与乙酸性质不符的是(　　)。

A. 乙酸的酸性比碳酸酸性强，能与 Na_2CO_3 作用放出 CO_2

B. 乙酸能发生酯化反应

C. 乙酸能溶于水

D. 乙酸能与托伦试剂反应

(4) 分子中既含有醛基又含有羧基的物质是(　　)。

A. 甲酸　　　　　B. 乙酸　　　C. 草酸　　　D. 水杨酸

(5) 能区别甲酸和乙酸的试剂是(　　)。

A. 碳酸钠溶液　　B. 氯化铁溶液　C. 斐林试剂　　D. 溴水

(6) 下列物质中不属于酮体成分的是(　　)。

A. 乳酸　　　　　B. 丙酮　　　C. β-羟基丁酸　D. β-丁酮酸

(7) 下列物质不能与碳酸钠作用放出 CO_2 的是(　　)。

A. 蚁酸　　　　　B. 醋酸　　　C. 草酸　　　D. 石炭酸

(8) 检验尿液中是否含有酮体的试剂是(　　)。

A. 斐林试剂　　　B. 亚硝酰铁氰化钠和氢氧化钠溶液

C. 三氯化铁溶液　D. 碳酸钠溶液

(9) 下列物质中既含有羧酸又含有酮基的是(　　)。

A. 丙酮酸　　　　B. 草酸　　　C. 乳酸　　　D. 水杨酸

(10) 下列物质中既含有羧酸又含有羟基的是(　　)。

A. 乳酸　　　　　B. 醋酸　　　C. 蚁酸　　　D. 草酸

(11) 下列物质中酸性最强的是(　　)。

A. 乙醇　　　　　B. 乙二酸　　　C. 乙酸　　　D. 苯甲酸

(12) 乙酸与乙醇在一定条件下发生的反应称为(　　)。

A. 水解反应　　　B. 氧化反应　　C. 还原反应　　D. 酯化反应

(13) 下列物质俗称草酸的是(　　)。

A. 乙酸　　　　　B. 邻羟基苯甲酸　C. 乙二酸　　　D. 甲酸

(14) 下列物质能发生脱羧反应的是(　　)。

A. 乙醇　　　　　B. 乙醛　　　C. 丙酮　　　D. 乙二酸

(15) 下列物质不能与碳酸钠作用放出二氧化碳的是(　　)。

A. 醋酸　　B. 蚁酸　　C. 草酸　　D. 石炭酸

3. 用化学方法鉴别下列各组物质

(1) 乙醇和乙酸

(2) 苯酚和苯甲酸

(3) 甲酸和乙酸

(4) 乙醛和乙酸

9.4 酯和油脂

9.4.1 酯

酯是由酸与醇或酚反应生成的化合物，它包括无机酸酯和有机酸酯，在此主要讨论有机酸酯。酯是由酰基($R-\overset{\overset{O}{\|}}{C}-$)和烃氧基($-OR'$)连接而成的化合物。酯的结构式为 $R-\overset{\overset{O}{\|}}{C}-OR'$，式中 R、R' 可以相同，也可以不相同。

1. 酯的命名

酯是按照生成酯的羧酸和醇来命名的。酯的名称是羧酸的名称加上醇的名称，把“醇”字改为“酯”字，称为“某酸某酯”。例如：

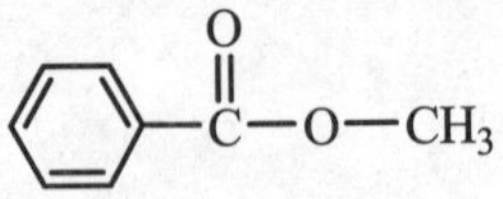

苯甲酸甲酯

$$H-\overset{\overset{O}{\|}}{C}-O-CH_3$$

甲酸甲酯

$$H-\overset{\overset{O}{\|}}{C}-O-CH_2-CH_3$$

甲酸乙酯

$$CH_3-\overset{\overset{O}{\|}}{C}-O-CH_3$$

乙酸甲酯

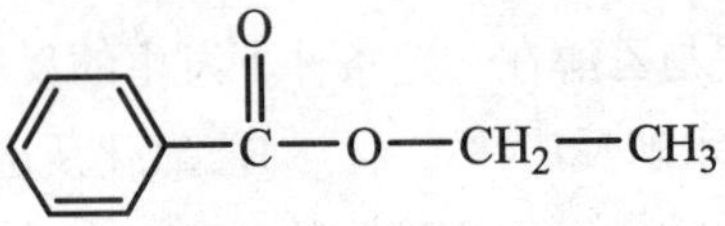

苯甲酸乙酯

2. 酯的性质

常温下，低级酯为无色液体，高级酯为蜡状固体。酯一般比水轻，难溶于水，易溶于有机溶剂。低级酯存在于各种水果和花草中，具有令人愉悦的芳香气味，如菠萝中含有乙酸甲酯，香蕉和梨中含有乙酸异戊酯，苹果中含有异戊酸异戊酯，橘子中含有乙酸辛酯，因此低级酯可以作为食品和日用品的香料。

酯的重要化学性质是水解反应，它是酯化反应的逆反应。例如：

$$CH_3\overset{\overset{O}{\|}}{C}OCH_2CH_3 + H_2O \underset{\triangle}{\overset{H^+}{\rightleftharpoons}} CH_3\overset{\overset{O}{\|}}{C}OH + CH_3CH_2OH$$

$$CH_3\overset{\overset{O}{\|}}{C}OCH_2CH_3 + NaOH \underset{\triangle}{\overset{H^+}{\rightleftharpoons}} CH_3\overset{\overset{O}{\|}}{C}ONa + CH_3CH_2OH$$

用碱作催化剂时，酯的水解反应能进行完全，因为水解生成的羧酸能与碱作用生成羧酸盐，使反应进行到底。

9.4.2 油脂

油和脂肪总称为油脂，通常把常温下呈液态的油脂称为油，常温下呈固态或半固态的油脂称为脂肪。油脂是动植物的重要组成部分，油脂是人类生命活动中所必需的物质。

 知识链接

肥胖与健康：脂肪是人体大量储存热能的组织，正常人体均有脂肪储存以备应急之需，脂肪储存于皮下和内脏器官周围，对人体有保温作用，并在人体遭受外来冲击时有保护和缓冲作用，脂肪还是维生素A、D、E和K等许多活性物质的良好溶剂，并能提供人体所必需的营养物质。肥胖则是过量的脂肪储存使体重超过正常值20%以上的营养过剩性疾病。肥胖绝大多数是由于摄入的热能超过了消耗的热能，超出部分的热能以脂肪的形式储存于皮下及内脏器官的周围，久而久之就会有脂肪堆积而发生肥胖，此外，遗传和内分泌疾病及其他原因也可引起肥胖。肥胖与健康的关系极为密切，人的寿命与体重有关，据大量的追踪调查，长寿命者一般是比标准体重重 10%～20%的人。而肥胖者血脂、血氨基酸、血胰岛素增高，易发生高血压病、心脏病、糖尿病等。肥胖与健康的关系越来越引起人们和社会的广泛重视，而且从儿童和青少年时期就要开始重视。

1. 油脂的结构和组成

(1) 油脂的结构

从化学结构来看，油脂是由 1 分子甘油和 3 分子高级脂肪酸所形成的酯，称为三酰甘油，临床医学上称为甘油三酯。油脂的结构通式为：

$$
\begin{array}{c}
CH_2{-}O{-}\overset{\displaystyle O}{\overset{\displaystyle \|}{C}}{-}R \\[4pt]
CH{-}O{-}\overset{\displaystyle O}{\overset{\displaystyle \|}{C}}{-}R' \\[4pt]
CH_2{-}O{-}\overset{\displaystyle O}{\overset{\displaystyle \|}{C}}{-}R''
\end{array}
$$

式中，R、R'、R"分别代表高级脂肪酸的烃基，由 3 个相同烃基的脂肪酸形成的油脂称为单甘油酯；由不同烃基的脂肪酸形成的油脂则称为混甘油酯。

(2) 油脂的组成

组成油脂的高级脂肪酸约有 50 多种，大多数为含有 16 个碳原子或 18 个碳原子的直链高级脂肪酸，包括饱和脂肪酸和不饱和脂肪酸。油脂中常见的高级脂肪酸有饱和脂肪酸：软脂酸(十六碳酸)$CH_3(CH_2)_{14}COOH$、硬脂酸(十八碳酸)$CH_3(CH_2)_{16}COOH$，不饱和脂肪酸：油酸(9-十八碳烯酸)$CH_3(CH_2)_7CH{=}CH(CH_2)_7COOH$、亚油酸(9,12-十八碳二烯酸)$CH_3(CH_2)_4CH{=}CHCH_2CH{=}CH(CH_2)_7COOH$、亚麻酸(9,12,15-十八碳三烯酸)$CH_3CH_2CH{=}CHCH_2CH{=}CHCH_2CH{=}CH(CH_2)_7COOH$、花生四烯酸(5,8,11,14-二十碳四烯酸)$CH_3(CH_2)_4(CH{=}CHCH_2)_4(CH_2)_2COOH$。

组成油脂的脂肪酸的饱和程度，对油脂的熔点影响很大。含较多不饱和脂肪酸成分的甘油酯，在常温下一般呈液态，不饱和脂肪酸主要存在于植物性脂肪、鱼油、海洋生物油脂中；含较多饱和脂肪酸成分的甘油酯，在常温下一般呈固态，饱和脂肪酸存在于动物性脂肪中。

脂肪是人类生存的营养素之一，多数脂肪酸在人体内都能合成，只有亚油酸、亚麻酸和花生四烯酸等多双键的不饱和脂肪酸不能在人体内合成或合成不足，必须由食物供给，故称为营养必需脂肪酸。

🌐 知识链接

不饱和脂肪酸对人体健康的作用：不饱和脂肪酸对人体健康的作用十分重要，它能保持细胞膜的相对流动性，以保证细胞的正常生理功能；能使胆固醇酯化，降低血中胆固醇和甘油三酯；是合成人体内前列腺素和凝血恶烷的前驱物质；能降低血液黏稠度，改善血液微循环；能提高脑细胞的活性，增强记忆力和思维能力。既然必需脂肪酸有重要的生理作用，如果不足，当然会影响健康，如易产生动脉粥样硬化，诱发心脑血管病；影响记忆力和思维力；对婴幼儿影响智力发育，对老年人产生老年痴呆症，甚至诱发肿瘤。人体长期摄入某种营养素不足就有发生营养素缺乏的危险，但摄入量水平超过人体可耐受的最高摄入量，则产生毒副作用的可能性就会增加。必需脂肪酸也一样。

2. 油脂的性质

纯净的油脂是无色、无味、无臭的中性物质。天然油脂因含有色素和维生素等而显不同的颜色和气味，如芝麻油呈红黄色，有香味，鱼油有令人作呕的臭味。油脂的密度都小于 1，难溶于水，易溶于有机溶剂。天然油脂一般是混三酰甘油的混合物，没有恒定的沸点和熔点，只有一定的熔点范围，如猪脂的熔点为 36～46℃。

(1) 油脂的水解反应

油脂在酸、碱或酶的作用下，能发生水解反应，生成 1 分子甘油和 3 分子高级脂肪酸。

油脂的酸性水解是可逆反应，在碱性(NaOH 或 KOH)条件下水解反应能够进行完全，得到高级脂肪酸的钠盐或钾盐，高级脂肪酸的钠盐即为常见的普通肥皂，高级脂肪酸的钾盐，就是医药上常见的软皂。故将油脂在碱性溶液中的水解反应称为皂化反应。

$$
\begin{array}{l}
CH_2\!-\!O\!-\!\overset{\displaystyle O}{\overset{\|}{C}}\!-\!R \\[4pt]
CH\!-\!O\!-\!\overset{\displaystyle O}{\overset{\|}{C}}\!-\!R' \;+\; 3NaOH \xrightarrow{\triangle} \\[4pt]
CH_2\!-\!O\!-\!\overset{\displaystyle O}{\overset{\|}{C}}\!-\!R''
\end{array}
\qquad
\begin{array}{l}
CH_2\!-\!OH \quad R\!-\!COONa \\[4pt]
CH\!-\!OH \;+\; R'\!-\!COONa \\[4pt]
CH_2\!-\!OH \quad R''\!-\!COONa
\end{array}
$$

1 g 油脂完全皂化所需 KOH 的毫克数称为皂化值。皂化值与油脂的相对分子质量成反比。从皂化值的大小，可以推知油脂的平均相对分子质量。皂化值越大，油脂的平均相对分子质量越小。

(2) 油脂的加成反应

含有不饱和脂肪酸的油脂，其分子中的不饱和键(碳碳双键)可以与氢、卤素等发生加成反应。油脂中不饱和脂肪酸的碳碳双键通过催化加氢，转变为含饱和脂肪酸的油脂，使液态的油转变为半固态或固态的脂肪。这一过程称为油脂的氢化或油脂的硬化。油脂硬化后，不仅提高了油脂的熔点，而且不易被空气氧化变质，便于贮存和运输。

$$
\begin{array}{l}
CH_2\!-\!O\!-\!\overset{\displaystyle O}{\overset{\|}{C}}\!-\!C_{17}H_{33} \\[4pt]
CH\!-\!O\!-\!\overset{\displaystyle O}{\overset{\|}{C}}\!-\!C_{17}H_{33} \;+\; H_2 \xrightarrow[\triangle]{Ni} \\[4pt]
CH_2\!-\!O\!-\!\overset{\displaystyle O}{\overset{\|}{C}}\!-\!C_{17}H_{33}
\end{array}
\qquad
\begin{array}{l}
CH_2\!-\!O\!-\!\overset{\displaystyle O}{\overset{\|}{C}}\!-\!C_{17}H_{35} \\[4pt]
CH\!-\!O\!-\!\overset{\displaystyle O}{\overset{\|}{C}}\!-\!C_{17}H_{35} \\[4pt]
CH_2\!-\!O\!-\!\overset{\displaystyle O}{\overset{\|}{C}}\!-\!C_{17}H_{35}
\end{array}
$$

　　　　　　三油酸甘油酯　　　　　　　　　　　　三硬脂酸甘油酯

油脂中不饱和脂肪酸的碳碳双键可以与碘发生加成反应。通常把 100 g 油脂所能吸收碘的克数称为碘值。碘值与油脂的不饱和程度成正比，碘值越大，表示油脂中所含的碳碳双键数越多，油脂的不饱和程度越高。

(3) 油脂的酸败

油脂贮存过久会发生变质，颜色变深，并产生异味、臭味。这种现象称为油脂的酸败，俗称"变哈"。酸败的原因是油脂在空气中受到氧、水分、微生物的作用，使油脂发生水解和氧化反应，生成有臭味的小分子醛、酮和羧酸等混合物。油脂的酸败程度可用酸值表示。酸值是指中和 1 g 油脂所需的氢氧化钾的毫克数。酸值越大，说明油脂的酸败程度越高。油脂酸败的分解产物能使人体的酶系统和脂溶性维生素受到破坏，因此酸败的油脂有毒。

光、热、湿气均可加速油脂的酸败进程。为了防止油脂的酸败，油脂应放在密闭的容器中，置于阴凉、干燥、避光处保存，并添加少量的抗氧化剂，以抑制酸败。

本节综合习题

1. 名词解释

(1) 油脂

(2) 皂化反应

(3) 油脂的酸败

2. 命名下列化合物或写出结构简式

(1) $CH_3-\overset{\overset{\displaystyle O}{\|}}{C}-O-CH_2-CH_3$

(2) $H-\overset{\overset{\displaystyle O}{\|}}{C}-O-CH_2-\bigcirc$

(3) $\bigcirc-\overset{\overset{\displaystyle O}{\|}}{C}-O-CH_2-\bigcirc$

(4) 油脂的结构通式

(5) 甲酸乙酯

3. 选择题

(1) 酯的结构通式为(　　)。

  A. $R-O-R'$　　　　　　　　B. $R-\overset{\overset{\displaystyle O}{\|}}{C}-R'$

  C. $R-\overset{\overset{\displaystyle O}{\|}}{C}-COOH$　　　　D. $R-\overset{\overset{\displaystyle O}{\|}}{C}-O-R'$

(2) 酯的水解反应是下列反应逆反应的是(　　)。

  A. 氧化反应　　　B. 还原反应　　　C. 酯化反应　　　D. 加成反应

(3) 下列说法错误的是(　　)。

　　A. 乙酸和乙醇在一定条件下反应能生成酯

　　B. 酯化反应的逆反应称为酯的水解反应

　　C. 花、果具有香味是因为其中含有酯的存在

　　D. 酯在碱性条件下的水解反应称为皂化反应

(4) $CH_3—CH_2—\overset{\overset{\displaystyle O}{\|}}{C}—O—CH_2—CH_3$ 的正确命名是(　　)。

　　A. 丙酸乙酯　　　　B. 丙酸丙酯　　　　C. 乙酸丙酯　　　　　　D. 戊酯

(5) 下列脂肪酸中，不属于营养必需脂肪酸的是(　　)。

　　A. 花生四烯酸　　　B. 亚油酸　　　　C. 油酸　　　　　　D. 亚麻酸

(6) 油脂在碱性溶液中的水解反应称为(　　)。

　　A. 硬化　　　　　　B. 皂化反应　　　C. 酯化反应　　　　D. 酸败

(7) 下列物质中不属于酯的是(　　)。

　　A. 乳酸　　　　　　B. 乙酸乙酯　　　C. 甲酸甲酯　　　　D. 苯甲酸苯甲酯

(8) 下列有关油脂性质的叙述错误的是(　　)。

　　A. 油脂在一定条件下能发生水解反应　B. 油脂在存放过程中会发生酸败

　　C. 油脂能溶于水　　　　　　　　　　D. 油脂在室温下有的呈液态，有的呈固态

(9) 1 g 油脂完全皂化所需氢氧化钾的毫克数称为(　　)。

　　A. 酸值　　　　　　B. 皂化值　　　　C. 不能确定　　　　D. 碘值

(10) 中和 1 g 油脂所需氢氧化钾的毫克数称为(　　)。

　　A. 皂化值　　　　　B. 酸值　　　　　C. 碘值　　　　　　D. 不能确定

本 章 小 结

(1) 醇羟基—OH 是醇的官能团，醇能与活泼金属反应，能发生氧化反应、酯化反应和脱水反应。酚羟基—OH 是酚的官能团，苯酚具有弱酸性，能发生氧化反应，易发生显色反应和取代反应。

(2) 醛和酮都是含有羰基的化合物。醛、酮能与氢气发生加成反应；醛能与托伦试剂、斐林试剂发生氧化反应，能与希夫试剂发生显色反应。酮的化学性质没有醛活泼，酮不能发生托伦反应和斐林反应，酮也不能与希夫试剂发生显色反应。

(3) 羧酸和取代羧酸都是含有羧基(—COOH)的化合物。羧酸具有弱酸性，能发生酯化反应。羟基酸的官能团为羟基(—OH)和羧基(—COOH)；酮酸的官能团为酮基(—CO—)和羧基(—COOH)。

(4) 酯是由羧酸和醇脱水生成的化合物。命名时称为某酸某酯。酯的重要化学性质是能发生水解反应。油脂是油和脂肪的总称。能发生水解反应、加成反应及酸败等。

第10章　胺和酰胺

学习目标

(1) 掌握胺和酰胺的结构与命名。

(2) 掌握胺和酰胺的主要化学性质。

(3) 了解胺的分类及医药中常见的胺与酰胺。

(4) 了解胺和酰胺的物理性质。

分子中氮原子与碳原子直接相连的有机化合物，称为含氮化合物，含氮化合物范围广，种类多，与生命活动和人类日常生活关系非常密切。本章主要讨论胺和酰胺两类含氮化合物。

10.1　胺

10.1.1　胺的分类和命名

1. 胺的分类

胺是氨分子中一个 H 原子或多个 H 原子被烃基取代后形成的化合物，胺是氨的烃基衍生物。胺有多种分类方法。

(1) 根据氮原子上所连烃基的数目不同，把胺分为伯胺、仲胺和叔胺。伯胺(第一胺或 1° 胺)是氮原子上连接 1 个烃基的胺，官能团为氨基—NH_2；仲胺(第二胺或 2° 胺)是氮原子上连接 2 个烃基的胺，官能团为亚氨基 —$\overset{|}{N}H$；叔胺(第三胺或 3° 胺)是氮原子上连接 3 个烃基的胺，官能团为次氨基 —$\overset{|}{\underset{|}{N}}$— 。例如：

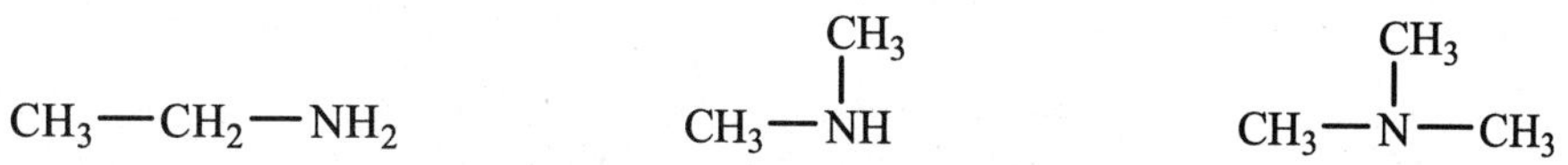

$$CH_3—CH_2—NH_2 \qquad\qquad CH_3—\overset{\overset{\displaystyle CH_3}{|}}{N}H \qquad\qquad CH_3—\overset{\overset{\displaystyle CH_3}{|}}{N}—CH_3$$

伯胺(乙胺) 　　　　　　　　仲胺(二甲胺) 　　　　　　　　叔胺(三甲胺)

(2) 根据氮原子上所连烃基的种类不同，把胺分为脂肪胺和芳香胺。例如：

$$CH_3—NH_2$$

脂肪胺(甲胺)

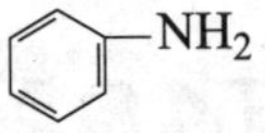

芳香胺(苯胺)

(3) 根据胺分子中氨基的数目不同，把胺分为一元胺和多元胺。例如：

$$CH_3—CH_2—NH_2 \qquad\qquad H_2N—CH_2—CH_2—CH_2—CH_2—NH_2$$

一元胺(乙胺)

二元胺(1,4-丁二胺)

(4) 季铵盐和季铵碱。铵盐或氢氧化铵分子中 4 个氢原子被烃基取代后形成的化合物，称为季铵盐或季铵碱。例如：

$$(CH_3)_4N^+Cl^- \qquad\qquad [(CH_3)_3NCH_2CH_3]^+OH^-$$

氯化四甲基铵

氢氧化三甲基乙基铵

2. 胺的命名

(1) 具有 R—NH$_2$ 结构式伯胺的命名

结构简单的伯胺可以根据烃基的名称命名，即在烃基的名称后加上"胺"字，"基"字省略。例如：

$$CH_3—CH_2—NH_2 \qquad\qquad CH_3—CH_2—CH_2—NH_2$$

乙胺

丙胺

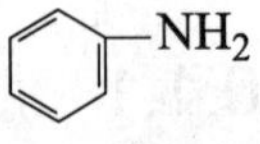

苯胺

(2) 具有 R—NH 结构式仲胺和具有 R—N—R" 结构式叔胺的命名（R' ; R'）

若氮原子上连接的烃基相同，用二或三表明烃基的数目；若氮原子上连接的烃基不同，则按基团由小到大的顺序写出其名称；烃基的名称后加上"胺"字，"基"字省略；若氮原子上同时连有脂肪烃基与芳香烃基，则以芳香胺为母体，脂肪烃基为取代基，氮原子上的烃基用"N"或"N，N"来表示其位次。例如：

$$CH_3—NH—CH_3 \qquad\qquad CH_3—NH—CH_2—CH_3$$

二甲胺

甲乙胺

$$CH_3—N(CH_3)—CH_3 \qquad\qquad CH_3—N(CH_2CH_3)—CH_2—CH_2—CH_3$$

三甲胺

甲乙丙胺

二苯胺　　　　　　　　　N-甲基间甲苯胺　　　　　　　　　N,N-二甲基苯胺

(3) 复杂胺的命名

结构比较复杂的胺的命名，以烃为母体，氨基作为取代基，如果在主链同等位次上同时有烃基和氨基，则碳链编号应遵照"优先顺序"，即由小到大的原则。在命名时，取代基的排列也应按"优先顺序"由小到大的次序列出。例如：

$$CH_3-CH-CH_2-CH_3 \qquad\qquad CH_3-CH-CH_2-CH-CH_3$$
$$\quad\ |\qquad\qquad\qquad\qquad\qquad |\qquad\qquad\ |$$
$$\quad NH_2\qquad\qquad\qquad\qquad\quad NH_2\qquad\quad CH_3$$

　　　　2-氨基丁烷　　　　　　　　　　　　　2-甲基-4-氨基戊烷

(4) 多元胺的命名

多元胺的命名，根据主链上碳原子数目及氨基数目，称为"某二胺"、"某三胺"等，并在母体名称前标明各氨基的位置。例如：

$$CH_3-CH-CH_2-CH_2-NH_2$$
$$\qquad\ |$$
$$\quad\ NH_2$$

$$H_2NCH_2CH_2NH_2 \qquad H_2NCH_2CH_2CH_2CH_2CH_2NH_2$$

　　1,3-丁二胺　　　　　　　　　　1,2-乙二胺　　　　　　　　　1,5-戊二胺

(5) 季铵盐和季铵碱的命名

季铵盐和季铵碱的命名与无机铵类化合物的命名相似。　例如：

$$(CH_2CH_3)_4N^+Cl^- \qquad\qquad\qquad [(CH_3)_3NCH_2CH_3]^+OH^-$$

　　　　氯化四乙基铵　　　　　　　　　　　　　　氢氧化三甲基乙基铵

"氨"、"胺"、"铵"的用法：在表示氨的基团时用"氨"字，如—NH_2 氨基、—NH 亚氨基、—$NHCH_3$ 甲氨基；在表示氨的烃基衍生物时则用"胺"字，如 CH_3NH_2 甲胺；而季铵盐、胺的盐及季铵碱则用"铵"字表示，如$(CH_3)_4N^+Br^-$ 溴化四甲基铵。

课堂活动

在有机化合物的分类中，醇可以分为伯醇、仲醇和叔醇，胺也可以分为伯胺、仲胺和叔胺。分组讨论这两种有机化合物的分类方法是否相同？有何差异？

10.1.2　胺的性质

1. 胺的物理性质

在常温下，低级脂肪胺为无色气体或易挥发的液体，高级脂肪胺为固体，芳香胺为高沸点的液体或固体。低级胺具有氨的气味或难闻的臭味，高级胺没有气味，芳香胺有特殊气味。有机胺大都有毒性，芳香胺毒性更大，有些芳香胺还可致癌。

除叔胺外，其他胺分子间可通过氢键缔合，因此胺的熔点和沸点比相对分子质量相近的烷烃高，但比相对分子质量相近的醇和羧酸低。这是由于氮原子的电负性比氧小，胺形成的氢键弱于醇或羧酸形成的氢键。

低级脂肪胺可溶于水，随着烃基在分子中的比例增大，溶解度迅速下降，6 个碳原子以上的胺难溶于水。胺大都可溶于有机溶剂。

2. 胺的化学性质

(1) 胺的碱性

氨基是胺的官能团，与氨相似，胺分子中氮原子上的未共用电子对能接受质子，因此胺在水溶液中显弱碱性。胺可以和大多数酸反应生成盐。例如：

$$CH_3-NH_2 + H_2O \longrightarrow CH_3-N^+H_3 + OH^-$$

$$CH_3-CH_2-NH_2 + HCl \longrightarrow CH_3-CH_2-N^+H_3Cl^- \text{（或写作 } CH_3-CH_2-NH_2 \cdot HCl）$$

$CH_3-CH_2-N^+H_3Cl^-$ 可读作氯化乙铵，$CH_3-CH_2-NH_2 \cdot HCl$ 则读作盐酸乙胺或乙胺盐酸盐。

铵盐一般溶于水，但与强碱作用会重新释放出原来的胺。利用这一性质进行胺的分离、提纯。例如：

$$CH_3-N^+H_3Cl^- + NaOH \longrightarrow CH_3-NH_2 + NaCl + H_2O$$

在制药工业中，常将难溶于水的胺制成易溶于水的铵盐，以供药用。如在临床上使用的局部麻醉药普鲁卡因就是它的盐酸普鲁卡因水溶液。

各类胺的碱性强弱顺序为：

脂肪族仲胺 > 脂肪族伯胺 > 脂肪族叔胺 > 氨 > 芳香族胺

(2) 酰化反应

胺的酰化反应是指胺分子中氮原子上的氢原子被酰基取代，生成酰胺的反应，能提供酰基的化合物称为酰化剂。常用的酰化剂有酰卤、酸酐和酯。伯胺和仲胺可以发生酰化反应，生成酰胺。叔胺的氮原子上没有氢原子，不能进行酰化反应。例如：

除甲酰胺为液体外，其他酰胺在常温下一般为具有一定熔点的固体，它们在酸或碱的作用下，水解生成原来的胺。因此利用酰化反应，不但可以分离、提纯胺，还可以鉴定胺。

在某些药物分子中引入酰基后，常可增加药物的脂溶性，有利于药物在体内的吸收，以提高或延长药物的疗效，并可降低药物的毒性。如对胺基苯酚具有解热镇痛作用，但毒性强，不宜用于临床。若乙酰化成为对羟基乙酰苯胺(即扑热息痛)，既降低了毒性，又增强了疗效。

(3) 芳香胺中芳环上的取代反应

芳香胺中，由于氨基对芳环的影响，使芳香胺特别容易在芳环上发生取代反应。如苯胺与溴水反应，生成 2,4,6-三溴苯胺白色沉淀，此反应可用于苯胺的鉴别：

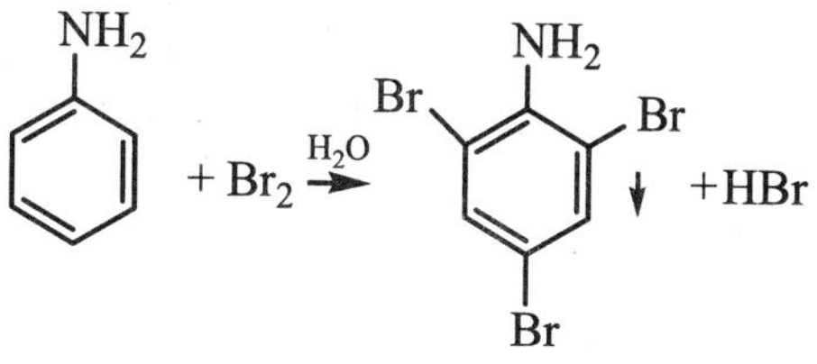

(白色)

(4) 季铵碱的性质

季铵碱是典型的离子键，它是强碱性物质，其碱性与氢氧化钠相近。季铵碱与酸作用生成季铵盐。例如：

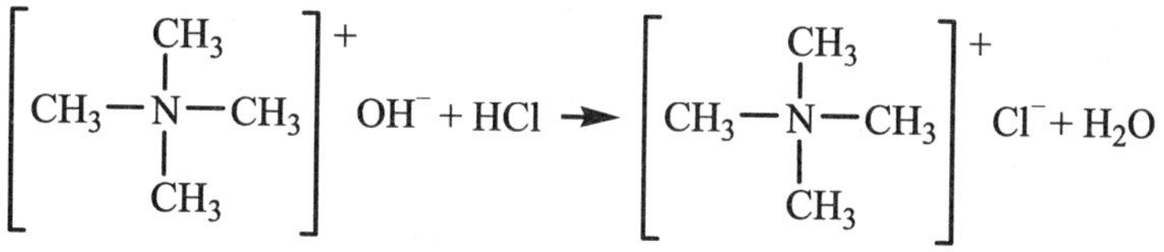

10.1.3 医药中几种常见的胺

胺类化合物具有多种生理活性，是有机合成的重要原料，主要用于制造农药、药物、染料等。在医药上主要用作退热、镇痛、局部麻醉、抗菌、驱虫等药物。

1. 生源胺

生源胺是指体内释放出的担负神经冲动传道作用的化学介质，通常都是胺类物质，故称为生源胺。生源胺主要有肾上腺素、去甲肾上腺素、多巴胺、胆碱、5-羟基色胺等，它们都是一些结构比较复杂的胺类化合物。

肾上腺素具有升高血压、加速心率、舒张支气管、加强代谢等的作用，临床上主要用于治疗心脏骤停、支气管哮喘、过敏性休克。去甲肾上腺素具有收缩血管、升高血压的作用，临床上用于神经原性、心源性休克和中毒性休克的早期治疗。

多巴胺主要存在于肾上腺髓质和中枢神经系统中，常用于治疗失血性、心源性及感染性休克、帕金森症、急性肾衰竭等。

5-羟基色胺又名血清素，是一种重要的神经递质，内源性活性物质，主要分布于松果体和下丘脑，可能参与痛觉、睡眠和体温等生理功能的调节。中枢神经系统 5-羟基色胺含量及功能异常可能与精神病和偏头痛等多种疾病的发病有关。

2. 1,4-丁二胺(腐胺)、1,5-戊二胺(尸胺)

腐胺($H_2NCH_2CH_2CH_2CH_2NH_2$)和尸胺($H_2NCH_2CH_2CH_2CH_2CH_2NH_2$)通称为尸毒，具有恶臭味和毒性。腐烂的鱼、肉中含有尸毒，所以误食腐烂的鱼、肉会造成中毒。

3. 新洁尔灭

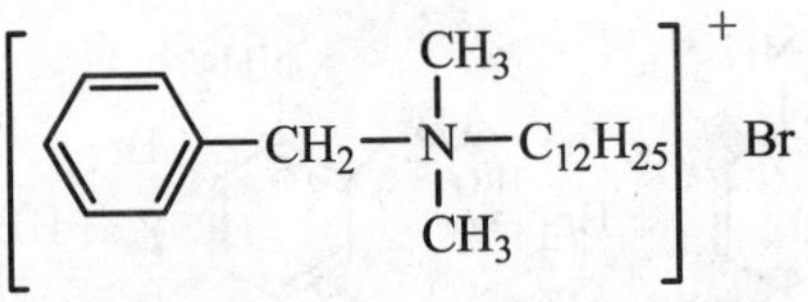

$$\left[\underset{CH_3}{\overset{CH_3}{\underset{|}{\overset{|}{C_6H_5-CH_2-N-C_{12}H_{25}}}}} \right]^+ Br^-$$

新洁尔灭(溴化二甲基十二烷基苄基铵)

在常温下，新洁尔灭为淡黄色的黏稠液体，吸湿性强，易溶于水和醇。水溶液呈碱性。新洁尔灭是具有长链烷基的季铵盐，属阳离子型表面活性剂，也是消毒剂。临床上通常用 0.1% 的溶液作为皮肤、外科手术器械的消毒。

本节综合习题

1. 名词解释

(1) 胺

(2) 酰化反应

(3) 酰化剂

2. 单项选择题

(1) 胺从结构上可看作是氨的(　　　)。

　　A. 含氮衍生物　　　B. 氨基衍生物　　　C. 酰基衍生物　　　D. 烃基衍生物

(2) 化合物 ⬡$-N\overset{CH_3}{\underset{CH_3}{\big\langle}}$ 的名称正确的是(　　　)。

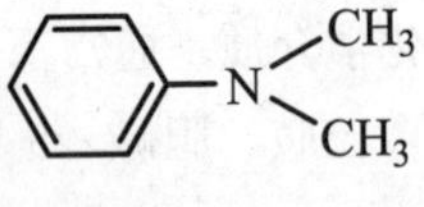

　　A. N-甲基苯胺　　　B. N,N-甲基苯胺　　C. N,N-二甲基苯胺　　D. N,N-二甲基苯

(3) 下列物质中碱性最弱的是(　　　)。

　　A. 甲胺　　　　　　B. 氨　　　　　　　C. 二甲胺　　　　　　D. 苯胺

(4) 下列物质中碱性最强的是(　　　)。

　　A. 苯胺　　　　　　B. 三甲胺　　　　　C. 氨　　　　　　　　D. 氢氧化四甲铵

(5) 下列化合物中能与溴水反应产生白色沉淀的是( )。

    A. 苯胺   B. 苯   C. 苯甲醇   D. 苯甲酸

(6) 不能与乙酰氯发生酰化反应的是( )。

    A. 二乙胺   B. 乙丙胺   C. 丙胺   D. 二甲乙胺

(7) 下列关于苯胺的描述，错误的是( )。

    A. 苯胺是无色油状液体   B. 苯胺有剧毒

    C. 苯胺能与溴水作用   D. 苯胺能和氢氧化钠作用生成盐

(8) 芳香胺中氮原子连接在( )。

    A. 苯环上   B. 脂肪烃基上

    C. 任意原子上   D. 不能确定

(9) 叔胺不能发生酰化反应，是因为叔胺中氮原子上没有( )。

    A. 氢原子   B. 碳原子

    C. 苯环结构   D. 不能确定原因

(10) 下列官能团称为氨基的是( )。

    A. $-NH_2$ B. $-\overset{|}{N}H$ C. $-\overset{|}{N}-$ D. $R-$

3. 命名下列化合物或写出结构简式

(1) $CH_3CH_2NH_2$

(2) $CH_3-CH_2-\overset{\underset{|}{NH_2}}{CH}-CH_3$

(3) $CH_3-CH_2-NH-CH_3$

(4) $CH_3-CH_2-\overset{\underset{|}{CH_3}}{N}-CH_3$

(5) 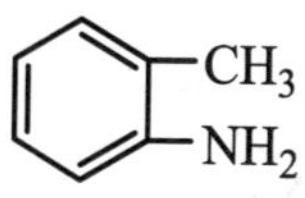 邻甲苯胺结构（苯环上 CH_3 和 NH_2）

(6) 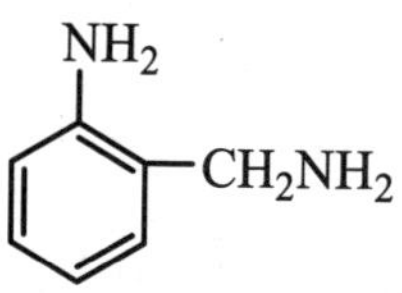 苯环上 NH_2 和 CH_2NH_2

(7) 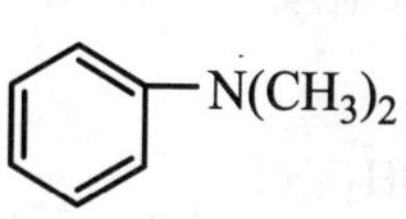 苯环上 $N(CH_3)_2$

(8) 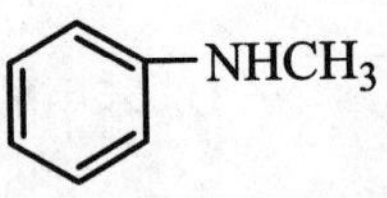 　　NHCH$_3$

(9) 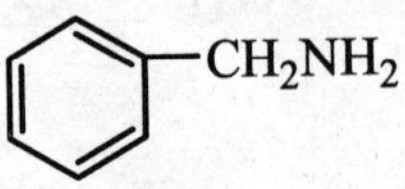 　　CH$_2$NH$_2$

(10) 苄胺

(11) 对甲基苯胺

(12) 三乙胺

(13) N-甲基-N-乙基苯胺。

4. 用化学方法鉴别下列各组物质

(1) 苯胺和苯酚

(2) 苯甲酸和苯胺

(3) 甲苯和苯胺

(4) 甲苯、苯胺、苯酚和苯甲酸

10.2　酰　　胺

10.2.1　酰胺的结构和命名

酰胺是酰基与氨基(—NH$_2$)或烃氨基连接而成的化合物，在酰胺中把 $H-\overset{\displaystyle O}{\underset{\displaystyle \|}{C}}-\overset{\displaystyle H}{\underset{\displaystyle |}{N}}-$ 称为酰胺键，酰胺的结构通式为：

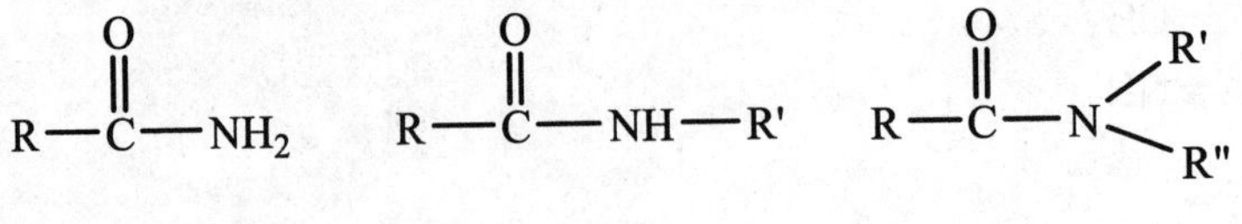

$$R-\overset{O}{\overset{\|}{C}}-NH_2 \qquad R-\overset{O}{\overset{\|}{C}}-NH-R' \qquad R-\overset{O}{\overset{\|}{C}}-N\overset{R'}{\underset{R''}{\big<}}$$

(1) 具有 $R-\overset{O}{\overset{\|}{C}}-NH_2$ 结构式酰胺的命名

这类酰胺的命名，在酰基的名称后加上"胺"字，称为"某酰胺"。例如：

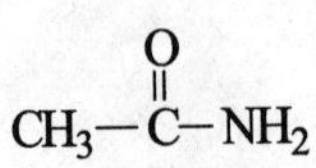

$$CH_3-\overset{O}{\overset{\|}{C}}-NH_2 \qquad\qquad \text{苯甲酰胺结构}$$

乙酰胺 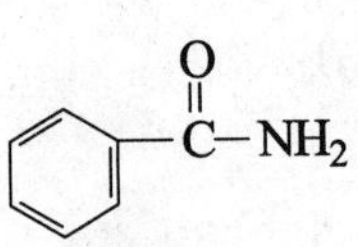　　　　　　　　　　　苯甲酰胺

(2) 具有 $R-\overset{\overset{\displaystyle O}{\|}}{C}-NH-R'$ 结构式和具有 $R-\overset{\overset{\displaystyle O}{\|}}{C}-N\overset{R'}{\underset{R''}{\big\langle}}$ 结构式酰胺的命名

这类酰胺的命名有两种方法，一是称为"某酰某胺"，二是把氮原子上的烃基作为取代基，氮原子上的烃基用"N"或"N，N"来表示其位次。例如：

$$CH_3-\overset{\overset{\displaystyle O}{\|}}{C}-NH-CH_3$$

N-甲基乙酰胺
(乙酰甲胺)

$$CH_3-\overset{\overset{\displaystyle O}{\|}}{C}-NH-\bigcirc$$

N-苯基乙酰胺
(乙酰苯胺)

$$CH_3-\overset{\overset{\displaystyle O}{\|}}{C}-N\overset{CH_3}{\underset{CH_3}{\big\langle}}$$

N,N-二甲基乙酰胺

$$\bigcirc-\overset{\overset{\displaystyle O}{\|}}{C}-NHCH_3$$

N-甲基苯甲酰胺

$$\bigcirc-\overset{\overset{\displaystyle O}{\|}}{C}-N\overset{CH_3}{\underset{CH_2CH_3}{\big\langle}}$$

N-甲基-N-乙基苯甲酰胺

10.2.2　酰胺的性质

在常温下，除甲酰胺为液体外，其余酰胺均为固体。其沸点和熔点均比相应的羧酸高。N-取代酰胺的沸点比相应酰胺低，N,N-二取代酰胺的沸点比相应的 N-取代酰胺更低。低级酰胺易溶于水，随着相对分子质量增大，溶解度逐渐减小。一般来说，酰胺是中性化合物，其水溶液呈中性。

酰胺能发生水解反应，但反应速率很慢，一般需用酸、碱或酶做催化剂，加热可以加快水解。酸催化生成羧酸与相应的铵盐；碱催化则生成羧酸盐及氨或胺。例如：

$$CH_3-\overset{\overset{\displaystyle O}{\|}}{C}-NH_2 \begin{cases} \xrightarrow[\triangle]{HCl} CH_3-\overset{\overset{\displaystyle O}{\|}}{C}-OH + NHClH \\ \xrightarrow[\triangle]{NaOH} CH_3-\overset{\overset{\displaystyle O}{\|}}{C}-ONa + NH_3\uparrow \end{cases}$$

人体内蛋白质、多肽的酰胺键水解则是在酶的作用下进行的，这一反应是体内蛋白质、多肽的一种降解方式。

许多含有酰胺键的药物，为了避免其在贮存过程中发生水解而变质，一般将其制成粉针剂，临床给药时临时配成溶液。如青霉素结构中含有酰胺键，在水溶液中可水解，青霉素都是制成粉针剂。

青霉素

🌀 **知识链接**

　　亚硝胺类化合物对人体的危害：亚硝胺类化合物是一类N-亚硝基化合物，有很强的致癌性，可诱发动物的食道癌、胃癌、肝癌、结肠癌、膀胱癌、肺癌等各种癌瘤。

　　亚硝胺类化合物是由两类称为前体的化合物——一类为仲胺和酰胺(蛋白质的分解物)，另一类为硝酸盐和亚硝酸盐(俗称硝)，在人体内或体外适合的条件下化合而成。这两类前体广泛存在于各种食物中，蔬菜是硝酸盐的主要来源，很多蔬菜如萝卜、大白菜、芹菜、菠菜中含有较多的硝酸盐；亚硝酸盐主要存在于腌菜、泡菜及添加硝的香肠、火腿中；仲胺、酰胺主要来自动物性食品肉、鱼、虾等的蛋白质分解物，尤其当这些食品腐败变质时，仲胺等可大量增加。这些前体进入人的胃中就可以合成亚硝胺类化合物，当患有慢性胃炎、萎缩性胃炎时，胃酸下降，胃内细菌繁殖，细菌可促进亚硝胺类化合物的合成。这些化合物可能是慢性胃炎、萎缩性胃炎患者容易发生癌变的重要原因。此外，霉变食物由于霉菌的作用，可以促进亚硝胺类化合物的合成，在霉变食物中，含有较多的前体和亚硝基化合物。实验表明，维生素C对硝胺类化合物在体内的合成有阻断作用。

10.2.3　医药中几种常见的酰胺

1. 尿素

　　尿素又称为脲，是碳酸的二元酰胺，其结构式为 $H_2N-\overset{\displaystyle O}{\overset{\displaystyle \|}{C}}-NH_2$。尿素为白色晶体或粉末，熔点 133℃，易溶于水和乙醇，难溶于乙醚。尿素是动物蛋白质代谢后的产物，尿素也是第一种以人工合成无机物质而得到的有机化合物，尿素通常用作植物的氮肥。产生自蛋白质和氨基酸分解代谢过程的含氮废物具有毒性，哺乳动物以肝脏中的一个循环反应将含氮废物转变成尿素后融入血液，最后通过肾脏由尿排出，少量尿素由汗排出。

　　临床上用30%的高渗尿素溶液作为脱水剂，主要用于降低颅内压治疗脑水肿，降低眼内压治疗青光眼。皮肤科以含有尿素的某些药剂来提高皮肤的湿度。非手术摘除的指甲使用的封闭敷料中，含有40%的尿素。测试幽门螺杆菌存在的 ^{14}C 呼气试验，使用了含有 ^{14}C 或 ^{13}C 标记的尿素。因为幽门螺杆菌的尿素酶使用尿素来制造氨，以提高其周边胃里的pH

值。同样原理也可测试生活在动物胃中的类似细菌。

尿素具有保湿以及柔软角质的功效，所以也能够防止角质层阻塞毛细孔，藉此改善粉刺的问题。用于面膜、护肤水、膏霜、护手霜等产品中保湿成分的添加。添加比例为 3%～5%。

(1) 尿素的水解反应

尿素的化学性质与酰胺相似，在酸、碱或酶的作用下能发生水解反应：

$$H_2N-\overset{\overset{\displaystyle O}{\|}}{C}-NH_2 + H_2O \begin{cases} \xrightarrow[\triangle]{HCl} CO_2\uparrow + NH_4Cl \\ \xrightarrow{酶} CO_2\uparrow + NH_3\uparrow \\ \xrightarrow[\triangle]{NaOH} Na_2CO_3 + NH_3\uparrow \end{cases}$$

(2) 尿素的弱碱性

酰胺为中性化合物，尿素虽属酰胺类化合物，但其分子中含有两个氨基，其氨基可以和酸作用生成盐，尿素的碱性较弱，其水溶液不能使石蕊试纸变色。

$$H_2N-\overset{\overset{\displaystyle O}{\|}}{C}-NH_2 + H_2C_2O_4 \longrightarrow \left(H_2N-\overset{\overset{\displaystyle O}{\|}}{C}-NH_2\right)_2 \cdot H_2C_2O_4\downarrow$$

草酸脲

(3) 尿素的缩合和缩二脲反应

尿素加热到熔点以上，达 150～160℃时，两分子尿素间失去一分子氨生成缩二脲。

$$H_2N-\overset{\overset{\displaystyle O}{\|}}{C}-NH_2 + H-\overset{\overset{\displaystyle H}{|}}{N}-\overset{\overset{\displaystyle O}{\|}}{C}-NH_2 \xrightarrow{150～160℃} H_2N-\overset{\overset{\displaystyle O}{\|}}{C}-N-\overset{\overset{\displaystyle O}{\|}}{C}-NH_2 + NH_3\uparrow$$

缩二脲为白色固体，难溶于水，易溶于碱液中。

在缩二脲的碱性溶液中加入少量硫酸铜溶液，即呈现紫红色，该反应称为缩二脲反应。

发生缩二脲反应的条件是分子中含有两个或两个以上酰胺键($-\overset{\overset{\displaystyle O}{\|}}{C}-\overset{\overset{\displaystyle H}{|}}{N}-$)的化合物。

2. 丙二酰脲

丙二酰脲是无色晶体，熔点 245℃，微溶于水。它的结构式为：

$$H_2C\begin{matrix} \overset{\displaystyle O}{\|} \\ C \\ \\ C \\ \overset{\displaystyle}{\|} \\ O \end{matrix}\begin{matrix} \overset{\displaystyle H}{|} \\ N \\ \\ N \\ \overset{\displaystyle}{|} \\ H \end{matrix}C=O$$

它的分子中含有一个活泼的亚甲基及两个酰亚氨基，可发生酮式-烯醇式互变异构：

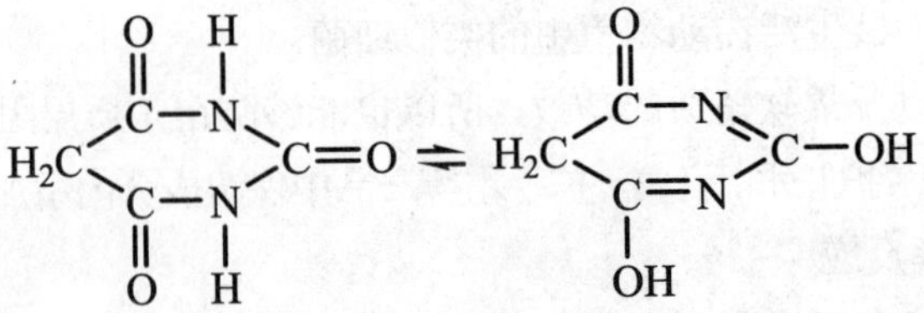

酮式　　　　　　　　　　烯醇式

烯醇式显示较强的酸性，所以丙二酰脲又称巴比妥酸。巴比妥酸本身没有药理作用，但其分子中亚甲基上的两个氢原子都被烃基取代(5,5-二取代)后所得许多取代物，却是一类重要的镇静催眠药，总称为巴比妥类药物。其通式为：

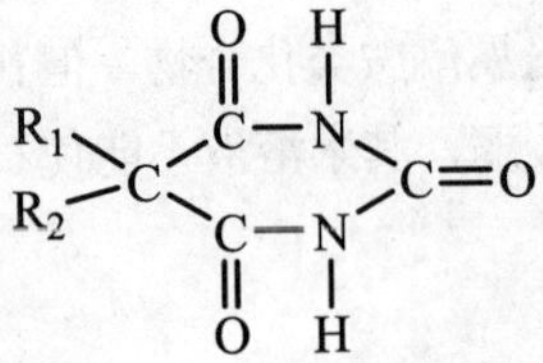

3. 对乙酰氨基酚

对乙酰氨基酚又名 N-(4-羟基苯基)乙酰胺、扑热息痛。其结构式为：

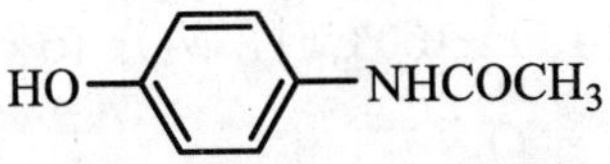

对乙酰氨基酚为白色结晶或结晶性粉末，无臭，味微苦。易溶于热水或乙醇，溶于丙酮，略溶于水。熔点 $168\sim172℃$。可用于感冒发烧、关节痛、神经痛和手术止痛。它的分子中还含有酚羟基，遇 $FeCl_3$ 溶液显蓝紫色。

本节综合习题

1. 名词解释

(1) 酰胺

(2) 缩二脲反应

2. 单项选择题

(1) 下列化合物中，属于酰胺的是(　　　)。

　　A. 乙胺　　　　　　　　　　　　　　B. 二甲胺

　　C. 邻甲基苯胺　　　　　　　　　　　D. 乙酰胺

(2) 具有两个以上酰胺键的化合物都可以在碱性溶液中与稀$CuSO_4$溶液发生颜色反应。该反应的颜色为(　　)。

　　　A. 紫红色　　　　　　B. 黄色　　　　　　C. 翠绿色　　　　　　D. 深蓝色

(3) 下列各项中，不属于尿素性质的是(　　)。

　　　A. 缩二脲反应　　　B. 缩合反应　　　C. 水解反应　　　　D. 弱碱性

(4) 下列有关缩二脲反应的描述，正确的是(　　)。

　　　A. 将尿素加热至熔化产生白色固体的反应

　　　B. 尿素的水解反应

　　　C. 在尿素的碱性溶液中加入硫酸铜溶液产生紫红色的反应

　　　D. 在缩二脲的碱性溶液中加入硫酸铜溶液产生紫红色的反应

(5) $CH_3-\overset{\overset{\displaystyle O}{\|}}{C}-NH-$〈苯环〉 的正确名称是(　　)。

　　　A. 乙酰苯胺　　　　B. 乙酰胺　　　　C. 苯胺　　　　　D. 乙酸

3. 命名下列化合物或写出结构简式

(1) $CH_3CH_2-\overset{\overset{\displaystyle O}{\|}}{C}-NH_2$

(2) $H-\overset{\overset{\displaystyle O}{\|}}{C}-N\overset{\displaystyle CH_3}{\underset{\displaystyle CH_3}{}}$

(3) 〈苯环〉$-\overset{\overset{\displaystyle O}{\|}}{C}-N\overset{\displaystyle CH_3}{\underset{\displaystyle CH_3}{}}$

(4) 〈苯环〉$-CH_2-\overset{\overset{\displaystyle O}{\|}}{C}-NH_2$

(5) 〈苯环〉$-\overset{\overset{\displaystyle O}{\|}}{C}-NH-CH_3$

(6) 乙酰苯胺

(7) 尿素

4. 简答题

写出乙酰胺在氢氧化钠存在下的水解反应和尿素在盐酸催化下的水解反应。

本 章 小 结

(1) 胺是氨的烃基衍生物，是氨分子中一个 H 原子或多个 H 原子被烃基取代后的化合物。胺有多种分类方法。胺是碱性物质，能发生酰化反应，芳香胺能发生苯环上的取代反应。

(2) 酰胺是氨分子或胺分子中的氢原子被酰基取代后形成的化合物。酰胺一般是中性化合物，能发生水解反应。

第11章　糖类

学习目标

(1) 掌握糖类的概念。

(2) 掌握葡萄糖的开链式结构与哈沃斯式结构。

(3) 掌握单糖与二糖的主要化学性质。

(4) 理解多糖的组成与性质。

(5) 了解其他单糖与二糖的结构。

(6) 会鉴别单糖、二糖与多糖。

糖类是生物体组织细胞的重要成分，是人类生命活动的重要能源物质之一，同时又是自然界中分布最广的一类有机物，如葡萄糖、蔗糖、淀粉和纤维素等。

糖类由 C、H、O 3 种元素组成，由于早年发现的一些糖具有 $C_n(H_2O)_n$ 结构通式，曾被称为碳水化合物。其实从糖类的结构上看，它是多羟基醛、多羟基酮或它们的脱水缩合物。根据糖类能否水解以及水解产物的多少，糖类可以分为单糖、低聚糖和多糖。不能水解的糖称为单糖。水解后生成 2～10 个单糖分子的糖称为低聚糖又称寡糖(水解后生成 2 个单糖分子的糖称为二糖)。水解后生成许多个(10 个以上)单糖分子的糖称为多糖。

11.1　单　　糖

单糖是不能水解的糖，根据单糖的分子结构，通常把多羟基醛称为醛糖，多羟基酮称为酮糖；根据单糖分子中碳原子的数目分为三碳糖(丙糖)、四碳糖(丁糖)、五碳糖(戊糖)和六碳糖(己糖)。与医学和日常生活关系最为密切的单糖有葡萄糖、果糖、核糖和脱氧核糖。

11.1.1　单糖的结构

1. 单糖的开链式结构

(1) 葡萄糖的开链式结构

葡萄糖的分子式为 $C_6H_{12}O_6$，是五羟基己醛糖，葡萄糖是它的俗名。葡萄糖的开链式结构为：

$$
\begin{array}{c}
\text{CHO} \\
| \\
\text{H} - \text{C} - \text{OH} \\
| \\
\text{HO} - \text{C} - \text{H} \\
| \\
\text{H} - \text{C} - \text{OH} \\
| \\
\text{H} - \text{C} - \text{OH} \\
| \\
\text{CH}_2\text{OH}
\end{array}
$$

(2) 果糖的开链式结构

果糖是天然糖中最甜的糖。常以游离态存在于蜂蜜和水果中，以结合状态存在于蔗糖中。

果糖的分子式为 $C_6H_{12}O_6$，是五羟基己酮糖，与葡萄糖互为同分异构体。果糖开链式分子中 2 号位上的碳原子连有酮基，果糖的开链式结构为：

$$
\begin{array}{c}
\overset{1}{\text{CH}_2\text{OH}} \\
| \\
\overset{2}{\text{C}} = \text{O} \\
| \\
\text{HO} - \overset{3}{\text{C}} - \text{H} \\
| \\
\text{H} - \overset{4}{\text{C}} - \text{OH} \\
| \\
\text{H} - \overset{5}{\text{C}} - \text{OH} \\
| \\
\overset{6}{\text{CH}_2\text{OH}}
\end{array}
$$

(3) 核糖和脱氧核糖的开链式结构

核糖的分子式为 $C_5H_{10}O_5$，脱氧核糖的分子式为 $C_5H_{10}O_4$，它们都是戊醛糖。核糖脱去 2 号碳原子上的氧原子即为脱氧核糖。核糖和脱氧核糖的开链式结构为：

$$
\begin{array}{c}
\text{CHO} \\
| \\
\text{H} - \text{C} - \text{OH} \\
| \\
\text{H} - \text{C} - \text{OH} \\
| \\
\text{H} - \text{C} - \text{OH} \\
| \\
\text{CH}_2\text{OH}
\end{array}
\qquad
\begin{array}{c}
\text{CHO} \\
| \\
\text{H} - \text{C} - \text{H} \\
| \\
\text{H} - \text{C} - \text{OH} \\
| \\
\text{H} - \text{C} - \text{OH} \\
| \\
\text{CH}_2\text{OH}
\end{array}
$$

核糖　　　　　　　　　　　脱氧核糖

2. 单糖的环状结构

单糖的开链结构是从分子中羰基和羟基的一系列化学反应推导而知的，但是实验表明，有些性质不能用开链结构解释，人们从醛、酮的羰基能够与醇的羟基发生缩合反应得到启示，单糖分子内既有羟基又有醛基(或酮基)，它们有可能发生分子内反应，反应生成环状的半缩醛(或半缩酮)结构，X 射线衍射结果也证实了晶体单糖是环状结构的化合物。在醛、酮内容的学习中，我们已经知道，半缩醛(或半缩酮)是不稳定的，但糖的环状半缩醛(或半缩酮)结构比较稳定，因此，戊糖和己糖通常都以稳定的五元环或六元环的形式存在。糖分子环状结构中的半缩醛(或半缩酮)羟基称为苷羟基。单糖的环状结构可分为氧环式结构和哈沃斯式结构。如在葡萄糖的氧环式结构中，苷羟基在空间有两种排列方式，苷羟基排在右侧的称 α-型，排在左侧的称 β-型。存在于生物体内的葡萄糖及结晶状态的葡萄糖是环状结构，但环状结构的两种葡萄糖异构体在溶液中可以通过链状结构互相转变，形成一个平衡体系。α-葡萄糖与β-葡萄糖的互变关系为：

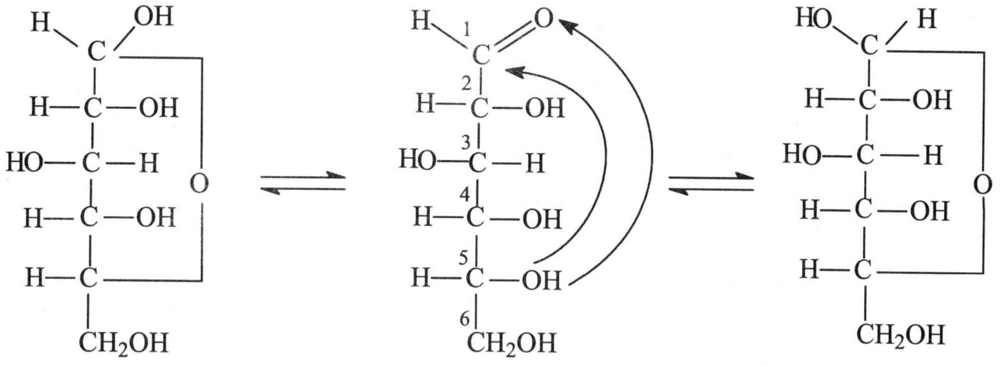

α-葡萄糖(37%)　　　　　　　　开链式葡萄糖　　　　　　　　β-葡萄糖(63%)

在葡萄糖的氧环式结构中，1 号碳原子和 5 号碳原子通过氧原子连接，这个氧原子称为氧桥，与氧桥连接的化学键称为氧桥键，1 号碳原子和 5 号碳原子的氧桥键不可能那样长，碳原子也不是直线排列，单糖的氧环式结构不能反映原子与基团在空间的相互关系，它仅仅说明了单糖由开链结构转化成环状结构的形成过程。因此，为了更接近真实地表示葡萄糖的环状结构，常用哈沃斯式结构来表示，在葡萄糖的哈沃斯式结构中，苷羟基在环平面的下方为 α-型，在环平面的上方为 β-型。葡萄糖的哈沃斯式结构为：

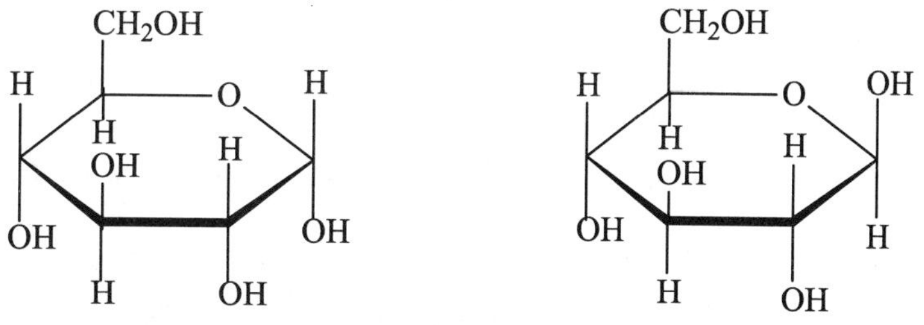

α-葡萄糖　　　　　　　　　　　β-葡萄糖

果糖以游离状态存在时，其半缩酮以六元环形式存在为主 (约 80%)；当果糖以结合状态(如蔗糖中)存在时，则半缩酮以五元环的形式存在。果糖的环状结构也有 α-型和 β-型两种。核糖和脱氧核糖中的醛基与 4 号碳原子上的羟基发生半缩醛反应，形成半缩醛羟基。

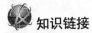 **知识链接**

哈沃斯式结构的书写方法：以葡萄糖为例，介绍哈沃斯式结构的书写方法，画一个横式的六边形表示六元环，氧桥键上的氧原子写在环的右上方，1号碳原子写在环的右侧，以顺时针方向旋转，环上的每个折点表示一个碳原子，构成环的碳原子可以省略，环中指向前面的3根线用粗线表示。链状结构中碳链左侧的原子或原子团写在环平面的上方，链状结构中碳链右侧的原子或原子团写在环平面的下方，6号碳原子及与其相连的其他原子或原子团作为一个总基团写在环平面的上方，苷羟基写在环平面的下方为 α-型，苷羟基写在环平面的上方为 β-型。我们可以按照此方法写出果糖、核糖和脱氧核糖的哈沃斯式结构。

课堂活动

① 游离状态果糖分子中的酮基能与6号碳原子上的羟基发生分子内的羰基加成反应，生成环状的半缩酮，以六元环形式存在为主(约80%)；结合状态果糖分子中的酮基能与5号碳原子上的羟基作用，形成五元环结构。你能根据果糖的开链式结构，写出果糖的六元环和五元环 α-型和 β-型的哈沃斯式结构吗？

② 在核糖的开链式结构中，核糖分子中的醛基能与4号碳原子上的羟基作用，形成五元环结构。脱氧核糖除2号碳原子上没有氧原子外，其他与核糖的结构相同。你能写出核糖和脱氧核糖的 α-型和 β-型的哈沃斯式结构吗？

11.1.2　单糖的性质

单糖都是结晶性固体，具有吸湿性，易溶于水，难溶于有机溶剂。单糖具有甜味，"糖"的名称即由此而来。

单糖分子中含有羰基和多个羟基，因此单糖具有一般醛、酮和醇的化学性质，同时分子内多官能团之间的相互影响，单糖又有其特殊性质。

1. 氧化反应

(1) 与碱性弱氧化剂的反应

单糖都能与弱氧化剂如托伦试剂、斐林试剂和班氏试剂发生氧化反应，生成复杂的化合物：

$$单糖 + 托伦试剂 \xrightarrow{\triangle} 复杂的氧化产物 + 银$$

$$单糖 + 斐林试剂或班氏试剂 \xrightarrow{\triangle} 复杂的氧化产物 + 氧化亚铜 \downarrow$$

班氏试剂是由硫酸铜、碳酸钠和柠檬酸钠配制而成的碱性溶液，主要成分是 Cu^{2+} 和柠檬酸根离子形成的配合物，它比斐林试剂稳定，使用方便。在临床检验中，常利用它来检验尿液中的葡萄糖，并根据产生砖红色(Cu$_2$O)沉淀的颜色深浅及多少来判断尿液中葡萄糖的含量。

凡是能被弱氧化剂氧化的糖称为还原性糖，反之称为非还原性糖。因为酮糖能在碱性溶液中异化成醛糖，从而被氧化，所以单糖都是还原性糖。

(2) 醛糖与溴水的反应

醛糖能被酸性弱氧化剂氧化生成糖酸。例如，葡萄糖与溴水反应生成葡萄糖酸，使溴水的红棕色消失，而果糖与溴水无此现象。因此，可用溴水区分醛糖和酮糖。

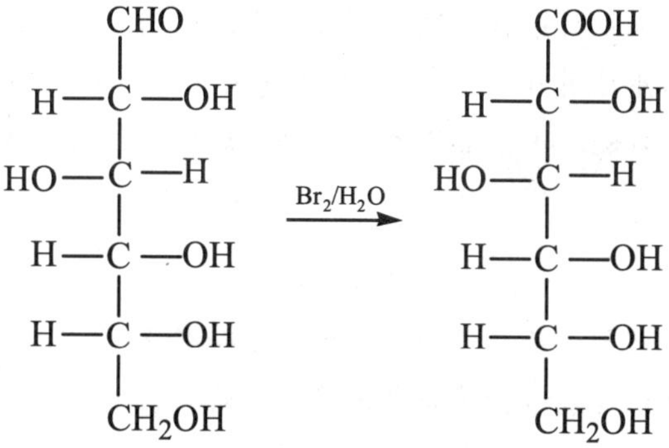

　　　　　　　葡萄糖　　　　　　　　　　　　　　　葡萄糖酸

2. 成酯反应

单糖分子中的羟基能与酸反应生成酯。人体内的葡萄糖在酶的作用下，可与磷酸反应生成葡萄糖-1-磷酸酯、葡萄糖-6-磷酸酯或葡萄糖-1,6-二磷酸酯。糖的成酯反应是糖代谢的中间步骤，在生命过程中具有重要作用。

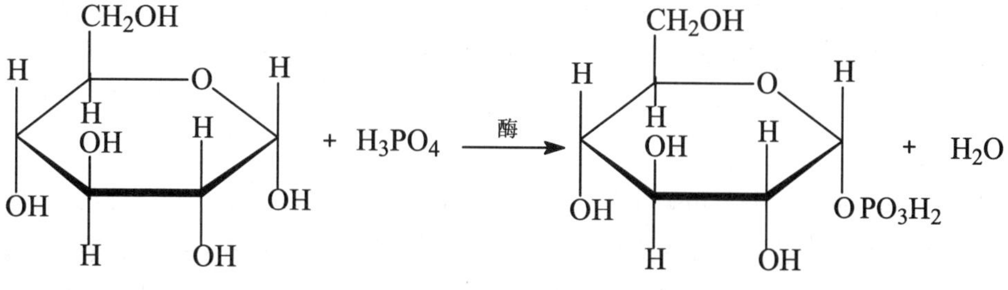

　　　　　α-葡萄糖　　　　　　　　　　　　　α-葡萄糖-1-磷酸酯

3. 成苷反应

单糖环状结构中的苷羟基与其他含有羟基的化合物(如醇或酚)作用，脱去一分子水，生成糖苷(简称苷)的反应称为成苷反应。例如：

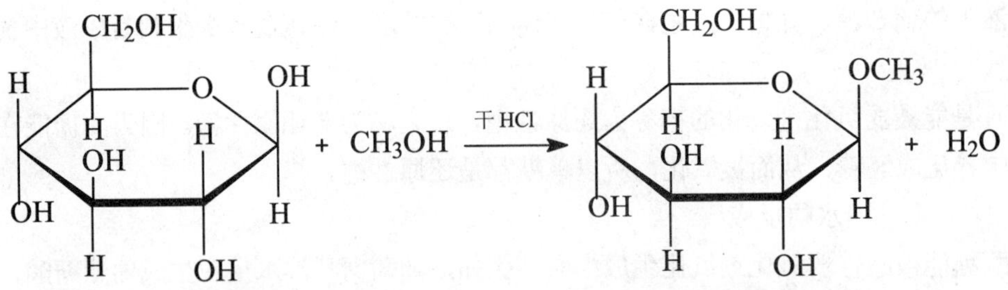

$$\text{β-葡萄糖} + CH_3OH \xrightarrow{\text{干 HCl}} \text{β-葡萄糖甲苷} + H_2O$$

β-葡萄糖　　　　　　　　　　　　　　　　　β-葡萄糖甲苷

　　糖苷是由糖和非糖部分组成。糖的部分称为糖苷基，非糖部分称为配糖基，糖苷基和配糖基之间相互结合形成的化学键称为糖苷键(或苷键)，糖苷基和配糖基之间通过氧原子形成苷键，则称为氧苷键。单糖形成糖苷后不再具有单糖的某些性质。

课堂活动

　　斐林试剂和班氏试剂都能与葡萄糖作用产生砖红色(Cu_2O)沉淀。在临床检验中，常用班氏试剂而不用斐林试剂来检验尿液中是否含有葡萄糖，并根据产生砖红色沉淀的颜色深浅及多少来判断尿液中葡萄糖的含量。你能解释这是为什么吗？

11.1.3　医药中重要的单糖

1. 葡萄糖

　　葡萄糖因最初是从葡萄汁中分离结晶得到而得名，广泛存在于生物体中。人体血液中的葡萄糖称为血糖，正常人血糖含量为 3.9～6.1 mmol / L。尿液中的葡萄糖称为尿糖，正常人尿液中几乎不含葡萄糖，糖尿病患者的尿液中含有葡萄糖，含糖量随病情的加重而升高。

　　葡萄糖是生命活动中不可缺少的物质，葡萄糖能直接吸收利用，补充热能，是人体所需能量的主要来源，是婴幼儿、老年人、体弱病人和血糖过低患者的良好营养品，正常人体每分钟利用葡萄糖的能力为每 kg 体重 6 mg。葡萄糖也可转化成糖原或脂肪贮存，糖原能促进肝脏的解毒功能，对肝脏有保护作用。葡萄糖口服液或临床上输液时常用的 50 g/ L 的等渗葡萄糖溶液，具有补充体液、供给能量、补充血糖、强心利尿、解毒等作用。

2. 核糖

　　核糖存在于一切生命细胞中，是生命系统中组成遗传物质基础的核糖核酸(RNA)、脱氧核糖核酸(DNA)的基本原料，在生理上是十分重要的物质。核糖作为药物可用于治疗心肌缺血，治疗由于运动导致的肌肉疼痛。另外，核糖还可提高机体产生胰岛素的速率，对糖尿病控制也有一定的作用。核糖嵌入某些物质分子结构中是治疗艾滋病以及抗癌、抗病毒的有效药物。核糖又是维生素 B_2 的生产原料。

3. 脱氧核糖

脱氧核糖是核糖的一个 2 号位羟基被氢取代的衍生物 。它在细胞中作为脱氧核糖核酸 DNA 的组分，十分重要。DNA 是染色体的主要化学成分，同时也是组成基因的材料，可组成遗传指令，以引导生物发育与生命机能运作。

本节综合习题

1. 名词解释

(1) 糖类

(2) 单糖

(3) 还原性糖

(4) 非还原性糖

2. 选择题

(1) 下列说法与葡萄糖性质不符的是( )。

    A. 葡萄糖不能水解　　　　　　　　B. 葡萄糖具有还原性

    C. 葡萄糖能直接被人体吸收利用　　D. 葡萄糖不能与托伦试剂反应

(2) 与果糖互为同分异构体的是( )。

    A. 葡萄糖　　　　　B. 核糖　　　　　C. 脱氧核糖　　　D. 糖类

(3) 有关果糖性质的叙述错误的是( )。

    A. 果糖是己酮糖

    B. 果糖没有还原性

    C. 果糖是糖类中最甜的糖

    D. 果糖能与班氏试剂作用，生成砖红色沉淀

(4) 能区别葡萄糖与果糖的试剂为( )。

    A. 托伦试剂　　　　B. 班氏试剂　　　　C. 斐林试剂　　　D. 溴水

(5) 临床上常用来检验尿液中是否含有葡萄糖的试剂是( )。

    A. 托伦试剂　　　　B. 班氏试剂　　　　C. 溴水　　　　D. 三氯化铁溶液

(6) 正常人血液中葡萄糖含量为( )。

    A. <3.9 mmol/L　　　B. >6.1 mmol/L　　　C. 3.9~6.1 mmol/L　D. 不能确定

(7) 临床上输液时，常用葡萄糖等渗溶液的浓度为( )。

    A. 50 mol/L　　　　B. 5 mol/L　　　　C. 5 g/L　　　　D. 50 g/L

3. 用化学方法鉴别下列各组物质

(1) 葡萄糖和果糖

(2) 苯甲醛和葡萄糖

11.2　二　糖

低聚糖是水解后生成 2～10 个单糖分子的糖，又称为寡糖，在糖蛋白及糖脂中含有某些低聚糖链，它们具有重要的生理作用，如血型的特异型等。寡糖根据水解后生成单糖分子的数目，分为二糖、三糖等，其中二糖最为常见。常见的二糖有麦芽糖、纤维二糖、乳糖和蔗糖。它们的分子式均为 $C_{12}H_{22}O_{11}$，互为同分异构体。

11.2.1　麦芽糖

麦芽糖主要存在于麦芽中。纯净的麦芽糖为白色晶体，易溶于水，有甜味，甜度约为蔗糖的 70%，是饴糖的主要成分。

从结构上看，麦芽糖是由一分子 α-葡萄糖 1 号碳原子上的苷羟基与另一分子 α-葡萄糖 4 号碳原子上的醇羟基脱水，通过 α-1,4-苷键连接而成的化合物。麦芽糖的结构式为：

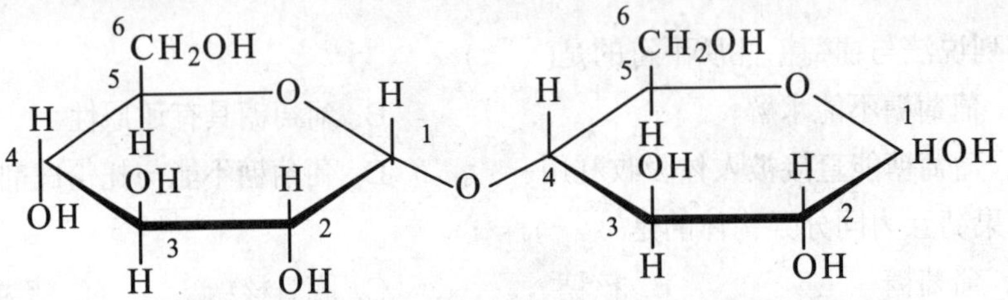

α-葡萄糖　　　　α-1,4-苷键　　　　α-葡萄糖

麦芽糖分子中仍含有一个苷羟基，在溶液中能够通过开链结构互相转变，因此麦芽糖具有还原性，是还原性糖。能与托伦试剂、班氏试剂等弱氧化剂反应，能发生成苷反应和成酯反应。在酸或酶的作用下，1 分子麦芽糖能水解生成 2 分子葡萄糖。

11.2.2　纤维二糖

纤维二糖是纤维素经一定方法处理后部分水解的产物，它的名称即由此而来，纤维二糖既无甜味，也不能被人体消化吸收。

纤维二糖也是还原性糖，化学性质与麦芽糖相似，纤维二糖与麦芽糖的唯一区别是苷键的构型不同，麦芽糖为 α-1,4-苷键，纤维二糖为 β-1,4-苷键，纤维二糖的结构式为：

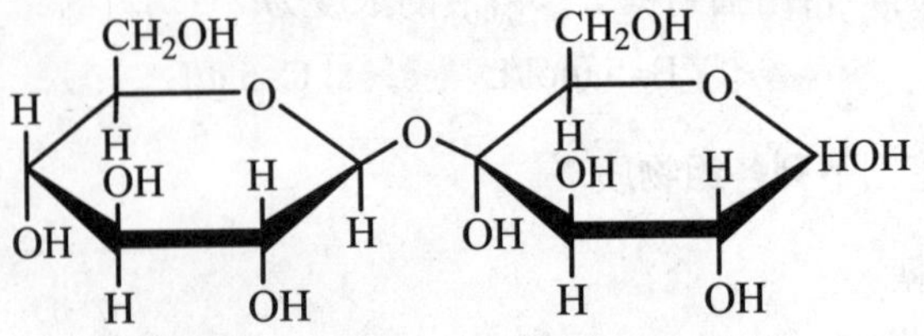

β-葡萄糖　　　β-1,4-苷键　　　β-葡萄糖

11.2.3　乳糖

乳糖存在于哺乳动物的乳汁中。人乳中含 6%～7%，牛乳中含 4%～5%。纯净的乳糖是白色粉末，味不甚甜。因吸湿性小，在制药工业中，常常用作片剂、散剂的矫味剂和填充剂。

乳糖是由一分子 β-半乳糖与另一分子 α-葡萄糖通过 β-1,4-苷键连接而成的化合物。乳糖分子中仍含有一个苷羟基，是还原性糖，具有还原性糖的一般性质。在酸或酶的作用下，能水解生成一分子 β-半乳糖和一分子葡萄糖。乳糖的结构式为：

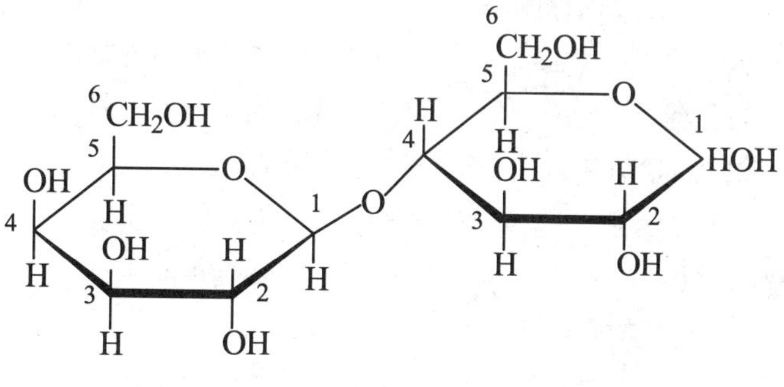

　　　β-半乳糖　　　　　β-1,4-苷键　　　α-葡萄糖

11.2.4　蔗糖

蔗糖广泛存在于植物中，尤其在甘蔗或甜菜中含量最高。蔗糖的甜度仅次于果糖，主要用作食用糖，在制药工业中常用作矫味剂和配制糖浆。把蔗糖加热变成褐色焦糖可用作饮料和食品的着色剂。生活中食用的白糖、红糖就是蔗糖。

蔗糖是由一分子 α-葡萄糖 1 号碳原子上的苷羟基与一分子 β-果糖 2 号碳原子上的苷羟基通过 1,2-苷键连接而成的化合物。蔗糖的结构式为：

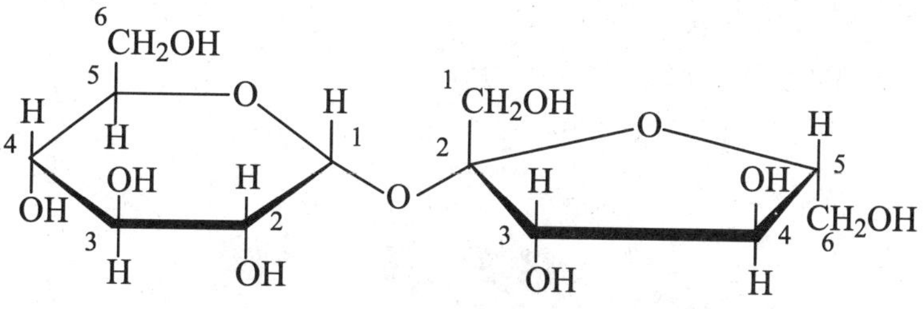

　　α-葡萄糖　　　α-1,2 或 β-2,1-苷键　　　β-果糖

蔗糖分子中没有苷羟基，不能通过互变生成开链糖，也就没有还原性，因此蔗糖是非还原性糖。不能发生成苷反应，也不能与托伦试剂、班氏试剂反应。在酸或酶的作用下，一分子蔗糖水解可以生成一分子葡萄糖和一分子果糖。

本节综合习题

1. 选择题

(1) 下列糖不是还原性糖的是(　　)。

　　A. 果糖　　　　　　　B. 麦芽糖　　　　　C. 乳糖　　　　　　　D. 蔗糖

(2) 下列糖不能水解的是(　　)。

　　A. 蔗糖　　　　　　　B. 葡萄糖　　　　　C. 麦芽糖　　　　　　D. 乳糖

(3) 下列糖不是同分异构体的是(　　)。

　　A. 葡萄糖与果糖　　　　　　　　B. 麦芽糖与乳糖

　　C. 蔗糖与乳糖　　　　　　　　　D. 核糖与脱氧核糖

(4) 能用班氏试剂区别开来的一组物质是(　　)。

　　A. 葡萄糖与麦芽糖　　　　　　　B. 麦芽糖与乳糖

　　C. 果糖与蔗糖　　　　　　　　　D. 葡萄糖与果糖

(5) 下列糖不是二糖的是(　　)。

　　A. 葡萄糖　　　　　　B. 麦芽糖　　　　　C. 蔗糖　　　　　　　D. 乳糖

(6) 下列糖没有甜味的是(　　)。

　　A. 纤维二糖　　　　　B. 麦芽糖　　　　　C. 蔗糖　　　　　　　D. 乳糖

(7) 下列糖最甜的是(　　)。

　　A. 葡萄糖　　　　　　B. 麦芽糖　　　　　C. 蔗糖　　　　　　　D. 果糖

(8) 下列说法错误的是(　　)。

　　A. 单糖都有还原性　　　　　　　B. 二糖都无还原性

　　C. 单糖能被人体吸收　　　　　　D. 果糖是最甜的糖

2. 用化学方法鉴别下列各组物质

(1) 葡萄糖与果糖

(2) 麦芽糖与蔗糖

(3) 葡萄糖与乳糖

11.3　多　　糖

　　多糖是高分子化合物,广泛存在于自然界中,是生物体的重要组成成分,多糖按其功能不同,可分为两类,一类是贮藏养分的物质,如植物中的淀粉、动物中的糖原;另一类是构成植物的结构物质,如纤维素、半纤维素和果胶质等。多糖无甜味,大多不溶于水;多糖无还原性,属于非还原性糖;在酸或酶的作用下,多糖水解的最终产物是单糖。多糖与低聚糖的区别仅在于构成分子的单糖数目不同,自然界中存在的多糖大多数含有几百个到几万个单糖单元，形成多糖的单糖之间主要以 α-1,4-苷键、β-1,4-苷键和 β-1,6-苷键相连接。常见的多糖有淀粉、糖原和纤维素等，它们都是由许多个葡萄糖以苷键连接而成的化合物，可用通式$(C_6H_{10}O_5)_n$表示。

11.3.1　淀粉

淀粉是绿色植物光合作用的产物，是植物储存营养物质的一种形式，淀粉是白色、无味的粉状物质。淀粉广泛存在于植物的种子和块茎里，在稻米、小麦、玉米及薯类食物中含量最为丰富，如大米中约含淀粉 80%，小麦中约含淀粉 70%，玉米中约含淀粉 50%，马铃薯中约含淀粉 20%，许多水果中也含有淀粉。淀粉是人类获取糖类的主要来源，淀粉没有明显的药理作用，工业上用于制糊精、麦芽糖、葡萄糖、酒精等，也用于调制印花浆、纺织品的上浆、纸张的上胶、药物片剂的压制等。

天然淀粉由直链淀粉和支链淀粉组成。直链淀粉是由 250～300 个葡萄糖结构单元以 α-1,4-苷键连接而成的高分子化合物。支链淀粉是含有 6000～40 000 个葡萄糖结构单元的高分子化合物，主链由 α-1,4-苷键连接而成，支链以 α-1,6-苷键连接而成，大约每隔 20 个葡萄糖单位便有一个以 α-1,6-苷键连接的分支，每个分支含有 20～25 个葡萄糖单元。如以小圆圈表示葡萄糖单元，直链淀粉的结构如图 11-1 所示，支链淀粉的结构如图 11-2 所示。普通稻米中直链淀粉约占 17%，支链淀粉约占 83%；而糯米几乎全部是支链淀粉。绿豆中的淀粉全是直链淀粉，直链淀粉比支链淀粉容易消化。

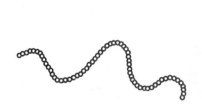

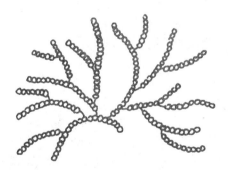

图 11-1　直链淀粉结构示意图　　　　　图 11-2　支链淀粉结构示意图

直链淀粉又称可溶性淀粉，溶于热水后呈胶体溶液，与碘作用显深蓝色；支链淀粉与碘作用显蓝紫色。淀粉在酸或酶的作用下逐步水解最终生成葡萄糖。淀粉是食物的重要组成部分，米饭等在嘴里咀嚼时间长了，就会感到甜味，这是因为唾液中的淀粉酶将淀粉水解成了麦芽糖。食物进入胃肠后，还能被胰脏分泌出来的唾液淀粉酶水解，形成的葡萄糖被小肠壁吸收进入血液，运送至人体内各组织，成为人体组织的营养物。因此，细嚼慢咽有利于食物的消化和健康。

知识链接

　　绿豆的功效：绿豆性味甘凉，有清热解毒之功。夏天人体出汗多，水液损失较大，体内的电解质平衡遭到破坏，绿豆汤能够清暑益气、止渴利尿，不仅能补充水分，而且还能及时补充无机盐，对维持水液电解质平衡有着重要意义。绿豆具有很好的解毒作用，是因为绿豆中含有丰富的蛋白质，以生绿豆水浸磨而成的生豆浆含量最高，内服可保护肠胃黏膜，绿豆蛋白、鞣质和黄酮类化合物可与有机磷农药、汞、砷、铅化合物结合形成沉淀物，使之减少或失去毒性，且不易被胃肠道吸收。因此，如遇有机磷农药中毒、铅中毒、酒精中毒(醉酒)或吃错药等情况，在医院抢救前都可以先灌下一碗绿豆汤进行紧急处理，经常在有毒环境下工作或接触有毒物质的人，应经常食用绿豆来解毒保健。

11.3.2　糖原

　　糖原是葡萄糖在体内缩合而成的一种多糖，主要存在于动物的肝脏和肌肉中，因此有肝糖原和肌糖原之分，肝糖原在肝脏中产生，肌糖原在肌细胞的基质中产生，糖原也称为动物淀粉。糖原是人和动物体内储存葡萄糖的一种形式，又是获得葡萄糖的来源，起着储存能量和维持血糖浓度的作用。糖原的结构与支链淀粉的结构很相似，但分支更密、更短，每隔 8~10 个葡萄糖单位便有一个以 α-1,6-苷键连接的分支，每个分支含有 12~18 个葡萄糖单位。糖原中分支的作用很重要，分支可以增加水溶性，尤其是分支造成了许多非还原性的末端残基，它们是糖原合成与分解时酶的作用部分，因而也增加了糖原合成和降解的速率。糖原的结构如图 11-3 所示。

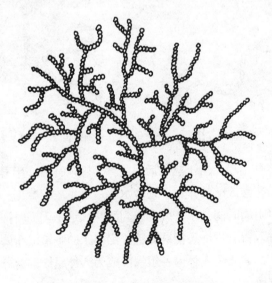

图 11-3　糖原结构示意图

知识链接

　　糖原在人体代谢中对维持血糖浓度的相对稳定起着重要的调节作用。人体在摄入含有淀粉的食物后，血糖浓度会增高，在胰岛素的作用下，肝脏把多余的葡萄糖转变成糖原储存起来；饥饿时血糖浓度会降低，在体内胰高血糖素的作用下，储存的肝糖原就分解为葡萄糖进入血液，以保持血糖浓度正常。糖尿病患者体内由于缺乏胰岛素或胰岛素不能有效发挥作用，使血糖不能按正确方式进入细胞内代谢，导致血糖浓度增高，当血糖浓度超过肾糖阈时(肾小管对葡萄糖最大吸收称为肾糖阈)并随尿液排出。肌糖原则上不能直接分解成为血糖，能为肌细胞供能，不会转移。

11.3.3　纤维素

　　纤维素是自然界中最丰富的高分子化合物，是绿色植物通过光合作用合成的，它是构成植物细胞壁的主要成分，是根、茎、叶的结构物质，在植物体内起支撑作用，叶干中含纤维素 10%～20%，树木和树皮中含纤维素 50%～70%，棉花中含纤维素 90% 以上。蔬菜中也含有较多的纤维素。

　　纤维素是由 1000～10 000 个葡萄糖结构单元以 β-1,4-苷键连接而成的高分子化合物。纤维素同样由葡萄糖单元组成，但不能作为人类的营养物质，是因为人体内只能分泌出淀粉水解酶，不能分泌出纤维素水解酶，淀粉水解酶只能水解 α-苷键，不能水解 β-苷键，因此，纤维素不能在人体内水解成有营养作用的葡萄糖。虽然膳食中的纤维素不能被人体消化吸收，但它能促进消化液的分泌，增强肠道蠕动，吸收肠内有毒物质，防止直肠癌。纤维素同时也具有通便作用，防止便秘。纤维素还能抑制人体对脂肪、胆固醇的吸收，对糖尿病、心脏病、肥胖症等有一定的预防与治疗效果，故摄入富含纤维素的食品有利于健康。

课堂活动

　　① 食草动物(如牛、羊、马等)主要以纤维素为食物，也能吃淀粉类食物。你能解释这是为什么吗？

　　② 没有成熟的苹果汁遇碘变蓝色，成熟的苹果汁能与班氏试剂作用。你能解释这是为什么吗？

 知识链接

　　食草动物(如牛、羊、马等)主要以纤维素为食物，也能吃淀粉类食物。这是因为牛、羊、马等食草动物的胃能分泌出淀粉水解酶，同时牛、羊、马等动物的消化道中存在有特殊微生物，能分泌出纤维素水解酶，因此，牛、羊、马等能将纤维素、淀粉都水解成葡萄糖，所以纤维素、淀粉可作为食草动物的饲料。土壤中也存在这类微生物，枯枝败叶受这些微生物的作用分解为腐植物，能增强土壤的肥力。

本节综合习题

1. 选择题

(1) 下列关于糖类的叙述正确的是(   )。

    A. 糖类都能水解

    B. 糖类都有甜味

    C. 糖类都具有还原性

    D. 糖类是多羟基醛、多羟基酮或它们的脱水缩合物

(2) 下列说法正确的是(   )。

    A. 纤维素不能被人体吸收，故人体不需要摄入

    B. 淀粉没有还原性，不能与托伦试剂发生银镜反应

    C. 多糖遇碘都能显蓝色

    D. 多糖都能被淀粉酶水解

(3) 下列物质中，不属于高分子化合物的是(   )。

    A. 葡萄糖　　　　B. 淀粉　　　　　　C. 糖原　　　　　D. 纤维素

(4) 没有成熟的苹果遇碘变蓝色，说明其中含有(   )。

    A. 淀粉　　　　　B. 纤维素　　　　　C. 糖原　　　　　D. 葡萄糖

(5) 成熟的苹果汁能与班氏试剂作用，说明其中含有(   )。

    A. 淀粉　　　　　B. 纤维素　　　　　C. 糖原　　　　　D. 葡萄糖

(6) 下列糖不溶于水的是(   )。

    A. 麦芽糖　　　　B. 纤维素　　　　　C. 蔗糖　　　　　D. 葡萄糖

(7) 下列糖没有还原性的是(   )。

    A. 麦芽糖　　　　B. 果糖　　　　　　C. 淀粉　　　　　D. 葡萄糖

(8) 下列糖有还原性的是(   )。

    A. 纤维素　　　　B. 蔗糖　　　　　　C. 淀粉　　　　　D. 葡萄糖

2. 用化学方法鉴别下列各组物质

(1) 葡萄糖与淀粉

(2) 麦芽糖和淀粉

(3) 蔗糖与淀粉

本 章 小 节

(1) 糖类是多羟基醛、多羟基酮或它们的脱水缩合物。糖类可分为单糖、低聚糖、多糖。单糖可分为醛糖和酮糖。主要有葡萄糖、果糖、核糖和脱氧核糖。结构有开链式、氧环式、哈沃斯式。单糖属于还原性糖，能与弱氧化剂发生氧化反应，与酸反应生成酯，与醇反应生成苷。

(2) 二糖主要有麦芽糖、纤维二糖、乳糖和蔗糖。麦芽糖、纤维二糖和乳糖均属于还原性糖，蔗糖属于非还原性糖。

(3) 多糖属于高分子化合物。主要有淀粉、糖原和纤维素。多糖无还原性，属于非还原性糖；在酸或酶的作用下逐步水解，最终产物为葡萄糖。

第12章 氨基酸和蛋白质

学习目标

(1) 掌握氨基酸的命名与 α-氨基酸的结构。

(2) 掌握氨基酸的主要化学性质。

(3) 了解氨基酸的分类和蛋白质的组成、性质。

(4) 会鉴别氨基酸、蛋白质。

蛋白质是生物体的物质基础，是构成生物体的基本材料，也是生物体生物功能的主要载体，自然界中蛋白质的种类估计在 $10^{10} \sim 10^{12}$ 数量级，但从化学结构上看，蛋白质都是由氨基酸通过肽键形成的高分子化合物。因此，要研究蛋白质的结构和功能，首先必须掌握氨基酸的结构和性质。

12.1 氨 基 酸

12.1.1 氨基酸的结构、分类和命名

1. 氨基酸的结构和分类

从结构上看，氨基酸可以看成是羧酸分子中烃基上的氢原子被氨基($-NH_2$)取代后形成的化合物，分子中既含有氨基，又含有羧基，属于多官能团化合物。自然界中存在的氨基酸有几百种，但参与蛋白质组成的氨基酸主要有 20 种，见表 12-1，组成蛋白质的氨基酸几乎都是 α-氨基酸，α-氨基酸的结构通式为：

$$
\begin{array}{c}
NH_2 \\
| \\
R\!-\!CH\!-\!COOH
\end{array}
$$

表 12-1 组成蛋白质的 20 种氨基酸

结构简式	名称	中文缩写	等电点
中性氨基酸			
$CH_2(NH_2)COOH$	甘氨酸 (氨基乙酸)	甘	5.97

（续表）

结构简式	名称	中文缩写	等电点
$CH_3CH(NH_2)COOH$	丙氨酸 (α-氨基丙酸)	丙	6.00
$CH_2(OH)CH(NH_2)COOH$	丝氨酸 (α-氨基-β-羟基丙酸)	丝	5.68
$CH_2(SH)CH(NH_2)COOH$	半胱氨酸 (α-氨基-β-巯基丙酸)	半胱	5.05
$S-CH_2CH(NH_2)COOH$ $S-CH_2CH(NH_2)COOH$	胱氨酸 (双-β-硫代-α-氨基丙酸)	胱	4.80
$CH_3CH(OH)CH(NH_2)COOH$	*苏氨酸 (α-氨基-β-羟基丁酸)	苏	5.70
$CH_3SCH_2CH_2CH(NH_2)COOH$	*蛋氨酸 (α-氨基-γ-甲硫基丁酸)	蛋	5.74
$(CH_3)_2CHCH(NH_2)COOH$	*缬氨酸 (α-氨基-β-甲基丁酸)	缬	5.96
$(CH_3)_2CHCH_2CH(NH_2)COOH$	*亮氨酸 (α-氨基-γ--甲基戊酸)	亮	6.02
$CH_3CH_2CHCHCOOH$ 　　　　$CH_3\ NH_2$	*异亮氨酸 (α-氨基-β-甲基戊酸)	异亮	5.98
$C_6H_5CH_2CH(NH_2)COOH$	*苯丙氨酸 (α-氨基-β-苯基丙酸)	苯丙	5.48
$p-HOC_6H_4CH_2CH(NH_2)COOH$	酪氨酸 (α-氨基-β-对羟苯基丙酸)	酪	5.66
（结构式：脯氨酸）—COOH	脯氨酸(α-吡咯啶甲酸)	脯	6.30
（结构式：色氨酸）$CH_2CHCOOH$ / NH_2	*色氨酸[α-氨基-β-(3-吲哚)丙酸]	色	5.80

酸性氨基酸

结构简式	名称	中文缩写	等电点
$HOOCCH_2CHCOOH$ 　　　　　NH_2	天门冬氨酸(α-氨基丁二酸)	天冬	2.77
$HOOCCH_2CH_2CH(NH_2)COOH$	谷氨酸 (α-氨基戊二酸)	谷	3.22

碱性氨基酸

结构简式	名称	中文缩写	等电点
$H_2NCNH(CH_2)_3CHCOOH$ 　　NH　　　　NH_2	精氨酸 (α-氨基-δ-胍基戊酸)	精	10.76
$H_2N(CH_2)_4CH(NH_2)COOH$	*赖氨酸 (α,ω-二氨基己酸)	赖	9.74
（结构式：组氨酸）$CH_2CH(NH_2)COOH$	组氨酸 [α-氨基-β-(5-咪唑)丙酸]	组	7.59

标有"*"号的为必需氨基酸，它在人体内不能合成或合成不足，必须依靠食物供给。

　　氨基酸的种类很多。根据分子中烃基的结构不同，氨基酸可以分为脂肪氨基酸、芳香氨基酸和杂环氨基酸；根据氨基酸分子中氨基和羧基的相对数目，氨基酸可以分为中性氨基酸、碱性氨基酸、酸性氨基酸；根据氨基与羧基的相对位置，氨基酸可以分成 α-氨基酸、β-氨基酸、γ-氨基酸等。

2. 氨基酸的命名

氨基酸的系统命名法与羟基酸相同，即以羧酸为母体，氨基当作取代基，其位次用阿拉伯数字标示，也可用希腊字母 α、β、γ 等标示。例如：

$$HOOCCH_2CH_2CHCOOH$$
$$NH_2$$

2-氨基戊二酸

(α-氨基戊二酸)

$$\text{—}CH_2CHCOOH$$
$$NH_2$$

2-氨基-3-苯基丙酸

(α-氨基-β-苯基丙酸)

$$HO\text{—}CH_2\text{—}CH\text{—}COOH$$
$$NH_2$$

2-氨基-3-羟基丙酸

(α-氨基-β-羟基丙酸)

氨基酸还按其来源或性质而得俗名。例如，α-氨基丁二酸又名天门冬氨酸，最初就是从植物天门冬的幼苗中发现而得名的；α-氨基乙酸又名甘氨酸，因具有甜味而得名；丝氨酸最初来源于蚕丝而得名。

课堂活动

你会用希腊字母给主链碳原子编号对谷氨酸、天门冬氨酸和赖氨酸进行系统命名吗？

12.1.2　氨基酸的性质

1. 物理性质

组成蛋白质的氨基酸都是无色固体，能形成一定形状的结晶，具有较高的熔点，一般在 200~300℃ 之间，加热到熔点时，则分解并放出 CO_2。氨基酸有的具有甜味，但也有无味甚至苦味的。谷氨酸(α-氨基戊二酸)的钠盐具有鲜味，它是调味品味精的主要成分。氨基酸一般能溶于水、强酸与强碱中，难溶于乙醚等有机溶剂。

2. 化学性质

氨基酸分子中既含有氨基又含有羧基，既可表现出氨基和羧基的典型性质，同时又因分子内氨基和羧基之间的相互影响，又显示出一些特殊性质。

(1) 氨基酸的两性电离和等电点

氨基酸分子中既含有碱性的氨基，能与强酸作用生成盐，又含有酸性的羧基，能与强碱作用生成盐，具有两性化合物的特征。同时氨基酸分子中酸性的羧基可以给出 H^+，形成带负电荷的阴电子；氨基酸分子碱性的氨基可以接受分子中给出的 H^+，形成带正电荷的阳离子。这种分子内部酸性基团与碱性基团相互作用所形成的盐称为内盐。内盐分子中既有正离子部分，又有负离子部分，所以又称两性离子。当氨基酸以两性离子形式存在时，溶液的 pH 值称为氨基酸的等电点。通常以 pI 表示。

氨基酸在水溶液中的带电情况，除了由本身的结构所决定外，还可以通过调节溶液酸碱度加以改变。氨基酸在酸、碱溶液中的变化，可表示为：

$$R—CH—COOH$$
$$\overset{|}{NH_2}$$

$$\underset{\substack{阴离子\\ 溶液\ pH>pI}}{R—\underset{\overset{|}{NH_2}}{CH}—COO^-} \overset{OH^-}{\underset{H^+}{\rightleftharpoons}} \underset{\substack{两性离子\\ 溶液\ pH=pI}}{R—\underset{\overset{|}{NH_3^+}}{CH}—COO^-} \overset{H^+}{\underset{OH^-}{\rightleftharpoons}} \underset{\substack{阳离子\\ 溶液\ pH<pI}}{R—\underset{\overset{|}{NH_3^+}}{CH}—COOH}$$

等电点是氨基酸的特征常数，各种氨基酸由于结构的差异具有不同的等电点，在等电点时，氨基酸在水中的溶解度最小，利用不同氨基酸等电点的不同，通过电泳技术可以分离和纯化氨基酸。

(2) 氨基酸的脱羧反应

α-氨基酸与氢氧化钡一起加热或在高沸点溶剂中回流，可发生脱羧反应，失去二氧化碳而得到胺。生物体内的脱羧反应是在脱羧酶的作用下生成胺。氨基酸脱羧反应的产物大多呈碱性，若这些化合物在体内含量过高且代谢不正常，会引起碱中毒。脱羧反应也可以在蛋白质腐败时发生。尸体在腐败时，会产生极难闻的气味，就是由于尸体内蛋白质中的鸟氨酸、赖氨酸在某些细菌产生的脱羧酶的作用下，脱羧生成腐肉胺($H_2N—CH_2CH_2CH_2CH_2—NH_2$)和尸胺($H_2N—CH_2CH_2CH_2CH_2CH_2—NH_2$)所造成的结果。例如：

$$\overset{+}{H_3N}(CH_2)_4\underset{\overset{|}{NH_2}}{CH}COO^- \xrightarrow{\text{脱酸酶}} H_2N(CH_2)_4CHNH_2 + CO_2 \uparrow$$

(3) 成肽反应

一个氨基酸的羧基和另一个氨基酸的氨基之间脱去一分子水缩合生成的酰胺类化合物称为肽，肽分子中的酰胺键称为肽键。由两个氨基酸生成的肽称为二肽：

$$H_2N—\underset{\overset{|}{R}}{CH}—\overset{\overset{O}{\|}}{C}—[OH + H]—\underset{\overset{|}{H}}{N}—\underset{\overset{|}{R}}{CH}—COOH \xrightarrow[\triangle]{H^+或OH^-} H_2N—\underset{\overset{|}{R}}{CH}—\overset{\overset{O}{\|}}{C}—\underset{\overset{|}{H}}{N}—\underset{\overset{|}{R}}{CH}—COOH + H_2O$$

二肽分子中两端的自由氨基和羧基还可以继续与其他氨基酸缩合成三肽、四肽以至多肽。肽分子中的酰胺键 $—\overset{\overset{O}{\|}}{C}—\underset{\overset{|}{H}}{N}—$ 又称为肽键。

(4) 氨基酸与茚三酮的显色反应

氨基酸在一定条件下能与水合茚三酮反应，生成蓝紫色化合物。茚三酮的显色反应灵敏度高，是鉴别氨基酸和蛋白质的常用方法。

12.1.3 氨基酸在医药中的作用

蛋白质在机体内的消化和吸收是通过氨基酸来完成的。作为机体内第一营养要素的蛋白质，它在食物营养中的作用是显而易见的，但它在人体内并不能直接被利用，而是通过变成氨基酸小分子后被利用的。氨基酸在体内起着氮平衡，转变为糖或脂肪，参与构成酶、激素、部分维生素等作用。

1. 氨基酸在医药中的多种用途

氨基酸在医药上主要用来制备复方氨基酸输液，也用作治疗药物和用于合成多肽药物。目前用作药物的氨基酸有 100 多种，其中包括构成蛋白质的氨基酸有 20 种和构成非蛋白质的氨基酸有 100 多种。

由多种氨基酸组成的复方制剂在现代静脉营养输液以及"要素饮食"疗法中占有非常重要的地位，对维持危重病人的营养，抢救患者生命起积极作用，成为现代医疗中不可少的医药品种之一。

谷氨酸、精氨酸、天门冬氨酸、胱氨酸、L-多巴等氨基酸单独作用治疗一些疾病，主要用于治疗肝病、消化道疾病、脑病、心血管病、呼吸道疾病以及用于提高肌肉活力、儿科营养和解毒等。此外，氨基酸衍生物在癌症治疗上出现了希望。

有些氨基酸还具有止血作用，称为止血氨基酸，简称止血氨基。这类氨基酸在结构上具有氨基和羧基分处烃基两端的特点，是一类结构比较简单的内止血药，因为它们能抑制纤维蛋白质溶解而起止血作用。其中止血芳酸、止血环酸和 6-氨基己酸最为常用。止血环酸作用最强，止血芳酸次之，6-氨基己酸较弱，它们主要用于各种内外科出血和月经过多等。它们的结构式为：

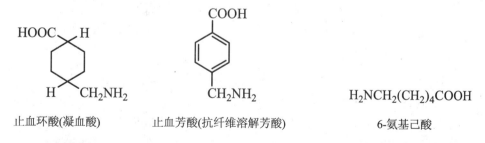

止血环酸(凝血酸)　　　止血芳酸(抗纤维溶解芳酸)　　　6-氨基己酸

2. 必需氨基酸

必需氨基酸指的是人体自身不能合成或合成速度不能满足人体需要，必须从食物中摄取的氨基酸。对成人来讲必需氨基酸共有 8 种：赖氨酸、色氨酸、苯丙氨酸、蛋氨酸、苏氨酸、异亮氨酸、亮氨酸、缬氨酸。如果饮食中经常缺少上述氨基酸，可影响健康。它们对婴儿的成长起着重要的作用。对婴儿来说，组氨酸也是必需氨基酸。表 12-2 为人体对必需氨基酸的需要量。

表 12-2　人体对必需氨基酸的需要量

氨基酸	需要量/(mg/(d·kg 体重))		
	婴幼儿(4~6 个月)	儿童(10~12 岁)	成　人
色氨酸	21	4	3
苏氨酸	68	28	8
苯丙氨酸	141	22	16
甲硫(蛋)氨酸	49	22	10
亮氨酸	135	42	16
异亮氨酸	83	28	12
缬氨酸	92	25	4
赖氨酸	99	44	12

本节综合习题

1. 选择题

(1) $CH_3-CH-COOH$ 的正确名称为(　　)。
　　　　　　　|
　　　　　　NH_2

　　A. 2-氨基丙酸　　　　　　B. 氨基丙酸　　　　C. α-氨基酸　　　D. β-氨基酸

(2) 组成蛋白质的氨基酸都属于(　　)。

　　A. 酸性氨基酸　　　　　　B. 碱性氨基酸　　　C. 中性氨基酸　　D. α-氨基酸

(3) 当溶液的 pH 值等于氨基酸的等电点时，氨基酸以(　　)。

　　A. 阴离子形式存在　　　　　　　　　　B. 阳离子形式存在

　　C. 两性离子形式存在　　　　　　　　　D. 不能确定其存在形式

(4) 能与茚三酮发生显色反应的是(　　)。

　　A. 乙醇　　　　　　　　　B. 乙醛　　　　　　C. 乙酸　　　　　D. α-氨基乙酸

(5) 下列有关氨基酸性质的叙述错误的是(　　)。

　　A. 既能与酸又能与碱作用生成盐　　　　B. 能与茚三酮发生显色反应

　　C. 能生成内盐　　　　　　　　　　　　D. 大多数氨基酸不溶于水

(6) 氨基酸分子中同时含有(　　)。

　　A. 氨基与羧基　　　B. 羰基与羧基　　C. 羟基与氨基　　D. 氨基与酰基

(7) 氨基酸以内盐形式存在的条件是(　　)。

　　A. 任意溶液中　　　　B. 等电点时　　　C. 强碱性溶液中　　D. 强酸性溶液中

(8) 某氨基酸的 pI=6.80，当溶液的 pH=10.40 时，该氨基酸的主要存在形式为(　　)。

    A. 阳离子　　　　　　B. 阴离子　　　　　C. 两性离子　　　D. 不能确定

2. 命名下列化合物或写出其结构简式

(1) 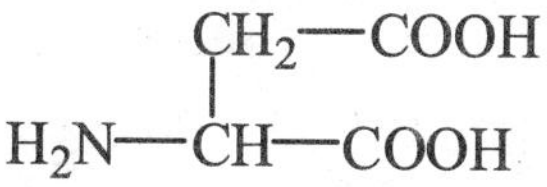
$$\overset{\displaystyle CH_2—COOH}{\underset{}{H_2N—CH—COOH}}$$

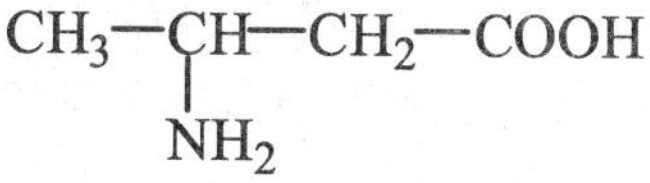

(2)
$$CH_3—\underset{\underset{NH_2}{|}}{CH}—CH_2—COOH$$

(3)
$$CH_3—\underset{\underset{CH_3}{|}}{CH}—\underset{\underset{NH_2}{|}}{CH}—COOH$$

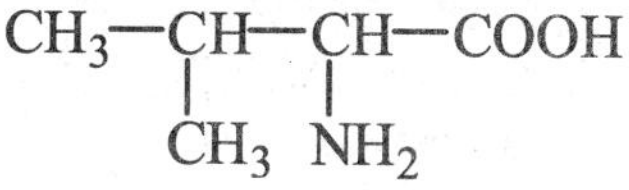

(4) 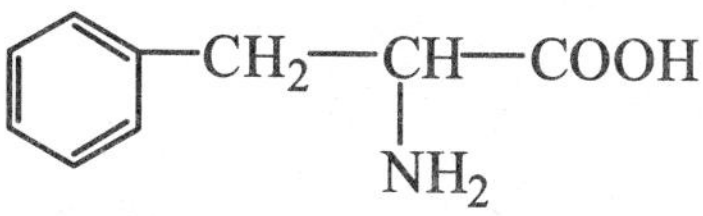
$$\text{C}_6\text{H}_5—CH_2—\underset{\underset{NH_2}{|}}{CH}—COOH$$

(5) 甘氨酸

(6) 丙氨酸

(7) α-氨基-β-甲基戊酸

(8) α-氨基戊二酸

(9) α-氨基-β-苯基丁酸

3. 用化学方法鉴别下列各组物质

(1) 丙酮与 α-氨基丙酸

(2) 乙酸与 α-氨基乙酸

(3) 乙醛与 α-氨基乙酸

12.2　蛋　白　质

蛋白质是由很多个 α-氨基酸分子间失水以肽键形成的高分子化合物，相对分子质量很大，约一万至数千万。蛋白质是生物体内极为重要的一类大分子，是构成生命的基础物质，一切重要的生命现象和生理功能都与蛋白质密切相关。

12.2.1　蛋白质的组成和分类

1. 蛋白质的组成元素

虽然蛋白质的种类繁多，经过分析后发现，蛋白质一般含碳(50%～55%)、含氢(6%～7%)、含氧(19%～24%)、含氮(13%～19%)、含硫(0%～4%)。有些蛋白质还含有少量磷或金属元素铁、铜、锌、锰、钴、钼等，个别蛋白质还含有碘。各种蛋白质的含氮量很接近，平均为 16%。因此，只要测出生物样品中的含氮量，就可以推算出样品中蛋白质的大致含量。通常生物组织每含 1 g 氮大约相当于(100/16) g＝6.25 g 蛋白质，6.25 称为蛋白质系数。

2. 蛋白质的分类

目前，大多数蛋白质的结构尚不明确，还无法找到一种可从结构上进行分类的方法。在常见的分类方法中，一般是根据蛋白质的化学组成、形状、溶解度和功能等进行分类。如根据组成成分不同，蛋白质分为单纯蛋白质和结合蛋白质，单纯蛋白质只含有氨基酸，而结合蛋白质除含蛋白质部分外，还含有非蛋白质部分；根据其形状不同，蛋白质分为纤维状蛋白质和球状蛋白质；根据功能不同，蛋白质分为活性蛋白和非活性蛋白。

12.2.2　蛋白质的结构

蛋白质是生命活动的主要形式，蛋白质的功能取决于蛋白质的结构，各种蛋白质特定结构决定了各种蛋白质的特定生理功能和活性。为了表示蛋白质分子不同层次的结构，常将蛋白质结构分为一级结构、二级结构、三级结构和四级结构。

蛋白质的一级结构是指氨基酸通过肽键($-CONH-$)相互连接成多肽链。多肽链是蛋白质分子的基本结构，肽键是主键。

蛋白质的二级结构是指多肽链中互相靠近的氨基酸通过氢键的作用而形成的多肽在空间的排列。

蛋白质的三级结构是指多肽链在二级结构的基础上，进一步盘绕、折叠，依靠次级键的维系固定所形成的特定空间结构。

蛋白质的四级结构是指数条具有独立的三级结构的多肽链通过非共价键相互连接而成的聚合体结构。

12.2.3　蛋白质的性质

蛋白质的组成单元是氨基酸，但蛋白质的相对分子质量比氨基酸大得多，结构也比氨基酸复杂，因此，与氨基酸相比，性质上既有相似之处，又存在很大区别。

1. 蛋白质的两性电离和等电点

蛋白质与氨基酸相似，具有两性电离的性质。在强酸溶液中蛋白质分子以阳离子的形式存在，在强碱溶液中以阴离子的形式存在，调节蛋白质溶液的 pH 至适宜值，使蛋白质所带的正、负电荷数相等，净电荷为零，则蛋白质完全以两性离子的形式存在，此时溶液的 pH 值称为蛋白质的等电点，用 pI 表示。一些蛋白质的等电点如表 12-3 所示。

表 12-3　一些蛋白质的等电点

蛋白质名称	来源	等电点	蛋白质名称	来源	等电点
白明胶	动物皮	4.8～4.85	血清蛋白	马血	4.88
乳球蛋白	牛乳	4.5～5.5	血清球蛋白	马血	5.4～5.5
酪蛋白	牛乳	4.6	胃蛋白酶	猪胃	2.75～3.0
卵清蛋白	鸡卵	4.84～4.90	胰蛋白酶	胰液	5.0～8.0
血清白蛋白	人血	4.68	血清 α_1-球蛋白	人血	5.06
血清 α_2-球蛋白	人血	5.06	血清 β-球蛋白	人血	5.12

如果以 $H_2N-P-COOH$ 代表蛋白质分子，则它在酸性、碱性溶液中的电离情况可表示为：

$$P \overset{NH_2}{\underset{COOH}{}}$$

$$
\underset{\text{阴离子}}{P\overset{NH_2}{\underset{COO^-}{}}}
\underset{H^+}{\overset{OH^-}{\rightleftharpoons}}
\underset{\text{两性离子}}{P\overset{NH_3^+}{\underset{COO^-}{}}}
\underset{OH^-}{\overset{H^+}{\rightleftharpoons}}
\underset{\text{阳离子}}{P\overset{NH_3^+}{\underset{COOH}{}}}
$$

溶液 pH>pI　　　　　溶液 pH=pI　　　溶液 pH< pI

在等电点时，蛋白质分子呈电中性，其溶解度、黏度、渗透压、膨胀性都最小。

2. 蛋白质的胶体性质

蛋白质分子的颗粒直径一般在 $1\sim100\ nm$ 之间，属于胶体分散系，因此蛋白质具有胶体溶液的特性。如布朗运动、丁达尔现象、电泳现象、不能透过半透膜等。但蛋白质是高分子化合物，相对分子质量大，蛋白质比胶体溶液稳定得多，黏度大得多。

3. 蛋白质的沉淀

要使蛋白质凝聚沉淀，必须除去蛋白质溶液稳定的两个因素。调节蛋白质溶液的 pH 值至等电点使蛋白质呈等电状态，再加入适当的脱水剂除去蛋白质分子表面的水化膜，使蛋白质分子聚集而从溶液中析出沉淀，这种现象称为蛋白质的沉淀。沉淀蛋白质的方法有盐析，加有机溶剂、重金属盐和生物碱等。盐析是指在蛋白质溶液中加入大量电解质使蛋白质沉淀析出的现象，一般用盐析沉淀出来的蛋白质不变性。

4. 蛋白质的变性

蛋白质在某些物理因素(如加热、高压、紫外线、X 射线)或化学因素(如强酸、强碱、尿素、重金属盐、三氯乙酸等)的作用下，蛋白质分子的空间结构发生改变或遭到破坏，导致蛋白质的生物活性丧失和理化性质改变，这种现象称为蛋白质的变性。性质改变后的蛋白质称为变性蛋白质。如果引起变性的因素较温和，蛋白质的分子结构变化不大，一旦除去这些因素，蛋白质仍能恢复原有的性质，这种变性称为可逆变性；相反，称为不可逆变性。

课堂活动

① 现有 4 种白色固体，它们分别是食盐、砂糖、面粉和蛋白粉，试设计出一种简便、易行的化学方法，将它们一一鉴别开来。

② 新鲜菠萝中含有水解蛋白质的酶，它具有破坏凝胶的作用，故不能制作果冻甜点心。新鲜菠萝食用前要用盐水浸泡半小时左右，而罐头中的菠萝却可以加入果冻制作甜点心，你能解释这是为什么吗？

知识链接

蛋白质变性的应用：蛋白质变性在实际应用中具有重要意义。临床上常用高温、紫外线和酒精等物理或化学方法进行消毒，促使细菌或病毒的蛋白质变性而失去致病及繁殖能力。临床上急救重金属盐中毒病人，常先服用大量牛奶和蛋清，使蛋白质在消化道中与重金属盐结合成变性蛋白，从而阻止有毒重金属离子被人体吸收。在制备具有生物活性蛋白质(如酶、激素、抗血清和疫苗等)时，必须选择能防止蛋白质发生变性的工艺条件，如低温、较稀的有机溶剂和合适的 pH 值等。在食品加工中，制作豆腐就是利用钙盐或镁盐使大豆蛋白凝固，制作干酪时是利用凝乳酶使酪蛋白凝固。

5. 蛋白质的颜色反应

蛋白质分子中的肽键和氨基酸残基能与某些试剂发生作用，生成有颜色的化合物。

(1) 缩二脲反应

蛋白质分子结构中含多个肽键，能与硫酸铜的碱溶液作用，生成紫色或紫红色的物质，此反应称为缩二脲反应。

(2) 茚三酮反应

蛋白质与氨基酸一样，能与水合茚三酮溶液作用，生成蓝紫色的物质。

(3) 黄蛋白反应

蛋白质分子中含有苯环的氨基酸残基时，在其溶液中加入浓硝酸，则产生沉淀，再加热沉淀变为黄色，冷却后碱化，沉淀变橙色，此反应称为黄蛋白反应。这是因为氨基酸残基中的苯环和浓硝酸发生硝化反应，生成黄色的硝基化合物。

知识链接

合理摄入蛋白质：蛋白质食物是人体重要的营养物质，保持健康所需的蛋白质含量因人而异。一般来讲，一个成年人每天摄入 60～80 g 蛋白质(或按 1.27 g/(kg·d)摄入蛋白质)，基本上能满足需要，每天的饮食中蛋白质主要存在于瘦肉、蛋类、豆类及鱼类中．蛋白质最好有三分之一来自动物蛋白质，三分之二来源于植物蛋白。如果蛋白质摄入不足，会造成青少年生长发育迟缓、体重下降、淡漠、易激怒、贫血以及干瘦病或水肿，并因为易感染而继发疾病；成年人会感到乏力，体重下降，抗病力减弱。如果蛋白质摄入过多，尤其是动物性蛋白摄入过多，对人体同样有害。首先过多的动物蛋白质的摄入，就必然摄入较多的动物脂肪和胆固醇。其次蛋白质过多本身也会产生有害影响。正常情况下，人体不储存蛋白质，所以必须将过多的蛋白质脱氨分解，氮则由尿排出体外，这加重了代谢负担，而且，这一过程需要大量水分，从而加重了肾脏的负荷，若肾功能本来不好，则危害就更大。过多的动物蛋白摄入，也造成含硫氨基酸摄入过多，这样可加速骨骼中钙质的丢失，易产生骨质疏松。

本节综合习题

1. 选择题

(1) 蛋白质的组成单位是(　　)。

    A. 氮元素   B. β-氨基酸

    C. C、H、O、N 元素   D. α-氨基酸

(2) 医院里通常用高温蒸煮的方法对一些医疗器械进行消毒，其原理是使蛋白质发生(　　)。

    A. 盐析   B. 变性   C. 氧化   D. 分解

(3) 人误食了铜、汞、铅等重金属盐而发生中毒时，可采取的急救措施是(　　)。

    A. 大量饮水   B. 饮用生理盐水   C. 吃生鸡蛋清   D. 饮用葡萄糖水

(4) 蛋白质分子中的主键是(　　)。

    A. 肽键   B. 离子键   C. 氢键   D. 配位键

(5) 不能使蛋白质变性的是(　　)。

    A. 紫外线照射   B. 加热   C. 重金属盐   D. 加水

(6) 下列说法错误的是(　　)。

    A. 氨基酸是两性化合物   B. 蛋白质是两性化合物

    C. 蛋白质能发生缩二脲反应   D. 蛋白质能与碘反应显蓝色

(7) 浓 HNO_3 溅在手上，皮肤显黄色，再加氨水后，又变为橙色的反应，称为(　　)。

    A. 缩二脲反应   B. 黄蛋白反应

    C. 变性作用   D. 茚三酮的显色反应

(8) 蛋白质在碱性溶液中，遇 $CuSO_4$ 溶液显(　　)。

    A. 黄色   B. 红色   C. 紫色或紫红色   D. 蓝色

(9) 下列方法不能使蛋白质沉淀的是(　　)。

    A. 盐析   B. 加有机溶剂   C. 重金属盐   D. 紫外线照射

(10) 下列反应不是蛋白质显色反应的是(　　)。

    A. 缩二脲反应　　B. 黄蛋白反应　　C. 盐析　　　　　D. 茚三酮反应

(11) 蛋白质具有胶体溶液的性质，其原因是(　　)。

    A. 蛋白质本来就是胶体溶液

    B. 蛋白质具有两性离子的性质

    C. 蛋白质的盐析

    D. 蛋白质分子的颗粒直径在 $1\sim100\,nm$ 之间

(12) 血清白蛋白的等电点为 4.64，通常人的血清的 pH 值约为 7.4，在血清中，血清白蛋白主要的存在形式是(　　)。

    A. 两性离子　　　B. 阴离子　　　C. 阳离子　　　　D. 不能确定

(13) 下列说法错误的是(　　)。

    A. 各种蛋白质的含氮量很接近　　　B. 蛋白质系数是 6.25

    C. 蛋白质不具有胶体溶液的性质　　D. 蛋白质是高分子化合物

2. 用化学方法鉴别下列各组物质

(1) 淀粉与蛋白质

(2) α-氨基丙酸与蛋白质

(3) 葡萄糖与氨基乙酸

本 章 小 结

(1) 氨基酸是羧酸分子中烃基上的氢原子被氨基($-NH_2$)取代而成的化合物。氨基酸具有两性电离和等电点。能发生脱羧反应、成肽反应及与茚三酮的显色反应。

(2) 蛋白质是由氨基酸通过肽键组成的多肽链在空间盘绕折叠而成。蛋白质具有一级结构、二级结构、三级结构和四级结构。蛋白质具有两性电离和等电点。蛋白质在一定条件下能发生变性和沉淀及颜色反应。

实　　验

实验1　化学实验规则和化学实验基本操作练习

1. 实验目标

(1) 简述并遵守实验规则，认识常用的化学仪器。

(2) 认识常用化学仪器，了解使用方法。

(3) 会正确使用胶头滴管、托盘天平、量筒等仪器。

(4) 正确进行仪器的洗涤及干燥的实验操作。

2. 实验仪器与实验试剂

试管、烧杯、量筒、胶头滴管、试管刷、托盘天平、锌粒、食盐等。

3. 化学实验规则与安全措施

为了确保化学实验教学的正常进行，养成爱护公物、遵守纪律、严谨求实的科学态度，建立良好的协作关系，严格遵守规则，按照规范与要求进行操作，完成实验内容。

1) 化学实验规则

(1) 实验前必须认真做好预习，写好预习报告，经教师检查合格后，方可进入实验室。

(2) 进入实验室后，应认真听取指导教师讲解实验内容、原理、方法、步骤及注意事项。

(3) 检查实验所需的药品、仪器是否齐全，做规定以外的实验，须经老师批准。

(4) 不属于该次实验范围内的仪器、药品和其他材料，不得擅自使用。注意节约、爱护实验仪器。

(5) 实验时要全神贯注，严格按操作规程和实验步骤进行，实验中应做到井然有序和合理安排时间，认真观察，客观地记录实验现象与实验数据。

(6) 实验室内应保持安静，注意安全。如遇意外事故发生，应立即报告指导教师处理。

(7) 取用药品要严格按照用量，不得任意增减、散失或遗弃。爱护公物，节约用水、用电和用酒精等。

(8) 公用药品、仪器用毕后应放回原处。实验室内的桌面、地面、水槽(池)应保持整洁。用后的仪器应及时清洗干净，摆放整齐。

(9) 中途不得擅自离开实验室。实验结束后，要整理好各自的工作环境并报告教师，经教师检查后方可离开实验室。

(10) 值日生在实验课结束后，对实验室进行全面整理和清扫，检查开关情况，关好水、电和门窗。

(11) 实验课后，要及时小结并填写好本次实验报告，将实验报告交教师批阅、评估。

2) 试剂使用规则

(1) 取试剂时应仔细辨认标签，看清名称与浓度，以免出现差错。

(2) 试剂取出后，应立即将瓶盖盖好，放回原处。公用试剂，未经允许不得挪动位置。

(3) 试剂用量应按规定量取用。若未规定用量，应注意节约。未用完的试剂不得倒回原瓶内，应倒入指定的容器中。

(4) 使用易燃、易爆药品时，要小心谨慎，严格遵守操作规程，遵从教师指导。

(5) 取用固体试剂应使用干净药匙，用过的药匙必须擦净后才可再次使用；取用液体要用滴管或量筒(或移液管)，滴管要保持垂直，不可倒立，防止试剂接触胶头而污染试剂或腐蚀胶头。

3) 实验室安全规则

(1) 易燃、易爆炸试剂应远离火源，勿靠近高温物体。

(2) 凡有毒物质参与或产生及有发烟现象的化学实验，应在通风柜中进行。

(3) 稀释浓硫酸时，应将硫酸慢慢倒入水中，并不断用玻璃棒搅拌。

(4) 不允许任意混合各种化学试剂。不得品尝试剂的味道。

(5) 给盛有液体的试管加热时，试管口不得对着人，以免被溅出的液体伤害。

(6) 闻气体气味时，用手扇闻，不得直接对着容器口闻。

(7) 实验室内严禁饮食。实验完毕后，应洗净双手。离开实验室时应关好门窗，切断电源、水源，关好气阀，以确保完全。

4) 安全事故的救护措施

实验时若出现意外事故，不必惊慌，应进行应急处理，及时报告老师。下面介绍一些应急安全常识：

(1) 被玻璃或其他物体割伤，先挑出伤口内的异物，然后在伤口处搽消毒药水，再用纱布包扎。

(2) 被烫伤，切勿用水冲洗，在伤口处涂擦烫伤膏类药物。

(3) 有毒物质进入口内，把 5%的硫酸铜溶液 5～10 mL 加入一杯温开水中，内服后，用手指伸入咽喉部，促使呕吐，然后立即送往医院。

(4) 不小心吸入氯气、氯化氢等有毒或有刺激性气味的气体，可吸入少量酒精和乙醚的混合蒸气使之解毒。吸入硫化氢气体而感到不适时，立即到室外呼吸新鲜空气。

(5) 强酸沾在皮肤上，立即擦去酸滴，然后用大量水冲洗，再用 20 g/L 碳酸氢钠冲洗；若酸溅入眼内，立刻用大量水冲洗，再用饱和碳酸氢钠溶液冲洗，最后再用水冲洗，并立即就医。

(6) 强碱沾在皮肤上，立即用大量水冲洗和用 20 g/L 醋酸冲洗。若碱溅入眼内，立刻用大量水冲洗，再用硼酸溶液冲洗，最后再用水冲洗，并立即就医。

(7) 触电，其他人员切勿用手拉开，而是立即切断电源，然后必要时进行人工呼吸，或立即送往医院救治。

(8) 发生火灾时，应立即灭火，以防火势蔓延。根据起火原因不同，采用不同的灭火方法。如洒在桌面上的酒精燃烧，应立即用湿抹布盖灭；由电引起的火灾，要先切断电源，再用水浇灭；与水反应的物质引起的火灾，用灭火器灭火。必要时拨打 119 火警电话求救。

(9) 温度计破裂，水银渗出，先用硫粉覆盖吸收，再进行处理。

4. 化学实验常用仪器

开展化学实验是培养学生实践能力的基本要求。化学实验的常用仪器主要是玻璃仪器。我们只有在认识这些仪器的基础上，了解这些仪器的主要用途、注意事项后，才能根据实验内容正确地选择、使用仪器。化学实验常用仪器见实验表 1。

实验表 1　化学实验常用仪器简介

名　称	一般用途	使用注意事项
试管 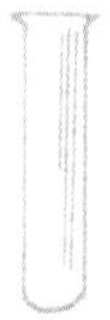	(1) 用于少量试剂的反应。 (2) 盛放少量试剂。 (3) 收集少量气体	(1) 用于直接加热，但加热前应将试管外壁水分揩干。用试管夹夹住管口的三分之一处，先预热使试管受热均匀，再在固定部位加热。 (2) 加热时管口不能对着人。 (3) 加热固体，试管口稍向下倾斜。加热液体时，试管口要向上倾斜与桌面成 45°角；液体体积不得超过容积的 1/3。 (4) 加热完毕后，不能骤冷。以防试管破裂
烧杯 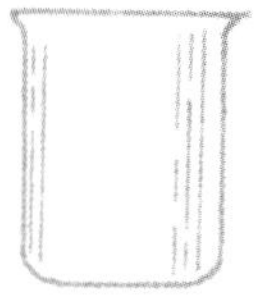	(1) 用于较多量物质的反应。 (2) 溶解物质。 (3) 接收滤液	不可直接加热，需垫石棉网，加热前应将烧杯外壁揩干
锥形瓶 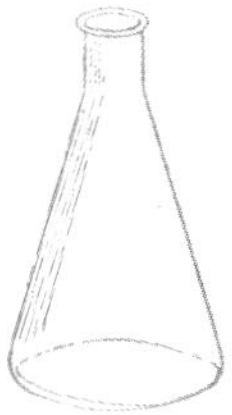	(1) 用于普通实验中试剂量较大的加热反应容器或制取气体。 (2) 在分析化学中用于滴定实验	(1) 注入的液体最好不超过其容积的 1/2，过多容易造成喷溅。 (2) 加热时使用石棉网。 (3) 锥形瓶外部要揩干后再加热

（续表）

名　称	一 般 用 途	使用注意事项
容量瓶 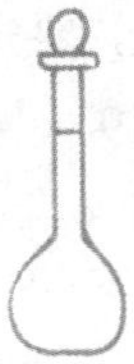	用于准确配制一定浓度、一定体积的溶液	(1) 使用前先检查是否漏水。 (2) 配制溶液，若试剂为固体，先将称好的试剂在烧杯中溶解，然后再用玻璃棒做引流，转移至容量瓶中。 (3) 容量瓶只能用于配制溶液，不能储存溶液，因溶液可能腐蚀容量瓶瓶体，从而使容量瓶的刻度不精确。 (4) 容量瓶不能加热； (5) 容量瓶用完毕后应及时洗涤干净，塞上瓶塞，并在塞子与瓶口之间夹一纸条，防止塞子和瓶口之间粘连
角匙 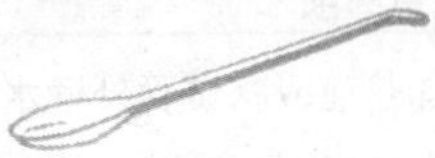	用于取用少量固体试剂	(1) 保持干燥、清洁。 (2) 取完一种试剂后，应洗净擦干才能再使用
胶头滴管 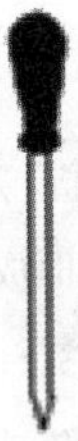	(1) 吸取和滴加少量液体。 (2) 吸取沉淀上层的清液	(1) 胶头滴管加溶液时，应垂直向下，不能倒置，不能伸入容器，更不能接触容器。 (2) 用完后不能平放于桌面上。应插回原试剂瓶中或插入干净的瓶中或试管内。 (3) 用完之后，立即用水洗净。严禁未清洗就吸取另一试剂。 (4) 胶帽与玻璃滴管要结合紧密不漏气，若胶帽老化，要及时更换
滴瓶 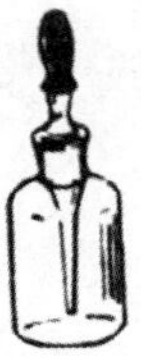	盛放液体试剂	(1) 见光易分解的试剂应选用棕色滴瓶。 (2) 滴瓶与胶头滴管配套，用后立即将滴管插入滴瓶中。 (3) 不能长时间存放强碱液，以免滴管与滴瓶粘结
量筒 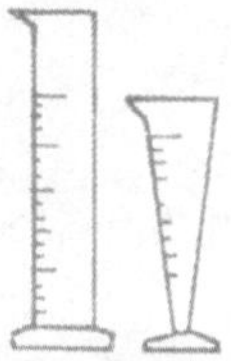	用于粗略量取一定体积的液体	(1) 量取液体时，量筒应放平稳，到接近刻度时，改用胶头滴管边滴边观看。当液面凹面最低处与所需刻度相切时，即停止滴加。 (2) 观察和读取液体时，视线应与量筒内液体的凹液面最低处相平

(续表)

名　　称	一　般　用　途	使用注意事项
吸量管或移液 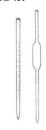	用于准确量取少量(1～10 mL、25 mL)液体	(1) 使用前，应检查管尖是否完整，有破损的不能使用，用水洗净并用待量溶液洗滴 2～3 次(每次 2～3 mL)，以保持待量溶液浓度不变。 (2) 吸量管(或移液管)用完后应立即冲洗，搁置在专用架上备用
温度计 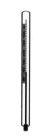	(1) 测反应混合物的温度。 (2) 测蒸气的温度。 (3) 测水浴温度。 (4) 测室温	(1) 测定反应混合物温度时，应将温度计插入混合物中间，才能测出反应混合物的准确温度。 (2) 测蒸气的温度时，温度计水银球插在蒸馏烧瓶支管口处，以测定蒸气馏分的温度。 (3) 测定水浴的温度时，温度计则插入水浴中，但不能接触水浴锅或烧杯底部
酒精灯 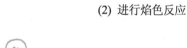 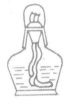	(1) 常用热源之一。 (2) 进行焰色反应	(1) 在给物质加热时，应用外焰加热，因为外焰温度最高。 (2) 使用酒精灯时，先要检查灯芯，如果灯芯顶端不平或已烧焦，需要剪去少许，使其平整，然后检查灯里有无酒精，灯里酒精的体积应大于酒精灯容积的 1/4，少于 2/3。 (3) 在使用酒精灯时，应注意，绝对禁止用酒精灯引燃另一盏酒精灯，而应用燃着的火柴或木条来引燃，一般也不用打火机引燃。 (4) 用完酒精灯后，必须用灯帽盖灭，不可用嘴去吹灭，否则可能将火焰沿灯颈压入灯内，引起着火或爆炸
蒸发皿 	(1) 蒸发液体。 (2) 浓缩溶液。 (3) 干燥固体物质	(1) 加热时，应先用小火预热，再用大火加强热。 (2) 液体量多时可直接加热，量少或黏稠液体要垫石棉网或放在泥三角上加热。 (3) 加热蒸发皿时要不断地用玻璃棒搅拌，防止液体局部受热四处飞溅。 (4) 加热完毕后，需要用坩埚钳移动蒸发皿。不能直接放到实验桌上，应放在石棉网上，以免烫坏实验桌。也不能骤冷，防止破裂

(续表)

名　称	一 般 用 途	使用注意事项
石棉网 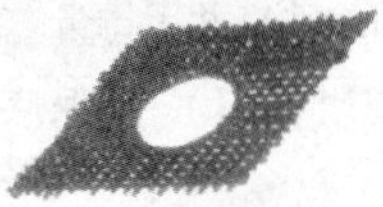	用于加热使物体或容器受热均匀	(1) 不要与水接触，以免石棉脱落或铁网生锈。 (2) 石棉网应轻拿轻放，避免用硬物撞击而使石棉绒脱落。 (3) 严禁折叠
表面皿 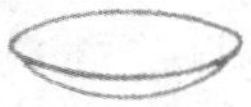	(1) 盖在蒸发皿或烧杯上以免液体溅出或灰尘落入。 (2) 测溶液 pH 值时，用于放 pH 试纸	不能直接加热或当蒸发皿使用
点滴板	用于用量 2～3 滴产生颜色或生成沉淀的反应	(1) 有白色和黑色两种，若有白色沉淀的反应则选用黑色点滴板。 (2) 不能加热
平底与圆底烧瓶 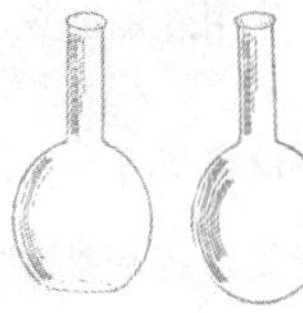	用于回流或蒸馏中盛放液体物质	(1) 注入的液体体积不超过其容积的 2/3，不少于其容积的 1/3。 (2) 应放在石棉网上加热，使其受热均匀；加热时，烧瓶外壁应无水滴。 (3) 蒸馏或分馏要与胶塞、导管、冷凝器等配套使用；平底烧瓶不能长时间用来加热
研钵 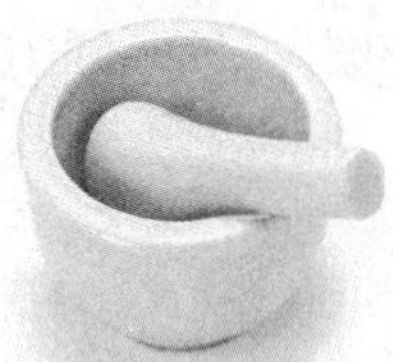	研磨固体物质	(1) 研磨操作时，研钵应放在不易滑动的物体上，研杵应保持垂直。大块的固体只能压碎，不能用研杵捣碎，否则会损坏研钵、研杵或将固体溅出。 (2) 易爆物质只能轻轻压碎，不能研磨。研磨对皮肤有腐蚀性的物质时，应在研钵上盖上厚纸片或塑料片，然后在其中央开孔，插入研杵后再行研磨，研钵中盛放固体的量不得超过其容积的 1/3。 (3) 研钵不能加热。 (4) 洗涤研钵时，应先用水冲洗，耐酸腐蚀的研钵可用稀盐酸洗涤。研钵上附着难洗涤的物质时，可向其中放入少量食盐，研磨后再进行洗涤

(续表)

名　　称	一　般　用　途	使用注意事项
漏斗 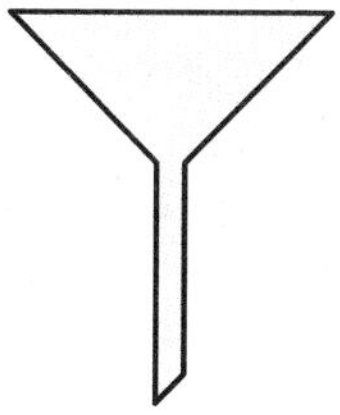	配上滤纸做过滤器,分离固体和液体混合物	(1) 过滤时,漏斗应放在漏斗架上,漏斗柄下端要紧贴承接容器内壁。滤纸应紧贴漏斗内壁,滤纸边缘应低于漏斗边缘约 5 mm,事先用蒸馏水润湿使不残留气泡。 (2) 倾入分离物时,要沿玻璃棒引流入漏斗,玻璃棒与滤纸三层处紧贴。分离物的液面要低于滤纸边缘。 (3) 漏斗内的沉淀物不得超过滤纸高度的 1/2,便于过滤后洗涤沉淀。 (4) 漏斗不能直火加热。若需趁热过滤时,应将漏斗置于金属加热夹套中进行。若无金属夹套时,可事先把漏斗用热水浸泡预热方可使用
试管夹 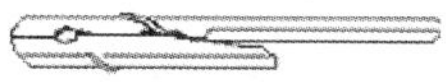	用来夹持试管	(1) 试管夹从试管底部向上套,取的时候也从试管下部取出,夹在试管口中上部。 (2) 不应同时持握试管夹的长、短柄,以防无意间用力捏夹使试管脱落。 (3) 防止烧损和腐蚀
玻璃棒 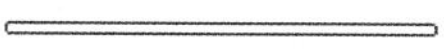	用于搅拌、过滤时引流、蘸取少量固体或液体	(1) 实验中使用的玻璃棒必须洁净,用过的玻璃棒必须用水洗涤后才能与另一种物质接触,以免污染试剂。 (2) 使用玻璃棒搅拌液体时,应右手持棒,转动手腕,使玻璃棒在容器内绕圈转动,速度不可太快,且不要使玻璃棒和容器撞击,以防将容器打破或损坏玻璃棒。 (3) 若用玻璃棒帮助转移液体,应将盛放液体的容器口贴紧玻璃棒,棒的下端靠在接收容器的内壁上,使液体沿玻璃棒缓缓流下

　　除上述普通玻璃仪器外,现在实验室大都使用标准磨口组合仪器。这种仪器具有系列化、通用化、标准化的特点,可免于配塞子和钻孔等操作,还可避免反应物或产物被塞子污染。

5. 化学实验基本操作

1) 玻璃仪器的洗涤和干燥

　　玻璃仪器内任何污物都会影响实验结果,所以每次实验前须检查仪器是否洁净,实验后都要及时清洗、晾干。

(1) 洗涤方法和洗净标准。洗涤方法，一般可依照冷却—倾去废物—用水冲洗—刷洗—用水冲洗的顺序进行。刷洗时，试管刷或烧瓶刷在盛水的试管或烧杯(或瓶)中转动或上下移动，如实验图1所示，洗涤时不可用力过猛，以免戳破管底。若仪器内壁附有不溶于水的碱、碳酸盐等物质，可先用少量稀盐酸溶解，再用水冲洗。若附有油污，可用合适的刷子蘸少量去污粉刷洗，刷净后再用水冲洗；顽固性污垢用重铬酸钾洗液浸泡后(洗液倒回原瓶可重复使用，若变为绿色，则不能再用)再刷洗。对一般实验来说要求玻璃仪器洗涤后，若管壁能均匀地被水所湿润而不粘附水珠，则已基本洗净。

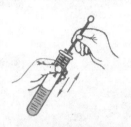

实验图1 试管的洗涤

(2) 干燥方法。洗净的仪器可倒置在仪器架上晾干，急用的仪器，可放在烘干箱内烘干。

2) 固体试剂的取用

(1) 取用小颗粒或少量粉末状固体试剂使用药匙。药匙的两端分别为大、小两匙。往试管里装粉末状固体时，先将试管平放，将盛有试剂的药匙小心地送入试管底部，如实验图2所示，然后翻转药匙并使试管直立，试剂即可全部落入底部。药匙用完后应立即用洁净的纸擦拭干净。

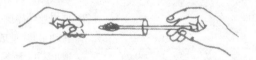

实验图2 固体试剂的取用

(2) 用纸槽取用固体粉末状试剂。为了避免试剂沾在管口或管壁上，或药匙大不能伸入试管中时，可把粉末平铺在用小的纸条折叠成的纸槽中，再把纸条平伸入试管中，如实验图3所示。直立后轻轻抖动，试剂将顺势落到容器底部。

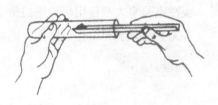

实验图3 粉末试剂的取用

3) 液体试剂的取用

(1) 倾注。取用时将试剂瓶的瓶塞打开，将瓶塞倒放在台面上。握住试剂瓶倾液体时，标签必须朝向手心，使倾倒过程中不致污染或腐蚀标签，如实验图4所示。

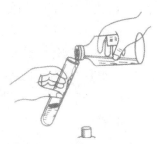

实验图 4　液体试剂的取用

(2) 用胶头滴管取出液体。使用时，先用拇指和食指捏瘪橡皮乳胶头，赶出滴管中的空气，将滴管伸入液面下，再轻轻放开手指，液体被吸入滴管。再将滴管垂直悬空逐滴滴入试管中。不能将滴管插入试管中，滴管尖嘴不得接触容器壁。

(3) 用量筒量取液体。按所需量取液体体积的多少选择量筒。量取液体时，量筒应放平稳，观察和续取液体时，视线应与量筒内液体的凹液面最低处相切，如实验图5所示，到接近刻度时，改用胶头滴管边滴边观看。当液面凹面最低处与所需刻度相切时，即停止滴加。

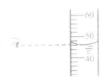

实验图 5　刻度的读取

4) 托盘天平的使用

托盘天平如实验图6所示，它是化学实验中不可缺少的称量仪器。

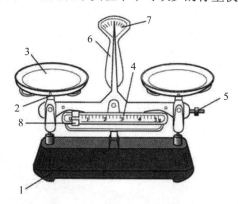

1. 底座　2. 托盘架　3. 托盘　4. 标尺　5. 平衡螺母　6. 指针　7. 分度盘　8. 游码

实验图 6　托盘天平

(1) 托盘天平的准备。称量前把天平放平稳，游码移至游码标尺的零位上。天平空载时，指针应停到标尺中间的位置或左右两边摆动的格数相等，如不平衡则可以调节平衡调节螺丝，直到指针停在零点或左右摆动格数相等时，即可称量。

(2) 称量。将被称物放在左盘，砝码放在右盘(用砝码专用镊子夹取砝码)，5 g 以下使用游码。加砝码时，应按由大到小的顺序加入，然后再拨动游码直到天平平衡点与零点重合。这时游码和砝码所示质量之和，即为被称物体的质量。称量药品时，药品不能直接放在托盘上，应放在称量纸或表面皿上。称量完毕后，记录砝码的质量，把砝码定位放回砝码盒中，将游码退到刻度零处，取下盘上的药品，注意保持托盘天平的清洁。实验结束时，将托盘取下，或将两盘叠放在一端，再收藏。

6. 实验内容

按上述化学实验基本操作的操作要求进行下列实验练习。

(1) 练习洗净试管、烧杯等玻璃仪器。

(2) 练习用药匙取小块锌粒和用纸槽把少量食盐放入试管中。

(3) 练习用胶头滴管滴加 10 滴、20 滴、50 滴水于试管中。

(4) 练习用量筒量取 5 mL、10 mL、20 mL 水。

(5) 练习用托盘天平分别称取 2 g、6 g 和 8.5 g 的食盐。

实验报告　　化学实验基本操作练习

班级_____　姓名_____　学号_____　实验时间_____　成绩_____

实验项目	操作要领	注意事项
(1) 洗涤试管、烧杯等玻璃仪器		
(2) 固体样品的取样练习		
(3) 胶头滴管的使用		

(续表)

实验项目	操作要领	注意事项
(4) 量筒的使用		
(5) 托盘天平的使用		

讨论:

化学实验基本操作练习——评分表

班级_____ 姓名_____ 学号_____ 实验时间_____ 成绩_____

项目	总分数	要求	满分	扣分	备注
准备	10	(1) 仪表端庄,工作服整洁规范;	5		(1) 读数错误扣 5 分;
		(2) 物品齐全,放置合理;	3		(2) 超过所需体积扣 5 分;
		(3) 环境清洁、整齐	2		(3) 称量错误扣 10 分;
操作过程	65	(1) 洗涤操作正确;	10		(4) 操作全过程超过时
		(2) 取用固体的方法正确;	10		间,每 10 min 扣 1 分
		(3) 胶头滴管的使用正确;	5		
		(4) 量筒的使用正确;	10		
		(5) 加水至所需体积,读数正确;	10		
		(6) 托盘天平的准备;	5		
		(7) 托盘天平的使用正确;	10		
		(8) 托盘天平的整理	5		
整理	10	(1) 洗净仪器;	5		
		(2) 整理台面,仪器归位	5		
质量	15	(1) 态度认真;	5		
		(2) 操作熟练程度;	5		
		(3) 操作全过程 120 min	5		
合计					

教师签名:

实验 2　元素的性质

1. 实验目的

(1) 通过进行钠、镁、铝与水反应的实验，比较其金属活泼性；进行氯、硫非金属活泼性比较的实验，探求同周期元素性质的递变规律。

(2) 通过进行钾、钠与水反应的实验，比较其金属活动性；进行氯、溴、碘非金属活动性比较的实验，探求同主族元素性质的递变规律。

2. 实验仪器

试管、试管夹、烧杯、量筒、镊子、角匙、酒精灯、砂纸、火柴、滤纸等。

3. 实验试剂

钠、钾、镁条、镁粉、1 mol/L 盐酸溶液、0.5 mol/L NaOH 溶液、0.5 mol/L $MgCl_2$ 溶液、0.5 mol/L $AlCl_3$ 溶液、氯水、溴水、0.1 mol/L Na_2S 溶液、酚酞试剂、0.5 mol/L 氯化钠溶液、0.5 mol/L 溴化钠溶液、0.5 mol/L 碘化钾溶液。

4. 实验内容

1) 同周期元素性质的递变

(1) 取小烧杯 1 个，加入 50 mL 水，用镊子取绿豆大小金属钠 1 块(先用滤纸吸干表面煤油)于小烧杯中，观察、记录并解释发生的现象，反应完后加入 1 滴酚酞试剂，记录并解释发生的现象。

(2) 另取试管 1 支，加 2 mL 水，再加少许镁粉，将试管加热，观察、记录并解释发生的现象，反应完后加入 1 滴酚酞试剂，记录并解释发生的现象。

(3) 取镁条和铝片各一小段，用砂纸仔细擦去金属表面的氧化膜，分别装入两支试管中，各加入 1 mol/L 盐酸溶液 2 mL，观察、记录并解释发生的现象。

(4) 取试管 2 支，分别加入 0.5 mol/L $MgCl_2$ 溶液 1 mL 和 0.5 mol/L $AlCl_3$ 溶液 1 mL，各滴入 0.5 mol /L NaOH 溶液 5 滴，观察、记录并解释发生的现象；各继续加过量的 NaOH 溶液，记录并解释发生的现象。

(5) 取试管 1 支，加入 0.1 mol/L Na_2S 溶液 10 滴，再加入数滴氯水，观察、记录并解释发生的现象。

2) 同主族元素性质的递变

(1) 取小烧杯 2 个，分别加入 50 mL 水，用镊子分别取绿豆大小的金属钠和金属钾 1 块(先用滤纸吸干表面的煤油)，分别放入小烧杯中，观察、记录并解释发生的现象，反应完后各加入酚酞试剂 1 滴，记录并解释发生的现象。

(2) 取 3 支试管，分别加入 1 mol/L 氯化钠溶液 1 mL、1 mol/L 溴化钠溶液 1 mL 和 1 mol/L 碘化钾溶液 1 mL，各加入氯水 0.5 mL，观察、记录并解释发生的现象。

(3) 取 3 支试管，用溴水代替氯水做上述相同的实验，观察、记录并解释发生的现象。

5. 实验思考题

(1) 为什么在 $AlCl_3$ 溶液中，先加入 NaOH 溶液有沉淀产生，继续加入 NaOH 溶液沉淀即消失？

(2) 钠和钾在反应前为什么要用滤纸吸干钠和钾表面的煤油？

实验报告　元素的性质

班级_____姓名_____学号_____实验时间_____成绩_____

实验项目	现象	解释或结论
(1) 金属钠与水的反应		
(2) 镁粉与水的反应		
(3) 镁条、铝片与盐酸的反应　1#		
2#		
(4) 氯化镁、氯化铝与少量氢 　　化钠的反应；继续与过量氢 　　氧化钠的反应　　　　　　1# 　　　　　　　　　　　　　　2#		
(5) 硫化钠与氯水的反应		
(6) 金属钠、金属钾与水的反应　1# 　　　　　　　　　　　　　　　2#		
(7) 氯水与氯化钠、溴化钠和碘 　　化钾溶液的反应　　　　　1# 　　　　　　　　　　　　　　2# 　　　　　　　　　　　　　　3#		

(续表)

实验项目	现象	解释或结论
(8) 溴水与氯化钠、溴化钠和碘 化钾溶液的反应	1[#]	
	2[#]	
	3[#]	

讨论:

元素的性质——评分表

班级_____姓名_____学号_____实验时间_____成绩_____

项目	总分数	要求	满分	扣分	备注
准备	10	(1) 仪表端庄,工作服整洁规范;	5		(1) 加热错误
		(2) 物品齐全,放置合理;	3		扣10分;
		(3) 环境清洁、整齐	2		(2) 操作全过
操作过程	65	(1) 取、加金属钠、金属钾正确;	5		程超过时
		(2) 取、加镁粉正确;	5		间,每5min
		(3) 用砂纸擦去金属表面的氧化膜正确;	5		扣1分
		(4) 酒精灯的使用正确;	5		
		(5) 加热操作正确;	5		
		(6) 熄灭酒精灯的方法正确;	5		
		(7) 胶头滴管的使用正确;	5		
		(8) 现象、解释或结论正确	30		
整理	10	(1) 洗净仪器;	5		
		(2) 整理台面,仪器归位	5		
质量	15	(1) 态度认真;	5		
		(2) 操作熟练程度;	5		
		(3) 操作全过程 50 min	5		
合计					

教师签名:

实验3　溶液的配制和稀释

1. 实验目的

(1) 说出配制溶液的主要步骤和各步使用的仪器。

(2) 正确进行溶液的配制和稀释的操作。

(3) 熟练掌握托盘天平和量筒的正确使用方法。

2. 实验仪器

托盘天平、50 mL 量筒、小烧杯、玻璃棒、称量纸等。

3. 实验试剂

固体 NaCl、$\varphi_B = 0.95$ 的酒精。

4. 实验内容

1) 溶液的配制

配制 50 g/L NaCl 溶液 50 mL：

(1) 计算。算出配制质量浓度为 50 g/L NaCl 溶液 50 mL 所需 NaCl 的质量。

(2) 称量。用托盘天平称取所需 NaCl 的质量放入小烧杯中。

(3) 溶解。用量筒量取约 20 mL 蒸馏水倒入烧杯中，用玻璃棒搅拌使之溶解。

(4) 定量转移。用玻璃棒作引流，将 NaCl 溶液引流至 50 mL 量筒中，再用少量蒸馏水洗涤烧杯 2~3 次，洗涤液一起转入量筒中。

(5) 稀释、定容。缓缓加入蒸馏水接近 50 mL 刻度时，改用胶头滴管逐滴加入蒸馏水，至液面凹面处与 50 mL 刻度线相切。用玻璃棒搅拌均匀。

(6) 装瓶。将配制好的 NaCl 溶液装入干燥试剂瓶中。

(7) 贴标签。标有溶液名称、浓度、配制日期。

2) 溶液的稀释

用 $\varphi_B = 0.95$ 的药用酒精配制 $\varphi_B = 0.75$ 的消毒酒精 50 mL：

(1) 计算。算出配制 50 mL　$\varphi_B = 0.75$ 的酒精需要 $\varphi_B = 0.95$ 的酒精的体积。

(2) 量取。用 50 mL 量筒量取所需 $\varphi_B = 0.95$ 的酒精体积。

(3) 稀释、定容。加蒸馏水稀释，当液面接近 50 mL 刻度时，改用胶头滴管加至液面凹面与 50 mL 刻度相切。用玻璃棒搅拌均匀，倒入指定的回收瓶中。

5. 实验思考题

(1) 读取溶液的体积时应注意什么问题？

(2) 在用量筒配制溶液时，如果加蒸馏水超过了刻度，倒出一些溶液，再重新加蒸馏水到该刻度，这种做法对吗？为什么？

实验报告　溶液的配制和稀释

班级＿＿＿＿＿＿　姓名＿＿＿＿＿＿　学号＿＿＿＿＿＿　实验时间＿＿＿＿＿＿　成绩＿＿＿＿＿

实验项目	计算公式和计算结果	操作要领

(1) 配制 50 g/L NaCl 溶液 50 mL

(2) 用 $\varphi_B = 0.95$ 的药用酒精配制
　　$\varphi_B = 0.75$ 的消毒酒精 50 mL

讨论：

溶液的配制和稀释——评分表

班级＿＿＿＿＿＿　姓名＿＿＿＿＿＿　学号＿＿＿＿＿＿　实验时间＿＿＿＿＿＿　成绩＿＿＿＿＿

项目	总分数	要求	满分	扣分	备注
准备	10	(1) 仪表端庄，工作服整洁规范；	5		(1) 托盘天平使用错误
		(2) 物品齐全，放置合理；	3		扣 10 分。
		(3) 环境清洁、整齐	2		(2) 计算错误扣 5 分。
					(3) 读数错误扣 5 分。
					(4) 定量转移、稀释不正
					确扣 10 分。
操作过程	65	(1) 计算正确；	10		(5) 超过所需体积扣
		(2) 托盘天平的准备；	5		5 分。
		(3) 托盘天平的使用正确；	5		(6) 操作全过程超过时
		(4) 托盘天平的整理；	5		间：每 5min 扣 1 分
		(5) 固体的溶解、搅拌操作正确；	5		
		(6) 取用液体的方法正确；	5		
		(7) 读数正确；	5		
		(8) 稀释正确；	5		
		(9) 定量转移正确；	10		
		(10). 加水至所需体积，读数正确；	5		
		(11) 回收	5		
整理	10	(1) 洗净仪器；	5		
		(2) 整理台面，仪器归位	5		

项目	总分数	要求	满分	扣分	备注
质量	15	(1) 态度认真；	5		
		(2) 操作熟练程度；	5		
		(3) 操作全过程 40 min	5		
合计					

教师签名：

实验 4　化学反应速率和化学平衡

1. 实验目的

(1) 验证浓度、温度、催化剂对化学反应速率的影响。

(2) 验证浓度、温度对化学平衡移动的影响。

2. 实验仪器

试管、烧杯、角匙、水浴箱、NO_2 和 N_2O_4 平衡球等。

3. 实验试剂

0.1 mol/L $Na_2S_2O_3$ 溶液、0.1 mol/L H_2SO_4 溶液、0.1 mol/L $FeCl_3$ 溶液、0.1 mol/L KSCN 溶液、5%H_2O_2 溶液、MnO_2 固体、KCl 固体。

4. 实验内容

1) 影响化学反应速率的因素

(1) 浓度对化学反应速率的影响。取试管 2 支，分别加入 0.1 mol/L $Na_2S_2O_3$ 溶液 2 mL、0.1 mol/L $Na_2S_2O_3$ 溶液 1 mL 和蒸馏水 1 mL，摇匀。再另取 2 支试管各加入 0.1 mol/L H_2SO_4 溶液 1 mL，分别同时倒入上述试管中，摇匀，观察浑浊出现的先后顺序，记录并解释发生的现象。

(2) 温度对化学反应速率的影响。取试管 2 支，各加入 0.1 mol/L $Na_2S_2O_3$ 溶液 1 mL，然后分别同时加入 0.1 mol/L H_2SO_4 溶液 1 mL，摇匀，其中一支试管放入盛有冰水的烧杯中，另一支试管放入盛有热水的水浴箱中，观察浑浊出现的先后顺序，记录并解释发生的现象。

(3) 催化剂对反应速率的影响。取试管 2 支，各加入 5%H_2O_2 溶液 2 mL，向其中一支试管中加入少许 MnO_2 粉末，另一支试管不加 MnO_2，观察、记录并解释发生的现象。

2) 影响化学平衡的因素

(1) 浓度对化学平衡的影响。在一小烧杯中，加入 20 mL 水，再加入 0.1 mol/L $FeCl_3$

溶液 5 和 0.1 mol/L KSCN 溶液 5，摇匀。记录并解释`发生的现象。

取 4 支试管，各加入 5 mL 上述溶液，向其中 3 支试管分别加入 0.1 mol/L $FeCl_3$ 溶液 2 滴，0.1 mol/L KSCN 溶液 2 滴，少许 KCl 固体，一只试管留作对照，观察、记录并解释发生的现象。

(2) 温度对化学平衡的影响。将 NO_2 和 N_2O_4 平衡球一端放入盛有热水的水浴箱中，另一端放入盛有冷水的烧杯中，观察、记录并解释发生的现象。

5. 实验思考题

影响化学反应速率的主要因素有哪些？你能举出生活中影响化学反应速率的事例吗？

实验报告　化学反应速率和化学平衡

班级_____姓名_____学号_____实验时间_____成绩_____

实验项目	现象	解释或结论
(1) 浓度对化学反应速率的影响	1#	
	2#	
(2) 温度对化学反应速率的影响	1#	
	2#	
(3) 催化剂对反应速率的影响	1#	
	2#	
(4) 氯化铁溶液与硫氰酸钾溶液的反应		
(5) 浓度对化学平衡的影响	1#	
	2#	
	3#	
(6) 温度对化学平衡的影响		

讨论：

化学反应速率和化学平衡——评分表

项目	总分数	要求	满分	扣分	备注
准备	10	(1) 仪表端庄，工作服整洁规范；	5		1. 结论错误扣15分；
		(2) 物品齐全，放置合理；	3		2. 操作全过程超过
		(3) 环境清洁、整齐	2		时间，每5 min扣
操作过程	65	(1) 量取各种液体体积正确；	5		1分
		(2) 混合溶液正确；	5		
		(3) 水浴加热的方法正确；	5		
		(4) 取用少量粉末状固体试剂正确；	5		
		(5) 分装溶液正确；	5		
		(6) 记录反应时间正确；	5		
		(7) 胶头滴管的使用正确；	5		
		(8) NO_2和N_2O_4平衡球的使用正确；	5		
		(9) 现象、解释或结论正确	25		
整理	10	(1) 洗净仪器；	5		
		(2) 整理台面，仪器归位	5		
质量	15	(1) 态度认真；	5		
		(2) 操作熟练程度；	5		
		(3) 操作全过程40 min	5		
合计					

教师签名：

实验5　电解质溶液

1. 实验目的

(1) 掌握强弱电解质电离的差别。
(2) 熟练进行同离子效应、盐类水解的实验操作。
(3) 掌握缓冲溶液的配制方法，加深认识缓冲溶液的性质。
(4) 练习pH试纸和移液管的使用方法。

2. 实验仪器

试管、白色点滴板、移液管等。

3. 实验试剂

广泛 pH 试纸、精密 pH 试纸、1 mol/L HCl 溶液、1 mol/L HAc 溶液、1 mol/L $NH_3 \cdot H_2O$ 溶液、1 mol/L Na_2CO_3 溶液、1 mol/L NaCl 溶液、1 mol/L $Al_2(SO_4)_3$ 溶液、0.1 mol/L HAc 溶液、0.1 mol/L NaAc 溶液、0.1 mol/L HCl 溶液、0.1 mol/L NaOH 溶液、酚酞试剂、锌粒、固体 NH_4Cl。

4. 实验内容

1) 强弱电解质溶液的比较

(1) 在白色点滴板凹穴内分别滴入 1 mol/L HCl 溶液 2 滴和 1 mol/L HAc 溶液 2 滴，用广泛 pH 试纸测定两溶液的 pH 值，记录并解释原因。

(2) 在两支试管中分别加入 1 mol/L HCl 溶液 2 mL 和 1 mol/L HAc 溶液 2 mL，再各加入同样大小的锌粒 1 小块。观察、记录并解释发生现象的原因。

2) 同离子效应

在两支试管中，各加入 1 mol/L $NH_3 \cdot H_2O$ 溶液 2 mL 和酚酞试液 1 滴，摇匀后，记录并解释发生的现象；在其中一支试管中加入一小勺 NH_4Cl 固体，振荡使之溶解，并与另一支试管中的溶液进行比较，记录并解释发生现象的原因。

3) 盐类的水解

在白色点滴板凹穴内分别滴入 1 mol/L Na_2CO_3 溶液 2 滴、1 mol/L NaCl 溶液 2 滴、1 mol/L $Al_2(SO_4)_3$ 溶液 2 滴，用广泛 pH 试纸测定它们的 pH 值，记录并解释发生的现象。

4) 缓冲溶液的配制和性质

(1) 缓冲溶液的配制

取试管 3 支，编号为 1、2、3 号。用移液管各移取 0.1 mol/L HAc 溶液 2 mL 和 0.1 mol/L NaAc 溶液 2 mL，摇匀，即得 NaAc/HAc 缓冲溶液。用精密 pH 试纸测定缓冲溶液的 pH 值，记录。

(2) 缓冲溶液的性质

① 取试管 2 支，编号为 4、5 号，用移液管各移取蒸馏水 4 mL。用精密 pH 试纸测定蒸馏水的 pH 值，记录。

② 在 1 号、4 号试管中，分别加入 0.1 mol/L HCl 溶液 1 滴；在 2 号、5 号试管中分别加入 0.1 mol/L NaOH 溶液 1 滴，振荡后分别用精密 pH 试纸测定 4 支试管内溶液的 pH 值，记录并解释发生的现象。

③ 在 3 号试管中加入 2 mL 蒸馏水，用精密 pH 试纸测其 pH 值。记录并解释发生的现象。

5. 实验思考题

(1) 盐的水溶液酸碱性和盐的组成有什么关系？

(2) 为什么在缓冲溶液中加入少量强酸、强碱或稀释时，溶液的 pH 值无明显改变？

实验报告　电解质溶液

班级_____姓名_____学号_____实验时间_____成绩_____

实验项目	现象	解释或结论
(1) 强弱电解质溶液的 pH 值	1# pH=	
	2# pH=	
(2) 强弱电解质溶液与锌粒的反应	1#	
	2#	
(3) 同离子效应	1#	
	2#	
(4) 盐类的水解	1# pH=	
	2# pH=	
	3# pH=	
(5) 缓冲溶液的 pH 值	1# pH=	
	2# pH=	
	3# pH=	
(6) 蒸馏水的 pH 值	4# pH=	
	5# pH=	
(7) 在缓冲溶液和蒸馏水分别加入 0.1 mol/L HCl 溶液 1 滴后的 pH 值	1# pH=	
	4# pH=	
(8) 在缓冲溶液和蒸馏水分别加入 0.1 mol/L NaOH 溶液 1 滴后的 pH 值	2# pH=	
	5# pH=	
(9) 在缓冲溶液加蒸馏水后的 pH 值	3# pH=	

讨论：

电解质溶液——评分表

班级＿＿＿＿＿姓名＿＿＿＿＿学号＿＿＿＿＿实验时间＿＿＿＿＿成绩＿＿＿＿＿

项目	总分数	要求	满分	扣分	备注
准备	10	(1) 仪表端庄，工作服整洁规范；	5		操作全过程
		(2) 物品齐全，放置合理；	3		超过时间，
		(3) 环境清洁、整齐	2		每 5 min 扣
操作过程	65	(1) 点滴板的使用正确；	5		1 分
		(2) 取、加固体正确；	5		
		(3) 广泛、精密 pH 试纸使用正确；	5		
		(4) pH 值的测量、记录正确	10		
		(5) 胶头滴管的使用正确；	5		
		(6) 移液管的洗涤正确；	5		
		(7) 移液管的使用正确；	5		
		(8) 振荡操作正确；	5		
		(9) 现象、解释或结论正确	20		
整理	10	(1) 洗净仪器；	5		
		(2) 整理台面，仪器归位	5		
质量	15	(1) 态度认真；	5		
		(2) 操作熟练程度；	5		
		(3) 操作全过程 60 min	5		
合计					

教师签名：

实验 6　烃的性质

1. 实验目的

(1) 验证烃的化学性质。

(2) 学会烷烃、烯烃、芳香烃的鉴别方法。

2. 实验仪器

试管、水浴箱等。

3. 实验试剂

0.01 mol/L $KMnO_4$ 溶液、3 mol/L H_2SO_4 溶液、液体石蜡、饱和溴水、松节油、苯、甲

苯。(注：石蜡为高级烷烃的混合物，松节油为含有双键的环烯烃)

4. 实验内容和步骤

1) 烷烃的性质

(1) 取试管 1 支，加入 0.01 mol/L KMnO$_4$ 溶液 5 滴和 3 mol/L H$_2$SO$_4$ 溶液 3 滴，摇匀后加入液体石蜡 1 mL，振荡，记录并解释发生的现象。

(2) 取试管 1 支，加入饱和溴水 0.5 mL，再加入液体石蜡 1 mL，振荡，记录并解释发生的现象。

2) 烯烃的性质

(1) 取试管 1 支，加入 0.01 mol/L KMnO$_4$ 溶液 5 滴和 3 mol/L H$_2$SO$_4$ 溶液 3 滴，摇匀后加入松节油 1 mL，振荡，记录并解释发生的现象。

(2) 取试管 1 支，加入饱和溴水 0.5 mL 再加入松节油 1 mL，振荡，记录并解释发生的现象。

3) 芳香烃的性质

氧化反应　取试管 2 支，各加入 0.01 mol/L KMnO$_4$ 溶液 5 滴和 3 mol/L H$_2$SO$_4$ 溶液 3 滴，分别加入 1 mL 苯、1 mL 甲苯，剧烈振荡数分钟后，观察两支试管颜色变化，记录并解释发生的现象。

5. 实验思考题

如何用简便方法鉴别饱和烃、烯烃、炔烃、苯、苯的同系物？

实验报告　烃的性质

班级＿＿＿＿＿＿　姓名＿＿＿＿＿＿　学号＿＿＿＿＿＿　实验时间＿＿＿＿＿＿　成绩＿＿＿＿＿

实验项目	现象	解释或结论
(1) 烷烃与 KMnO$_4$ 溶液的反应		
(2) 烷烃与溴水的反应		
(3) 烯烃与 KMnO$_4$ 溶液的反应		
(4) 烯烃与溴水的反应		

(续表)

实验项目	现象	解释或结论
(5) 苯和甲苯与 $KMnO_4$ 溶液的反应	$1^{\#}$	
	$2^{\#}$	

讨论：

烃的性质——评分表

班级_____ 姓名_____ 学号_____ 实验时间_____ 成绩_____

项目	总分数	要求	满分	扣分	备注
准备	10	(1) 仪表端庄，工作服整洁规范；	5		全过程超过时
		(2) 物品齐全，放置合理；	3		间，每 5 min 扣
		(3) 环境清洁、整齐	2		5 分
操作过程	65	(1) 胶头滴管的使用正确；	10		
		(2) 振荡操作正确；	20		
		(3) 现象、解释或结论正确	35		
整理	10	(1) 净仪器；	5		
		(2) 理台面，仪器归位	5		
质量	15	(1) 态度认真；	5		
		(2) 操作熟练程度；	5		
		(3) 作全过程 15 min	5		
合计					

教师签名：

实验 7　烃的含氧衍生物的性质

1. 实验目的

(1) 验证醇、酚、醛、酮和羧酸的主要化学性质。

(2) 掌握乙醇、甘油、苯酚、脂肪醛、芳香醛、丙酮、甲酸、乙酸等的鉴别方法。

2. 实验仪器

试管、镊子、滤纸、小烧杯、水浴箱等。

3. 实验试剂

无水乙醇、酚酞试剂、1 g/L 高锰酸钾溶液、3 mol/L 硫酸溶液、0.5 mol/L 硫酸铜溶液、0.5 mol/L 三氯化铁溶液、金属钠、甘油、苯酚溶液、饱和溴水、乙醛、苯甲醛、丙酮、0.1 mol/L 硝酸银溶液、2 mol/L 氨水、酒石酸钾钠的氢氧化钠溶液(斐林试剂乙)、1 mol/L 氢氧化钠溶液、0.05 mol /L 亚硝酰铁氰化钠溶液、品红亚硫酸试剂(希夫试剂)、1 mol/L 醋酸溶液、1 mol/L 碳酸钠溶液、1 mol/L 甲酸溶液、1 mol/L 草酸溶液。

4. 实验内容

1) 醇和酚的化学性质

(1) 乙醇与金属钠的反应。取 1 支干燥试管，加入无水乙醇 1 mL，用镊子加入绿豆大小金属钠 1 粒(用滤纸吸干表面煤油或液体石蜡)，观察、记录并解释发生的现象；待反应完成后向试管中加入酚酞试剂 1 滴，记录并解释发生的现象。

(2) 乙醇的氧化。在 1 支试管中加入无水乙醇 10 滴、1 g/L $KMnO_4$ 溶液 5 滴和 3 mol/L H_2SO_4 溶液 3 滴，振荡，记录并解释发生的现象。

(3) 甘油的特性反应。取 1 支试管加入 0.5 mol/L $CuSO_4$ 溶液 1 mL 和 0.5 mol/L NaOH 溶液 1 mL，得到蓝色 $Cu(OH)_2$ 沉淀，静置 1～2 min，用胶头滴管吸取上层清液弃去，将沉淀分别装入两支试管中，向其中一支试管滴加甘油，边滴边振荡，向另一支试管滴加无水乙醇，边滴边振荡，记录并解释发生的现象。

(4) 苯酚的显色反应。在白色点滴板的凹穴中滴入苯酚溶液 1 滴，再滴入 0.5 mol/L $FeCl_3$ 溶液 1 滴，记录并解释发生的现象。

(5) 苯酚与溴水的反应。取 1 支试管，加入饱和溴水 10 滴，再滴入几滴苯酚溶液，记录并解释发生的现象。

2) 醛和酮的化学性质

(1) 醛与托伦试剂反应。在 1 支洁净试管中加入 0.1 mol/L 硝酸银溶液 2 mL、加 1 mol/L 氢氧化钠溶液 1 滴，边振荡边滴加 2 mol/L 氨水至产生的沉淀恰好溶解为止(注意氨水不要过量)，所得无色溶液即为托伦试剂。将托伦试剂分装于 2 支试管，其中 1 支加入乙醛 10 滴，另 1 支加入丙酮 10 滴，充分混合后置于 50～60℃水浴中加热几分钟。记录并解释发生的现象。

(2) 醛与斐林试剂反应。在 1 支试管中加入斐林试剂甲 2 mL 和斐林试剂乙 2 mL，充分混合后分装于 3 支试管，分加入乙醛 10 滴、苯甲醛 10 滴、丙酮 10 滴，置于 60～80℃水浴中加热几分钟。记录并解释发生的现象。

(3) 醛与希夫试剂的显色反应。取 2 支试管各加入希夫试剂 1 mL，其中一支试管滴加乙醛 5 滴，另一支试管滴加丙酮 5 滴，记录并解释发生的现象。

(4) 丙酮的检验。取 1 支试管，加入丙酮 5 滴和 0.05 mol /L 亚硝酰铁氰化钠溶液 10 滴，再加 1 mol/L 氢氧化钠溶液 5 滴，记录并解释发生的现象。

3) 羧酸的化学性质

(1) 羧酸的酸性。在一支试管中加入 1 mol/L 醋酸溶液 1 mL，再加入 1 mol/L 碳酸钠溶液数滴，观察、记录并解释发生的现象。

(2) 氧化反应。在 3 支试管中各加入 1 g/L 高锰酸钾溶液 5 滴和 3 mol/L H_2SO_4 溶液 3 滴，分别加入 1 mol/L 甲酸溶液 1 mL、1 mol/L 醋酸溶液 1 mL、1 mol/L 草酸溶液 1 mL，振荡，记录并解释发生的现象。

(3) 甲酸的特性。按醛与托伦试剂反应的同样方法制备托伦试剂，将托伦试剂分装于 2 支试管，分别加入甲酸 10 滴、乙酸 10 滴，充分混合后置于 50～60℃ 水浴中加热几分钟。记录并解释发生的现象。

5. 实验思考题

(1) 为什么醇与金属钠反应可以在试管中进行，而水与金属钠反应必须在烧杯中进行？

(2) 怎样用实验方法区别乙醇和丙三醇？

(3) 怎样用实验方法区别甲醛、苯甲醛和丙酮？

(4) 怎样用实验方法区别甲酸和乙酸？

实验报告　烃的含氧衍生物的性质

班级＿＿＿＿＿　姓名＿＿＿＿＿　学号＿＿＿＿＿＿　实验时间＿＿＿＿＿＿　成绩＿＿＿＿＿

实验项目	现象	解释或结论
(1) 乙醇与金属的反应		
(2) 乙醇与酸性高锰酸钾溶液的反应		
(3) 氢氧化铜的制备		
(4) 甘油和无水乙醇与氢氧化铜的反应　1#		
2#		
(5) 苯酚与三氯化铁溶液的显色反应		
(6) 苯酚与溴水的反应		
(7) 托伦试剂的制备		

实验项目		现象	解释或结论
(8) 乙醛和丙酮与托伦试剂的反应	1#		
	2#		
(9) 乙醛、苯甲醛和丙酮与斐林试剂的反应	1#		
	2#		
	3#		
(10) 乙醛和丙酮与希夫试剂的显色反应	1#		
	2#		
(11) 丙酮与亚硝酰铁氰化钠溶液的反应			
(12) 醋酸溶液与碳酸钠溶液的反应			
(13) 甲酸、草酸和醋酸与酸性高锰酸钾溶液的反应	1#		
	2#		
	3#		
(14) 甲酸和醋酸与托伦试剂的反应	1#		
	2#		

讨论：

烃的含氧衍生物的性质——评分表

班级＿＿＿＿＿　姓名＿＿＿＿＿　学号＿＿＿＿＿　实验时间＿＿＿＿＿　成绩＿＿＿＿＿

项目	总分数	要求	满分	扣分	备注
准备	10	(1) 仪表端庄，工作服整洁规范；	5		(1) 氢氧化铜的制备、
		(2) 物品齐全，放置合理；	3		除去上层清液、分
		(3) 环境清洁、整齐	2		装、托伦试剂的制
操作过程	65	(1) 试管干燥、洁净；	5		备等操作错误扣
		(2) 金属钠的使用正确；	5		15分；
		(3) 振荡操作正确；	5		(2) 操作全过程超过时
		(4) 氢氧化铜的制备、除去上层清液、分装等操作正确；	10		间，每5 min扣1分
		(5) 托伦试剂的制备操作正确；	10		
		(6) 水浴箱加热操作正确；	5		
		(7) 银镜试管的处理正确；	5		
		(8) 胶头滴管的使用正确；	5		
		(9) 现象、解释或结论正确	15		
整理	10	(1) 洗净仪器；	5		
		(2) 整理台面，仪器归位	5		
质量	15	(1) 态度认真；	5		
		(2) 操作熟练程度；	5		
		(3) 操作全过程 120 min	5		
合计					

教师签名：

实验 8　糖类的性质

1. 实验目的

(1) 验证葡萄糖和果糖的还原性。
(2) 验证乳糖、麦芽糖、蔗糖、淀粉的性质。

2. 实验仪器

试管、量筒、水浴箱、烧杯等。

3. 实验试剂

0.1 mol/L 硝酸银溶液、2 mol/L 氨水、1 mol/L 氢氧化钠溶液、20 g/L 淀粉溶液、碘水、

0.3 mol/L 葡萄糖溶液、0.3 mol/L 果糖溶液、0.3 mol/L 乳糖溶液、0.3 mol/L 麦芽糖溶液、0.3 mol/L 蔗糖溶液、0.1 mol/L 碳酸钠溶液、班氏试剂、0.3 mol/L 麦芽糖溶液

4. 实验内容

1) 单糖的还原性

(1) 与托伦试剂反应。在 1 支洁净试管中加入 0.1 mol/L 硝酸银溶液 2 mL，加入 1 mol/L 氢氧化钠溶液 1 滴，边振荡边滴加 2 mol/L 的氨水至沉淀恰好溶解为止，所得无色溶液即为托伦试剂，将其分成 2 支试管，分别加入 0.3 mol/L 葡萄糖溶液 1 mL、0.3 mol/L 果糖溶液 1 mL，充分混合后，置于 50～60℃水浴中加热数分钟。记录并解释发生的现象。

(2) 与班氏试剂反应。在 2 支试管中各加入班氏试剂 1 mL，分别加入 0.3 mol/L 葡萄糖溶液 1 mL、0.3 mol/L 果糖溶液 1 mL，充分混合后置于 70～80℃水浴中加热数分钟。记录并解释发生的现象。

2) 二糖的性质

(1) 与托伦试剂反应。按前面同样操作要求制备托伦试剂，将其分成 3 支试管，分别加入 0.3 mol/L 乳糖溶液 1 mL、0.3 mol/L 麦芽糖溶液 1 mL、0.3 mol/L 蔗糖溶液 1 mL，充分混合后，置于 50～60℃水浴中加热数分钟。记录并解释发生的现象。

(2) 与班氏试剂反应。在 3 支试管中各加入班氏试剂 1 mL，分别加入 0.3 mol/L 乳糖溶液 1 mL、0.3 mol/L 麦芽糖溶液 1 mL、0.3 mol/L 蔗糖溶液 1 mL，充分混合后置于 70～80℃水浴中加热数分钟。记录并解释发生的现象。

3) 淀粉的性质

(1) 淀粉和碘的显色反应。在 1 支试管中加入 20 g/L 淀粉溶液 10 滴和碘水 3 滴，记录并解释发生的现象。

(2) 淀粉的水解。在一支试管中，加入 20 g/L 淀粉溶液 3 mL 和浓硫酸 5 滴，置于沸水浴中加热，每隔 5 min 用胶头滴管吸取少许水解液滴入白色点滴板凹穴内，再滴入 1 滴碘水，如果呈蓝色，则继续加热直至水解液遇碘不显色为止。取出试管，吸取水解液 1 mL 于另一支试管中，向该试管中滴入 0.1 mol/L 碳酸钠溶液中和至无气泡产生，再加班氏试剂 1 mL，充分混合后置于 70～80℃水浴中加热数分钟，记录并解释发生的现象。

5. 实验思考题

(1) 如何鉴别葡萄糖、二糖和淀粉？

实验报告　糖类的性质

班级＿＿＿＿＿　姓名＿＿＿＿＿　学号＿＿＿＿＿　实验时间＿＿＿＿＿　成绩＿＿＿＿＿

实验项目	现象	解释或结论
(1) 托伦试剂的制备		

(续表)

实验项目		现象	解释或结论
(2) 葡萄糖、果糖与托伦试剂的反应	1#		
	2#		
(3) 葡萄糖、果糖与班氏试剂的反应	1#		
	2#		
(4) 乳糖、麦芽糖、蔗糖与托伦试剂的反应	1#		
	2#		
	3#		
(5) 乳糖、麦芽糖、蔗糖与班氏试剂的反应	1#		
	2#		
	3#		
(6) 淀粉和碘的显色反应			
(7) 淀粉的水解			
(8) 验证淀粉的水解产物			

讨论:

糖类的性质——评分表

班级＿＿＿＿＿＿　姓名＿＿＿＿＿＿　学号＿＿＿＿＿＿·　实验时间＿＿＿＿＿＿　成绩＿＿＿＿＿＿

项目	总分数	要求	满分	扣分	备注
准备	10	(1) 仪表端庄，工作服整洁规范；	5		(1) 淀粉水解错
		(2) 物品齐全，放置合理；	3		误扣 10 分；
		(3) 环境清洁、整齐	2		(2) 操作全过程
操作过程	65	(1) 试管洁净；	5		超过时间，每
		(2) 振荡操作正确；	5		5 min 扣 1 分
		(3) 托伦试剂的制备操作正确；	5		
		(4) 水浴箱加热操作正确；	5		
		(5) 淀粉水解的操作正确；	10		
		(6) 淀粉的水解过程验证操作正确；	5		
		(7) 淀粉水解完全判断正确；	5		
		(8) 胶头滴管的使用正确；	5		
		(9) 银镜试管的处理正确；	5		
		(10) 现象、解释或结论正确	15		
整理	10	(1) 洗净仪器；	5		
		(2) 整理台面，仪器归位	5		
质量	15	(1) 态度认真；	5		
		(2) 操作熟练程度；	5		
		(3) 操作全过程 80 min	5		
合计					

教师签名：

实验 9　蛋白质的性质

1. 实验目的

(1) 学会蛋白质的盐析操作。

(2) 验证蛋白质的性质。

2. 实验仪器

试管、试管夹、水浴箱等。

3. 实验试剂

鸡蛋白溶液、茚三酮试剂、饱和鞣酸溶液、饱和苦味酸溶液、饱和硫酸铵溶液、浓硝酸、药用酒精(φ_B=0.95)、0.3 mol/L Pb(Ac)$_2$ 溶液、2.5 mol/L NaOH 溶液、5.0 mol/L NaOH 溶液、0.3 mol/L CuSO$_4$ 溶液、0.3 mol/L AgNO$_3$ 溶液、2.0 mol/L HAc 溶液。

4. 实验内容

1) 蛋白质的盐析

取试管 1 支，加入鸡蛋白溶液和饱和硫酸铵溶液各 2 mL，振荡后静止 3 min。观察蛋白质沉淀的析出。取上述浑浊溶液 1 mL 于另一试管中，加水 3 mL 振荡，观察析出的蛋白质沉淀是否重新溶解，记录并解释发生的现象。

2) 蛋白质的变性

(1) 乙醇对蛋白质的作用。取 1 支试管，加入鸡蛋白溶液 1 mL，沿试管壁加药用酒精 20 滴，观察两液面交界处的现象，记录并解释发生的现象。

(2) 重金属盐对蛋白质的作用。取 3 支试管，各加入鸡蛋白溶液 1 mL，然后分别滴加 0.3 mol/L AgNO$_3$、0.3 mol/L Pb(Ac)$_2$、0.3 mol/L CuSO$_4$ 溶液各数滴，直至析出蛋白质沉淀，记录并解释发生的现象。

3) 生物碱对蛋白质的作用

取 2 支试管，各加入鸡蛋白溶液 1 mL、醋酸 3 滴使其酸化。然后分别加入饱和鞣酸溶液数滴、饱和苦味酸溶液数滴，直至析出蛋白质沉淀，记录并解释发生的现象。

4) 蛋白质的颜色反应

(1) 茚三酮反应。取试管 1 支，加入蛋白质溶液 1 mL，然后加入茚三酮试剂 2～3 滴，再在沸水浴中加热 10～15 min，记录并解释发生的现象。

(2) 黄蛋白反应。取试管 1 支，加入蛋白质溶液 1 mL，然后加入 6～8 滴浓硝酸，放在沸水浴中加热，观察现象。放冷，然后滴加 5.0 mol/L NaOH 溶液到碱性，观察、记录并解释发生的现象。

(3) 缩二脲反应。取试管 1 支，加入蛋白质溶液 1 mL，再加入 2.5 mol/L NaOH 溶液 1 mL 和硫酸铜溶液 3 滴，记录并解释发生的现象。

5. 实验思考题

(1) 蛋白质有哪些颜色反应和沉淀反应？

(2) 手指接触到浓硝酸，为什么会变黄？

实验报告　　蛋白质的性质

班级_____姓名_____学号_____实验时间_____成绩_____

实验项目	现象	解释或结论
(1) 蛋白质的盐析		

实验项目		现象	解释或结论
(2) 乙醇对蛋白质的作用			
(3) 重金属盐对蛋白质的作用	1#		
	2#		
	3#		
(4) 生物碱对蛋白质的作用	1#		
	2#		
(5) 与茚三酮的反应			
(6) 黄蛋白反应			
(7) 缩二脲反应			

讨论：

蛋白质的性质——考核标准评分表

班级_____ 姓名_____ 学号_____ 实验时间_____ 成绩_____

项目	总分数	要求	满分	扣分	备注
准备	10	(1) 仪表端庄，工作服整洁规范；	5		(1) 沿试管壁加
		(2) 物品齐全，放置合理；	3		溶液操作错
		(3) 环境清洁、整齐	2		误扣 10 分；
操作过程	65	(1) 沿试管壁加溶液操作正确；	15		(2) 操作全过程
		(2) 振荡操作正确；	5		超过时间，每
		(3). 水浴加热操作正确；	5		5 min 扣 1 分
		(4) 胶头滴管的使用正确；	5		
		(5) 现象、解释或结论正确	35		
整理	10	(1) 洗净仪器；	5		
		(2) 整理台面，仪器归位	5		
质量	15	(1) 态度认真；	5		
		(2) 操作熟练程度；	5		
		(3) 操作全过程 40 min	5		
合计					

教师签名：

综合实训

综合实训1　临床上消毒酒精和外用退烧酒精的配制

1. 实训内容

(1) 由 $\varphi_B = 0.95$ 的药用酒精配制 $\varphi_B = 0.75$ 外用消毒酒精 100 mL。

(2) 由 $\varphi_B = 0.75$ 的外用消毒酒精配制 $\varphi_B = 0.35$ 的物理退烧消毒酒精 100 mL。

2. 实训目的

(1) 培养查阅资料、正确写出操作过程和文字表达能力。

(2) 培养能够根据实训内容正确地选择实训仪器和试剂的能力。

(3) 培养正确熟练地使用配制溶液常用仪器的能力、动手能力。

(4) 培养相关化学计算、正确熟练由浓溶液配制稀溶液的能力。

(5) 培养运用基本知识和基本技能分析问题、解决问题的能力。

(6) 了解化学科学在医学科学中的重要性。

(7) 学生完成实训报告一、二、三的内容交教师审阅后，进行实训操作。

实训报告

班级：　　　　　　　　姓名：　　　　　　　　实训时间：

一、实训仪器

二、实训试剂

三、实训内容操作要领与步骤

四、实训结论

综合实训考核评分标准表

班级_____ 姓名_____ 学号_____ 实训时间_____ 成绩_____

项目	总分数	要求	满分	扣分	备注
准备	10	(1) 仪表端庄，工作服整洁规范；	5		操作全过程超过时
		(2) 物品齐全，放置合理；	3		间，每 5 min 扣 5 分
		(3) 环境清洁、整齐	2		
操作过程	65	(1) 操作过程设计正确；	20		
		(2) 计算正确；	10		
		(3) 选择仪器正确、洗涤操作正确；	10		
		(4) 量取液体物质正确；	5		
		(5) 稀释正确；	5		
		(6) 胶头滴管使用正确；	5		
		(7) 加水至所需体积、读数正确	10		
整理	10	(1) 洗净仪器；	5		
		(2) 整理台面，仪器归位	5		
质量	15	(1) 态度认真；	5		
		(2) 操作熟练程度；	5		
		(3)操作全过程 90 min	5		
合计					

教师签名：

综合实训 2　临床上常用输液药液的配制

1. 实训内容

(1) 由固体氯化钠配制 $\rho_B=9$ g/L 的生理盐水 500 mL。

(2) 由固体葡萄糖配制 $\rho_B=50$ g/L 的输液葡萄糖 500 mL。

2. 实训目的

(1) 培养查阅资料、正确写出操作过程和文字表达能力。

(2) 培养能够根据实训内容正确选择实训仪器和试剂的能力。

(3) 培养正确熟练使用托盘天平和动手能力。

(4) 培养相关化学计算和正确熟练由固体配制溶液的能力。

(5) 培养运用基本知识和基本技能分析问题、解决问题的能力。

(6) 了解化学科学在医学科学中的重要性。

(7) 学生完成实训报告一、二、三的内容交教师审阅后，进行实训操作。

实训报告

班级：　　　　　　　　　姓名：　　　　　　　　　实训时间：

一、实训仪器

二、实训试剂

三、实训内容操作要领与步骤

四、实训结论

综合实训考核评分标准表

班级_____姓名_____学号_____实训时间_____成绩_____

项目	总分数	要求	满分	扣分	备注
准备	10	(1) 仪表端庄，工作服整洁规范；	5		操作全过程超过时
		(2) 物品齐全，放置合理；	3		间，每 5 min 扣 5 分
		(3) 环境清洁、整齐	2		
操作过程	65	(1) 操作过程设计正确；	15		
		(2) 计算正确；	10		
		(3) 选择仪器正确、洗涤操作正确；	5		
		(4) 托盘天平的准备、使用、整理正确；	5		
		(5) 固体的溶解、搅拌操作正确；	5		
		(6) 胶头滴管使用正确；	5		
		(7) 读数正确；	5		
		(8) 定量转移正确；	5		
		(9) 加水至所需体积、读数正确	5		
整理	10	(1) 洗净仪器；	5		
		(2) 整理台面，仪器归位	5		
质量	15	(1) 态度认真；	5		
		(2) 操作熟练程度；	5		
		(3) 操作全过程 90 min	5		
合计					

教师签名：

综合实训 3　临床上常用的人工肾透析液的配制

透析液的组成：临床上常用的人工肾透析液，每 10 000 mL 中含葡萄糖 0.11 mol、NaCl 0.95 mol、NaAc(醋酸钠) 0.35 mol、KCl 0.01 mol、$MgCl_2$ 0.01 mol、$CaCl_2$ 0.015 mol。

1. 实训内容

配制 1000 mL 人工肾透析液

2. 实训目的

(1) 培养查阅资料、正确写出操作过程的能力，文字表达能力。

(2) 培养能够根据实训内容正确选择实训仪器和试剂的能力。

(3) 培养正确熟练使用托盘天平和动手能力。

(4) 培养相关化学计算计算和正确熟练由固体配制溶液的能力。

(5) 培养运用基本知识和基本技能分析问题、解决问题的能力。

(6) 了解化学科学在医学科学中的重要性。

(7) 学生完成实训报告一、二、三的内容交教师审阅后，进行实训操作。

实训报告

班级：　　　　　　　　　　姓名：　　　　　　　　　　实训时间：

一、实训仪器

二、实训试剂

三、实训内容操作要领与步骤

四、实训结论

综合实训考核评分标准表

班级_____姓名_____学号_____实训时间_____成绩_____

项目	总分数	要求	满分	扣分	备注
准备	10	(1) 仪表端庄，工作服整洁规范；	5		操作全过程超过
		(2) 物品齐全，放置合理；	3		时间，每 5 min 扣
		(3) 环境清洁、整齐	2		5 分

(续表)

项目	总分数	要求	满分	扣分	备注
操作过程	65	(1) 操作过程设计正确;	15		
		(2) 计算正确;	10		
		(3) 选择仪器正确、洗涤操作正确;	5		
		(4) 托盘天平的准备、使用、整理正确;	5		
		(5) 固体的溶解、搅拌操作正确;	5		
		(6) 胶头滴管使用正确;	5		
		(7) 读数正确;	5		
		(8) 定量转移正确;	5		
		(9) 加水至所需体积、读数正确	5		
整理	10	(1) 洗净仪器;	5		
		(2) 整理台面,仪器归位	5		
质量	15	(1) 态度认真;	5		
		(2) 操作熟练程度;	5		
		(3) 操作全过程 90 min	5		
合计					

教师签名:

综合实训 4　各种体液 pH 的测定

1. 实训内容

测定唾液、泪液、正常人尿液、糖尿病患者尿液的 pH 值。

2. 实训目的

(1) 培养学生查阅资料、正确写出操作过程的能力,文字表达能力。

(2) 培养学生能够根据实训内容正确地选择实训仪器和实训试剂的能力。

(3) 培养学生正确熟练地使用酸度计及 pH 试纸测定 pH 的能力,动手能力。

(4) 培养学生正确地采集患者待测标本的能力。

(5) 培养学生运用基本知识和基本技能分析问题、解决问题的能力。

(6) 了解化学科学在医学科学中的重要性。

(7) 学生完成实训报告一、二、三的内容交教师审阅后,进行实训操作。

实训报告

班级：　　　　　　　　姓名：　　　　　　　　实训时间：

一、实训仪器

二、实训试剂

三、实训内容操作要领与步骤

四、实训结论

综合实训考核评分标准表

班级_____姓名_____学号_____实训时间_____成绩_____

项目	总分数	要求	满分	扣分	备注
准备	10	(1) 仪表端庄，工作服整洁规范；	5		操作全过程超过时
		(2) 物品齐全，放置合理；	3		间，每 5 min 扣 5 分
		(3) 环境清洁、整齐	2		
操作过程	65	(1) 操作过程设计正确；	15		
		(2) 选择仪器正确、洗涤操作正确；	10		
		(3) 各种标本采集正确；	15		
		(4) 酸度计的准备、使用、整理正确；	15		
		(5) 胶头滴管使用正确；	5		
		(6) pH 试纸使用正确	5		
整理	10	(1) 洗净仪器；	5		
		(2) 整理台面，仪器归位	5		
质量	15	(1) 态度认真；	5		
		(2) 操作熟练程度；	5		
		(3) 操作全过程 90 min	5		
合计					

教师签名：

实训考核

实训考核1 临床上消毒酒精和外用退烧酒精的配制

1. 实训考核内容

(1) 由 $\varphi_B=0.95$ 的药用酒精配制 $\varphi_B=0.75$ 外用消毒酒精 500 mL。

(2) 由 $\varphi_B=0.75$ 的外用消毒酒精配制 $\varphi_B=0.35=0.35$ 的物理退烧消毒酒精 500 mL。

2. 实训考核要求

学生完成实训考核报告一、二、三的内容交教师审阅后，进行实训考核操作。

实训考核报告

班级：　　　　　　　　姓名：　　　　　　　　实训考核时间：

一、 实训考核仪器

二、实训考核试剂

三、 实训考核内容操作要领与步骤

四、实训考核结论

实训考核评分标准表

班级_____　姓名_____　学号_____　考核时间_____　成绩_____

项目	总分数	要求	满分	扣分	备注
准备	10	(1) 仪表端庄，工作服整洁规范；	5		操作全过程超
		(2) 物品齐全，放置合理；	3		过时间，每
		(3) 环境清洁、整齐	2		5 min 扣 5 分
操作过程	65	(1) 操作过程设计正确；	20		
		(2) 计算正确；	10		
		(3) 选择仪器正确、洗涤操作正确；	10		
		(4) 量取液体物质正确；	5		
		(5) 稀释正确；	5		
		(6) 胶头滴管的使用正确；	5		
		(7) 加水至所需体积、读数正确	10		
整理	10	(1) 洗净仪器；	5		
		(2) 整理台面，仪器归位	5		
质量	15	(1) 态度认真；	5		
		(2) 操作熟练程度；	5		
		(3) 操作全过程 30 min	5		
合计					

教师签名：

实训考核 2　糖尿病患者尿液与正常人尿液的鉴定

1. 实训考核内容

(1) 尿液 A

(2) 尿液 B

2. 实训考核要求

学生完成实训考核报告一、二、三的内容交教师审阅后，进行实训考核操作。

实训考核报告

班级：　　　　　　　　姓名：　　　　　　　　实训考核时间：

一、　实训考核仪器

(续表)

班级：	姓名：	实训考核时间：

二、实训考核试剂

三、 实训考核内容操作要领与步骤

四、实训考核结论

实训考核评分标准表

班级_____姓名_____学号_____实训时间_____成绩_____

项目	总分数	要求	满分	扣分	备注
准备	10	(1) 仪表端庄，工作服整洁规范；	5		操作全过
		(2) 物品齐全，放置合理；	3		程超过时
		(3) 环境清洁、整齐	2		间，每5min
操作过程	65	(1) 操作过程设计正确；	15		扣5分
		(2) 选择仪器正确、洗涤操作正确；	10		
		(3) 各种标本采集正确；	5		
		(4) 选择试剂正确；	5		
		(5) 酒精灯的使用正确；	5		
		(6) 加热的方法正确；	5		
		(7) 振荡操作正确；	5		
		(8) 胶头滴管的使用正确；	5		
		(9) 现象、解释或结论正确	10		
整理	10	(1) 洗净仪器；	5		
		(2) 整理台面，仪器归位	5		
质量	15	(1) 态度认真；	5		
		(2) 操作熟练程度；	5		
		(3) 操作全过程 30 min	5		
合计					

教师签名：

实训考核3 酒精、乙酸和丙酮的鉴定

1. 实训考核内容

(1) 溶液 A

(2) 溶液 B

(3) 溶液 C

2. 实训考核要求

学生完成实训考核报告一、二、三的内容交教师审阅后，进行实训考核操作。

实训考核报告

班级： 姓名： 实训考核时间：

一、 实训考核仪器

二、实训考核试剂

三、 实训考核内容操作要领与步骤

四、实训考核结论

实训考核评分标准表

班级_____姓名_____学号_____实训时间_____成绩_____

项目	总分数	要求	满分	扣分	备注
准备	10	(1) 仪表端庄，工作服整洁规范；	5		操作全过程超
		(2) 物品齐全，放置合理；	3		过时间，每
		(3) 环境清洁、整齐	2		5 min 扣5分

(续表)

项目	总分数	要求	满分	扣分	备注
操作过程	65	(1) 操作过程设计正确;	15		
		(2) 选择仪器正确、洗涤操作正确;	10		
		(3) 选择试剂正确;	10		
		(4) 酒精灯的使用正确;	5		
		(5) 加热的方法正确;	5		
		(6) 振荡操作正确;	5		
		(7) 胶头滴管的使用正确;	5		
		(8) 现象、解释或结论正确	10		
整理	10	(1) 洗净仪器;	5		
		(2) 整理台面, 仪器归位	5		
质量	15	(1) 态度认真;	5		
		(2) 操作熟练程度;	5		
		(3) 操作全过程 30 min	5		
合计					

教师签名:

实训考核 4　葡萄糖、氯化钠和淀粉的鉴定

1. 实训考核内容

(1) 溶液 A

(2) 溶液 B

(3) 溶液 C

2. 实训考核要求

学生完成实训考核报告一、二、三的内容交教师审阅后,进行实训考核操作。

实训考核报告

班级:　　　　　　　姓名:　　　　　　　实训考核时间:

一、实训考核仪器

二、实训考核试剂

（续表）

班级：　　　　　　　　　　姓名：　　　　　　　　实训考核时间：

三、 实训考核内容操作要领与步骤

四、实训考核结论

实训考核评分标准表

班级_____姓名_____学号_____实训时间_____成绩_____

项目	总分数	要求	满分	扣分	备注
准备	10	(1) 仪表端庄，工作服整洁规范；	5		操作全过
		(2) 物品齐全，放置合理；	3		程超过时
		(3) 环境清洁、整齐	2		间，每5min
操作过程	65	(1) 操作过程设计正确；	15		扣5分
		(2) 选择仪器正确、洗涤操作正确；	10		
		(3) 选择试剂正确；	10		
		(4) 水浴加热的方法正确；	10		
		(5) 振荡操作正确；	5		
		(6) 胶头滴管的使用正确；	5		
		(7) 现象、解释或结论正确	10		
整理	10	(1) 洗净仪器；	5		
		(2) 整理台面，仪器归位	5		
质量	15	(1) 态度认真；	5		
		(2) 操作熟练程度；	5		
		(3) 操作全过程 30 min	5		
合计					

教师签名：

实训考核5　蔗糖、麦芽糖和蛋白质的鉴定

1. 实训考核内容

(1) 溶液 A

(2) 溶液 B

(3) 溶液 C

2. 实训考核要求

学生完成实训考核报告一、二、三的内容交教师审阅后，进行实训考核操作。

实训考核报告

班级：　　　　　　　姓名：　　　　　　　实训考核时间：

一、 实训考核仪器

二、实训考核试剂

三、 实训考核内容操作要领与步骤

四、实训考核结论

实训考核评分标准表

班级_____ 姓名_____ 学号_____ 实训时间_____ 成绩_____

项目	总分数	要求	满分	扣分	备注
准备	10	(1) 仪表端庄，工作服整洁规范；	5		操作全过
		(2) 物品齐全，放置合理；	3		程超过时
		(3) 环境清洁、整齐	2		间,每5min
操作过程	65	(1) 操作过程设计正确；	15		扣5分
		(2) 选择仪器正确、洗涤操作正确；	10		
		(3) 选择试剂正确；	10		
		(4) 水浴加热的方法正确；	5		
		(5) 振荡操作正确；	5		
		(6) 胶头滴管的使用正确；	5		
		(7) 现象、解释或结论正确	15		

（续表）

项目	总分数	要求	满分	扣分	备注
整理	10	(1) 洗净仪器；	5		
		(2) 整理台面，仪器归位	5		
质量	15	(1) 态度认真；	5		
		(2) 操作熟练程度；	5		
		(3) 操作全过程 30 min	5		
合计					

教师签名：

实训考核6　苯酚、乙醛和丙酮的鉴定

1. 实训考核内容：

(1) 溶液 A
(2) 溶液 B
(3) 溶液 C

2. 实训考核要求：

学生完成实训考核报告一、二、三的内容交教师审阅后，进行实训考核操作。

实训考核报告

班级：　　　　　　　　姓名：　　　　　　　　实训考核时间：

一、 实训考核仪器

二、 实训考核试剂

三、 实训考核内容操作要领与步骤

四、 实训考核结论

实训考核评分标准表

班级_____姓名_____学号_____实训时间_____成绩_____

项目	总分数	要求	满分	扣分	备注
准备	10	(1) 仪表端庄，工作服整洁规范；	5		操作全过程
		(2) 物品齐全，放置合理；	3		超过时间，
		(3) 环境清洁、整齐	2		每 5min 扣
操作过程	65	(1) 操作过程设计正确；	15		5 分
		(2) 选择仪器正确、洗涤操作正确；	10		
		(3) 选择试剂正确；	10		
		(4) 水浴加热的方法正确；	5		
		(5) 振荡操作正确；	5		
		(6) 胶头滴管的使用正确；	5		
		(7) 现象、解释或结论正确	15		
整理	10	(1) 洗净仪器；	5		
		(2) 整理台面，仪器归位	5		
质量	15	(1) 态度认真；	5		
		(2) 操作熟练程度；	5		
		(3) 操作全过程 30 min	5		
合计					

教师签名：

实训考核 7　乙醇、乙酸和甲苯的鉴定

1. 实训考核内容

(1) 溶液 A

(2) 溶液 B

(3) 溶液 C

2. 实训考核要求

学生完成实训考核报告一、二、三的内容交教师审阅后，进行实训考核操作。

实训考核报告

班级：　　　　　　　　　姓名：　　　　　　　　　实训考核时间：

一、 实训考核仪器

二、实训考核试剂

三、 实训考核内容操作要领与步骤

四、实训考核结论

实训考核评分标准表

班级　　　　　姓名　　　　　学号　　　　　实训时间　　　　　成绩　　　　　

项目	总分数	要求	满分	扣分	备注
准备	10	(1) 仪表端庄，工作服整洁规范；	5		操作全过
		(2) 物品齐全，放置合理；	3		程超过时
		(3) 环境清洁、整齐	2		间，每5min
操作过程	65	(1) 操作过程设计正确；	15		扣5分
		(2) 选择仪器正确、洗涤操作正确；	10		
		(3) 选择试剂正确；	10		
		(4) 振荡操作正确；	10		
		(5) 胶头滴管的使用正确；	5		
		(6) 现象、解释或结论正确	15		
整理	10	(1) 洗净仪器；	5		
		(2) 整理台面，仪器归位	5		
质量	15	(1) 态度认真；	5		
		(2) 操作熟练程度；	5		
		(3) 操作全过程 30 min	5		
合计					

教师签名：

附　　录

附录一　国际单位制(SI)基本单位

量的名称	单位名称	单位符号
长度	米	m
质量	千克(公斤)	kg
时间	秒	s
电流	安[培]	A
热力学温度	开[尔文]	K
物质的量	摩[尔]	mol
发光强度	坎[德拉]	cd

附录二　化学上常用法定计量单位及换算

量的名称	量的符号	单位名称	单位符号	与基本单位的换算关系
长度	l, L	米	m	SI 基本单位
		厘米	cm	$1\ cm=10^{-2}\ m$
		毫米	mm	$1\ mm=10^{-3}\ m$
		微米	μm	$1\ μm=10^{-6}\ m$
		纳米	nm	$1\ nm=10^{-9}\ m$
质量	m	千克	kg	SI 基本单位
		克	g	$1\ g=10^{-3}\ kg$
		毫克	mg	$1\ mg=10^{-3}\ g$
时间	t	秒	s	SI 基本单位
		分	min	$1\ min=60\ s$
		小时	h	$1\ h=60\ min$
摄氏温度	T	摄氏度	℃	
体积	V	升	L(1)	$1\ L=10^{-3}\ m^3$
		毫升	mL	$1\ mL=10^{-3}\ L$
物质的量	n	摩尔	mol	SI 基本单位
物质的量浓度	$c(B)$	摩尔每升	mol/L	
摩尔质量	M	克每摩尔	g/mol	
摩尔体积	V_m	升每摩尔	L/mol	

附录三　元素的相对原子质量

元素			原子序数	相对原子质量	元素			原子序数	相对原子质量
符号	名称	英文名			符号	名称	英文名		
H	氢	Hydrogen	1	1.00794 (7)	Zn	锌	Zinc	30	65.409 (4)
He	氦	Helium	2	4.002602 (2)	Ga	镓	Gallium	31	69.723 (1)
Li	锂	Lithium	3	6.941 (2)	Ge	锗	Germanium	32	73.64 (1)
Be	铍	Beryllium	4	9.012182 (3)	As	砷	Arsenic	33	74.92160 (2)
B	硼	Boron	5	10.811 (7)	Se	硒	Selenium	34	78.96 (3)
C	碳	Carbon	6	12.0107 (8)	Br	溴	Bromine	35	79.904 (1)
N	氮	Nitrogen	7	14.0067 (2)	Kr	氪	Krypton	36	83.798 (2)
O	氧	Oxygen	8	15.9994 (3)	Rb	铷	Rubidium	37	85.4678 (3)
F	氟	Fluorine	9	18.9984032 (5)	Sr	锶	Strontium	38	87.62 (1)
Ne	氖	Neon	10	20.1797 (6)	Y	钇	Yttrium	39	88.90585 (2)
Na	钠	Sodium	11	22.9897(2)	Zr	锆	Zirconium	40	91.224 (2)
Mg	镁	Magnesium	12	24.3050 (6)	Nb	铌	Niobium	41	92.90638 (2)
Al	铝	Aluminum	13	26.9815386(8)	Mo	钼	Molybdenum	42	95.94 (2)
Si	硅	Silicon	14	28.0855 (3)	Tc	锝	Technetium	43	[98]
P	磷	Phosphorus	15	30.973762 (2)	Ru	钌	Ruthenium	44	101.07 (2)
S	硫	Sulfur	16	32.065 (5)	Rh	铑	Rhodium	45	102.90550(2)
Cl	氯	Chlorine	17	35.453 (2)	Pd	钯	Palladium	46	106.42 (1)
Ar	氩	Argon	18	39.948 (1)	Ag	银	Silver	47	107.8682 (2)
K	钾	Potassium	19	39.0983 (1)	Cd	镉	Cadmium	48	112.411 (8)
Ca	钙	Calcium	20	40.078 (4)	In	铟	Indium	49	114.818 (3)
Sc	钪	Scandium	21	44.955912 (6)	Sn	锡	Tin	50	118.710 (7)
Ti	钛	Titanium	22	47.867 (1)	Sb	锑	Antimony	51	121.760 (1)
V	钒	Vanadium	23	50.9415 (1)	Te	碲	Tellurium	52	127.60 (3)
Cr	铬	Chromium	24	51.9961 (6)	I	碘	Iodine	53	126.90447 (3)
Mn	锰	Manganese	25	54.938045 (5)	Xe	氙	Xenon	54	131.293 (6)
Fe	铁	Iron	26	55.845 (2)	Cs	铯	Caesium	55	132.9054519(2)
Co	钴	Cobalt	27	58.933195 (5)	Ba	钡	Barium	56	137.327 (7)
Ni	镍	Nickel	28	58.6934 (2)	La	镧	Lanthanum	57	138.90547 (7)
Cu	铜	Copper	29	63.546 (3)	Ce	铈	Cerium	58	140.116 (1)

(续表)

符号	名称	英文名	原子序数	相对原子质量	符号	名称	英文名	原子序数	相对原子质量
Pr	镨	Praseodymium	59	140.90765(2)	Ac	锕	Actinium	89	[227]
Nd	钕	Neodymium	60	144.242(3)	Th	钍	Thorium	90	232.03806(2)
Pm	钷	Promethium	61	[145]	Pa	镤	Protactinium	91	231.03588(2)
Sm	钐	Samarium	62	150.36(2)	U	铀	Uranium	92	238.02891(3)
Eu	铕	Europium	63	151.964(1)	Np	镎	Neptunium	93	[237]
Gd	钆	Gadolinium	64	157.25(3)	Pu	钚	Plutonium	94	[244]
Tb	铽	Terbium	65	158.92535(2)	Am	镅	Americium	95	[243]
Dy	镝	Dysprosium	66	162.500(1)	Cm	锔	Curium	96	[247]
Ho	钬	Holmium	67	164.93032(2)	Bk	锫	Berkelium	97	[247]
Er	铒	Erbium	68	167.259(3)	Cf	锎	Californium	98	[251]
Tm	铥	Thulium	69	168.93421(2)	ES	锿	Einsteinium	99	[252]
Yb	镱	Ytterbium	70	173.04(3)	Fm	镄	Fermium	100	[257]
Lu	镥	Lutetium	71	174.967(1)	Md	钔	Mendelevium	101	[258]
Hf	铪	Hafnium	72	178.49(2)	No	锘	Nobelium	102	[259]
Ta	钽	Tantalum	73	180.94788(2)	Lr	铹	Lawrencium	103	[262]
W	钨	Tungsten	74	183.84(1)	Rf	𬬻	Rutherfordium	104	[267]
Re	铼	Rhenium	75	186.207(1)	Db	𬭊	Dubnium	105	[268]
Os	锇	Osmium	76	190.23(3)	Sg	𬭳	Seaborgium	106	[271]
Ir	铱	Iridium	77	192.217(3)	Bh	𬭛	Bohrium	107	[272]
Pt	铂	Platinum	78	195.084(9)	Hs	𬭶	Hassium	108	[270]
Au	金	Gold	79	196.966569(4)	Mt	鿏	Meitnerium	109	[276]
Hg	汞	Mercury	80	200.59(2)	Ds	𫟼	Darmstadtium	110	[281]
Tl	铊	Thallium	81	204.3833(2)	Rg	𬬭	Roentgenium	111	[280]
Pb	铅	Lead	82	207.2(1)	Uub		Copernicium	112	[285]
Bi	铋	Bismuth	83	208.98040(1)	Uut		Ununtrium	113	[284]
Po	钋	Polonium	84		Uuq		Ununquadiunm	114	[289]
At	砹	Astatine	85	[210]	Uup		Ununpentium	115	[288]
Rn	氡	Radon	86	[222]	Uuh		Ununhexium	116	[293]
Fr	钫	Francium	87	[223]	Uus		Ununseptium	117	[291]
Ra	镭	Radium	88	[226]					

　　注:录自2005年国际原子量表(IUPAC, Commission of Atomic Weights and Isotopic Abudances. Weights of the elements 2005. Appl,Chem.　2006,78:2051-2066)。()表示原子量最后一位的不确定性，[]中的数值为没有稳定同位素元素的半衰期最长同位素的质量数。

参考文献

[1] 张天篮. 无机化学[M]. 北京：人民卫生出版社，2012.
[2] 付菜花. 医用化学[M]. 上海：同济大学出版社，2012.
[3] 陆涛. 有机化学[M]. 北京：人民卫生出版社，2011.
[4] 许新. 有机化学[M]. 北京：高等教育出版社，2012.